# Qi Gong

# OSWALD ELLEBERGER

# *Qi Gong*

*Grundübungen und Grundlagen
für Anfänger und Fortgeschrittene*

氣
功

KÖSEL

Die gesundheitsfördernde Wirkung von Qigong ist tausendfach bewiesen. Dennoch kann es ärztliche Hilfe und Beratung nicht ersetzen. Der Autor und der Verlag übernehmen keine Haftung für Schäden, die sich aus dem Gebrauch oder Mißbrauch der hier vorgestellten Übungen ergeben.

ISBN 3-466-34335-6

© 1995 by Kösel-Verlag GmbH & Co., München.
Printed in Germany. Alle Rechte vorbehalten.
Druck und Bindung: Kösel, Kempten.
Fotos und Zeichnungen: © Dagmar Kuschetz, Tobelbad.
Umschlagfoto: © Peter Schwarz, Wien.
Umschlag: Kaselow Design, München.

1  2  3  4  5  6  ·  00  99  98  97  96  95

*Gedruckt auf umweltfreundlich hergestelltem Werkdruckpapier*
*(säurefrei und chlorfrei gebleicht)*

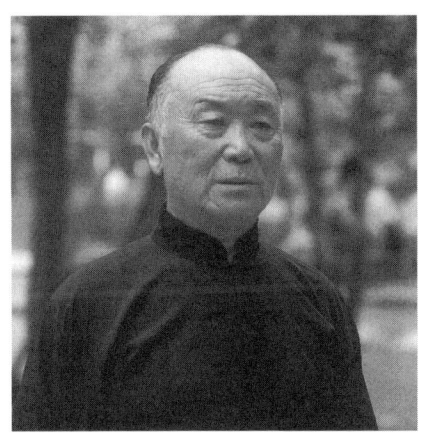

*Meinem verehrten Lehrer
Cao Yanzhang, Beijing,
in Dankbarkeit
gewidmet.*

# Inhalt

# Einleitung

Qigong (Ch'i Kung) bedeutet frei übersetzt Energieübung und reicht mit seinen Wurzeln tausende von Jahren zurück. Schon damals wurde erkannt, daß bestimmte harmonische Bewegungsfolgen und Atemübungen zur Heilung von Organ-, Muskel- und Gelenkskrankheiten beitragen können und eine unschätzbare Unterstützung bei meditativen Übungen bieten.

Während im alten China Qigong als Geheimlehre meist nur von einem Meister auf wenige Schüler weitergegeben wurde, begann in den letzten Jahrzehnten eine zunehmende Popularisierung und Verbreitung, so daß heute Qigong-Übungen sowohl in Kliniken und Trainingszentren als auch in Tempeln, auf Straßen und in Parks von Kranken wie Gesunden aus den verschiedensten Bevölkerungsschichten praktiziert werden. Vor allem spektakuläre Erfolge in der Krebstherapie führten dazu, daß sich Naturwissenschaft und Medizin eingehend mit dem Phänomen Qi befassen. Manche gehen sogar soweit, Qigong als die Therapie des 21. Jahrhunderts zu bezeichnen. Mir jedoch scheint der eigentliche Wert des Qigong vielmehr im Bereich der Vorbeugung zu liegen, da es uns ermöglicht, in Eigenverantwortung unsere Gesundheit zu stärken.

Qigong geht als ganzheitliches System von der Einheit von Körper, Geist und Psyche aus und arbeitet mit denselben Vorstellungen von Energie und Meridianen wie die inzwischen im Westen stark beachtete traditionelle chinesische Medizin. Alle wichtigen Begriffe im Qigong wie Qi, Yin und Yang, Fünf Wandlungsphasen usw. haben ihren Ursprung in frühgeschichtlicher Zeit und wurden dann später in Daoismus (Taoismus), Buddhismus und Konfuzianismus – die wichtigsten Philosophie-, Religions- und Ethiksysteme Chinas – integriert.

Die Haupteinsatzbereiche von Qigong sind die Erhaltung der körperlichen und geistigen Gesundheit und Leistungsfähigkeit, der Einsatz in der Therapie von Krankheiten, die Verlängerung des Lebens und die Verbesserung der Lebensqualität, die Steigerung der Wirkung von Kampfkünsten sowie die Vervollkommnung in der Meditation. Eine gute Qigong-Übung umfaßt folgende fünf Bereiche: die Regulation von Körperposition und Bewegung, die Regulation der Atmung, die Regulation von Bewußtsein und Vorstellung (Yi), die Regulation der Energie (Qi) und die Regulation des Geistes (Shen). Da im Qigong Energie gesammelt und vermehrt wird, ist es weit mehr als eine bloße Gesundheitsgymnastik, bei der Energie ja eher verbraucht als aufgebaut wird.

In diesem Buch werden wir uns fast ausschließlich mit dem prophylaktischen Bereich, also der Erhaltung der körperlichen und geistigen Gesundheit und Leistungsfähigkeit sowie der Verbesserung der Lebensqualität beschäftigen. Es soll Hilfe zur Selbsthilfe sein. Die vorgestellten Übungen eignen sich aber auch ausgezeichnet zur Krankheitsbehandlung. Allerdings wird man in einem solchen Fall vernünftigerweise den Rat von kompetenten Therapeuten einholen.

# Das Üben mit diesem Buch

### Inhalt und Aufbau

In diesem Arbeitsbuch werden allgemeine Prinzipien des Qigong in enger Verbindung von Theorie und Praxis dargestellt. Ausgehend von meinem seit vielen Jahren in Kursen und Seminaren mit großem Erfolg verwendeten Konzept wechseln sich praktische Übungen und theoretische Erklärungen in einer didaktisch sinnvollen Weise ab – es gibt also keinen »Theoriefriedhof« am Anfang oder am Ende des Buches. Sie werden daher von Anfang an praktische Übungen kennenlernen und parallel dazu mit zunehmender Erfahrung theoretisches Wissen vermittelt bekommen.

Das Buch richtet sich sowohl an Anfänger als auch an Fortgeschrittene. Um nun die einen nicht zu überfordern und die anderen nicht zu langweilen, gibt es in den praktischen und in den theoretischen Teilen vier gekennzeichnete Leistungsniveaus (A, B, C und D). Dies bedeutet, daß das Buch mit zunehmender Erfahrung erneut durchgearbeitet werden kann, wobei dann das Augenmerk auf die Ausführungen für die entsprechende Leistungsstufe gerichtet wird. Möglich wird eine derartige Einteilung dadurch, daß mit ein- und derselben Übung je nach Erfahrung des Übenden verschieden starke und verschieden geartete Wirkungen erzielt werden können und sich eine unterschiedliche Tiefendimension erschließt.

Auch wenn Sie ein anderes Qigong-System als das von mir vorgestellte betreiben, werden Sie dennoch viele wertvolle Hinweise finden, da es mein erklärtes Ziel ist, Inhalte zu vermitteln, die in den meisten Systemen Gültigkeit haben.

Mein Grundkonzept, das auf klassischer daoistischer Übungstradition basiert, sieht vor, sich auf wenige, überschaubare Übungen zu beschränken, die aber in ihrer Wirkung ein breites Spektrum abdecken. Um die vielfältigen Wirkungsweisen des Qigong kennenzulernen, ist es nicht notwendig, 20, 30, 40 oder mehr Übungen zu beherrschen. Ganz im Gegenteil: Statt einer Anhäufung von Übungen werden wir anhand von insgesamt neun Hauptübungen die drei wichtigsten Themen des Qigong, nämlich Aufnahme der Lebensenergie Qi, Abgabe von schlechtem, verbrauchtem Qi sowie die Harmonisierung des Qi-Flusses kennenlernen. Damit erreichen wir eine Steigerung von Qualität und Intensität. Einige unterstützende Maßnahmen wie Lockerung der Glieder und Selbstmassage von bestimmten Energiezentren und Akupunkturpunkten runden dieses Programm ab.

Des weiteren finden Sie ein umfangreiches Kapitel zur Atmung, das erstmals die »vorgeburtliche (embryonale) Atmung« in nachvollziehbarer Form darstellt. Andere wesentliche Theorie-/Praxiskapitel behandeln die Wirbelsäule und ihre Aufrichtung sowie den Gebrauch unserer Gelenke, die für das Fließen der Lebensenergie (Qi) so bedeutsam sind. Das häufig geforderte Zentrieren und Finden der »Mitte« wird ebenfalls in einem eigenen Kapitel abgehandelt, wo Sie vermutlich viel Neues zu diesem Thema hören werden. Das in den Übungen erworbene Wissen können Sie nutzbringend im Alltagsleben anwenden, egal ob Sie am Schreibtisch oder im Auto sitzen, einen Gegenstand vom Boden aufheben oder im Garten arbeiten.

Außerdem werden folgende Fachbereiche besprochen: Geschichte und Bedeutung des Qigong, Prinzipien des Daoismus, daoistische Meditation, Grundlagen der chinesischen Medizin u.v.m.

Frauenspezifische Themen finden Sie im Kapitel »Qigong für Frauen«, das von meiner langjährigen Schülerin und Mitarbeiterin Mag. Roswitha Flucher verfaßt wurde.

Sollten beim Üben Schwierigkeiten auftauchen, so finden Sie die Kapitel »Probleme – Was tun gegen negative Effekte?« und »Schmerzen beim Massieren von Energiezentren« sowie Überlegungen, wie Fehler am besten korrigiert werden können, Gesundheitsregeln und diverse Übungsanweisungen.

Eine Literaturliste, die sich im Anhang befindet, kann Ihnen bei der Beschaffung zusätzlicher Informationen zu den einzelnen Themenbereichen helfen.

Ein weiteres wichtiges Thema dieses Buches, das sich durch alle Kapitel zieht, ist auch die Vermittlung der chinesischen Denkweise, die sich teilweise gravierend von der unseren unterscheidet. Eine andere Weltsicht verstehen zu lernen ist eine große und lohnende Herausforderung! Es ist mir daher ein tiefes Anliegen, die östlichen Übungsanweisungen so zu vermitteln, daß sie in ihrem wesentlichen Inhalt verstanden werden. Und so hoffe ich, daß die häufigen Fehldeutungen und Mißverständnisse, denen diese Disziplinen im Westen unterliegen, verringert werden können, ohne den inneren Gehalt dieser alten Traditionen zu verletzen.

Das von mir gelehrte Qigong orientiert sich im Bereich der inneren Alchemie vorwiegend an der traditionellen daoistischen Longmen-(Drachentor-) Schule, die von Qiu Changchun (Ch'iu Ch'ang-ch'un) gegründet wurde. Im modernen Qigong habe ich mich vor allem mit den Systemen folgender Meister beschäftigt: Ma Litang, Bian Zhizhong, Chang Weizhen, Zhao Jinxiang, Guo Lin, Liu Hanwen und Li Ding. Trotzdem

kann ich nicht leugnen, daß ich mich stark zu den traditionellen Schulen hingezogen fühle.

Bedingt durch die große Fülle des Materials, und um größtmögliche Klarheit zu wahren, müssen in diesem Buch leider Vereinfachungen und Gewichtungen in Kauf genommen werden. Daher wird zum Beispiel auf die genaue Behandlung von Themen wie Kan (Wasser) und Li (Feuer), Blut und seine Relation zum Qi oder auch auf die wichtige Transformation von Jing (Essenz) zu Qi und weiter zu Shen verzichtet. Für ein tieferes Verständnis der Materie sind diese Konzepte wesentlich, und ich muß auf weiterführende Literatur verweisen. Die vorgenommenen Gewichtungen haben sich in meiner Unterrichtspraxis seit vielen Jahren bewährt und sind auf die Bedürfnisse unserer westlichen Kultur abgestimmt.

Wie Sie sicherlich wissen werden, sind die chinesischen Schriftzeichen auch heute noch in der Volksrepublik China und auf Taiwan in Gebrauch. Um nun chinesische Wörter in westlichen Schriftzeichen darstellen zu können, hat man verschiedene Transkriptionssysteme entwickelt, wie das 1958 in der Volksrepublik China eingeführte Pinyin-System. Pinyin hat sich vor allem seit der Öffnung Chinas zusehends durchgesetzt und wird heute von den meisten Sinologen verwendet.

In diesem Buch gebrauche ich durchgehend *Pinyin-Transkription* und setze manchmal, wenn eine andere Schreibweise Ihnen vermutlich vertrauter ist, diese in Klammern dazu, z.B. Yijing (I Ching nach Wade-Giles, I Ging nach Richard Wilhelm). Die Aussprache ist übrigens, sofern es sich um Hochchinesisch handelt, bei allen Transkriptionen gleich, somit wird auch Taoismus wie Daoismus ausgesprochen.

Während man in der früher gebräuchlichen Wade-Giles-Umschrift die Silben immer einzeln wiedergab, ist es in Pinyin üblich, zusammengehörende Silben zusammenzuschreiben, z.B. taijiquan (Pinyin) statt T'ai Chi Ch'uan (Wade-

Giles). Qigong wird also zusammengeschrieben, und ich habe mir nur im Titel dieses Buches eine Ausnahme gestattet, weil die getrennte Schreibweise inzwischen bei uns populärer geworden ist. Außerdem verwende ich große Anfangsbuchstaben, was zwar nicht ganz korrekt ist, aber dem Deutschen angepaßt. Zitate anderer Autoren werden selbstverständlich in der Transkripitonsform des Originals wiedergegeben.

### Das Vier-Stufen-Programm

Sie werden sicher schon erlebt haben, daß Sie als Anfänger ein Buch zu einem Thema erwarben und sich durch die Fülle des gebotenen Materials absolut überfordert fühlten. Auf der anderen Seite ist es für Fortgeschrittene oft frustrierend, sich durch viele Seiten Text wühlen zu müssen, um an für sie interessante Informationen zu gelangen.

Aus diesem Grund habe ich dieses Buch in die bereits erwähnten vier Leistungsstufen unterteilt und sozusagen vier Bücher in einem geschrieben. Als Anfänger finden Sie sofort umsetzbare Anweisungen, die einen direkten Einstieg in die Materie ermöglichen. Sie haben also zunächst ein dünnes und übersichtliches Buch vor sich. Mit zunehmendem Können und zunehmendem theoretischen Wissen gibt es dann organisch aufbauend weiterführende Informationen, die schließlich in der Stufe D und den weiteren Hinweisen ein Niveau erreichen, wie es bisher in Publikationen über Qigong kaum zu finden war.

Diese Unterteilung nach Schwierigkeitsgraden gilt weitestgehend für die praktischen Kapitel. In vielen Theoriekapiteln dienen die vier Stufen lediglich zur Strukturierung der Stoffmenge. Der Theoriestoff ist so aufgeteilt, daß im praktischen Teil auf bereits bekanntes Wissen aufgebaut werden kann.

Wie übt man also mit diesem Buch?

Für die neun praktischen Übungen sind insgesamt zehn Kapitel relevant, nämlich die eigentlichen Übungen und das Kapitel »Übungsablauf«, worin Sie alle Hinweise finden, die für sämtliche vorgestellten Übungen gültig sind. Ich empfehle Ihnen folgende Vorgangsweise: Kopieren Sie den Teil des Kapitels »Übungsablauf«, der Ihrer derzeitigen Stufe entspricht, um sich lästiges Hin- und Herblättern zu ersparen.

Die einzelnen Stufen wurden von Laien (ohne die Hilfe von Fortgeschrittenen) durchgearbeitet und deren Anregungen in die Kapitel integriert. Beachten Sie bitte, daß die Fotoserien für die praktischen Übungen die komplette Ausführungsform der Stufen C oder D darstellen, d.h., Arm- und Beinbewegung werden nicht getrennt gezeigt. Den Ausdruck »System« verwende ich in diesem Buch, um damit alles, was unsere Persönlichkeit ausmacht, zu bezeichnen, also vor allem Körper *und* Geist.

Es ist auch die Herausgabe eines Lehrvideos geplant, wo die einzelnen Übungen noch einmal genau dargestellt werden. Am Ende des Buches finden Sie dazu ein paar Informationen.

### Wichtige Hinweise

Beginnen Sie als Anfänger mit der Stufe A und widerstehen Sie der Versuchung, gleich bei der Stufe B nachzusehen, wie es weitergeht. Verwenden Sie auch die Fotokopien, die Sie vom Kapitel »Übungsablauf« gemacht haben. Auf einer höheren Stufe sollten Sie den Inhalt der vorherigen Stufe kurz auffrischen, da auf sie aufgebaut wird und nicht alle wichtigen Fakten noch einmal erwähnt werden.

*Versuchen Sie nicht, alles von Anfang an perfekt und richtig machen zu wollen. Lassen Sie sich Zeit; üben Sie am Anfang ohne weiteres oberflächlich, und Sie werden im Laufe der Zeit eine Basis entwickeln, auf der Sie aufbauen und wachsen können.*

# *Qi*

## Qi ist Lebenskraft:

Wir wollen uns nun mit einem zentralen Begriff des Daoismus auseinandersetzen, nämlich dem Begriff Qi (sprich: tschi). Unter Qi (alte Schreibweise Ch'i) verstehen wir im Daoismus eine Lebenskraft, eine kosmische Energie, die das gesamte Universum ausfüllt und allen Dingen Leben einhaucht.

## Denkmodelle:

Wir sollten uns vergegenwärtigen, daß es sich bei dem Qi-Konzept um ein Denkmodell handelt, das in der Lage ist, verschiedene Erscheinungen sehr gut und glaubhaft zu beschreiben. Andererseits darf es aber, wie alle Denkmodelle, keinen Anspruch auf absoluten Wahrheitsgehalt erheben.

Was wir im Westen in diesem Zusammenhang gerne vergessen, ist die Tatsache, daß die Art und Weise, wie unsere Naturwissenschaft die Welt sieht und beschreibt, ebenfalls nur ein Denkmodell ist. So war es für mich immer wieder amüsant, manche Schulmediziner zu beobachten, die in China Akupunktur studierten. Alle Methoden, die ihnen von chinesischen Lehrern beigebracht wurden, betrachteten sie durch die westliche Brille und nahmen etwa folgenden Standpunkt ein: »Nun gut, wir im Westen wissen ja, wie diese oder jene Krankheit entsteht. Wenn mir nun dieser Akupunkteur, mein Lehrer, sagt, diese Krankheit entstehe durch ein Übermaß an pathogenem Wind und pathogener Hitze, so ist das eine ganz nette Idee. Aber letztlich wissen wir nun wirklich, daß es in diesem Fall die

Bakterien sind, die die Krankheit hervorrufen, und nichts anderes.« Wie wir aber in der Zwischenzeit wissen, ist die Schulmedizin mit all ihrem Wissen doch nicht so erfolgreich, wie sie sich den Anschein gibt.

In den nunmehr 25 Jahren meiner Beschäftigung mit asiatischen Methoden schien es mir gewinnbringender zu sein, mich ganz auf die regionale Sichtweise der Dinge einzulassen. Damit meine ich nicht, daß man als Europäer seine Wurzeln verleugnen sollte. Wenn man aber nicht in der Lage ist, sich auf ein fremdes Denkmodell einzulassen, wird man über kurz oder lang unweigerlich Schiffbruch erleiden.

## Aufgaben des Qi:

Nun zurück zum Begriff Qi: Es mag uns für den Anfang genügen, zu wissen, daß wir Qi zum Aufrechterhalten unserer Lebensvorgänge benötigen. Einen Teil des Qi haben wir von unseren Eltern geerbt, einen anderen nehmen wir über die Atmung, aus der Umwelt und durch Nahrung und Getränke auf. Qi wird, indem es unsere Lebensvorgänge aufrechterhält, in seiner Qualität gemindert und verbraucht.

## Aufgaben des Qigong:

Wir stehen nun im Qigong vor der Aufgabe, einerseits verbrauchtes Qi auszuscheiden und andererseits frisches Qi aufzunehmen. Außerdem sind in unserem Organismus nicht immer in allen Bereichen ausreichende Qi-Mengen verfügbar. Es mag Bereiche geben, in denen ein gewisser Überschuß vorhanden ist, und andere Bereiche, in denen Mangel herrscht. Durch bestimmte harmonisierende Übungen können wir erreichen, daß es in unserem System zu einem Qi-Ausgleich kommt.

Nach dem Gesagten ist es einleuchtend, daß ein gewisser Überschuß an Lebenskraft, an Qi, für uns günstig ist. Der »Normalverbraucher« kann Qi meist nur über Nahrung, Getränke und Atmung aufnehmen. Wenn man nun regelmäßig Qigong übt, kann man mehr Qi über die Atmung aufnehmen. Gleichzeitig erlangt man die Fähigkeit, zusätzlich Qi von außen zuzuführen und zu speichern.

Der Bereich, der für diese Qi-Vorratshaltung und -Speicherung am besten geeignet ist, ist der Unterbauch, von den alten Daoisten auch als »Ozean des Qi« bezeichnet. Das für uns wichtigste Energiezentrum im Unterbauch ist Dantian; wir werden diesen Bereich bald genauer kennenlernen.

Bitte lesen Sie nun weiter auf Seite 20.

## STUFE B

### Gibt es Qi tatsächlich?

Es taucht immer wieder die Frage auf, ob Qi nun tatsächlich existiert oder nicht. Mich persönlich interessiert das nicht mehr allzusehr, da die chinesische Medizin seit Jahrtausenden mit der Arbeitshypothese Qi erfolgreich ist – ein empirisch so gesicherter Tatbestand muß nicht mehr »bewiesen« werden. Man kann lernen, Qi zu spüren, man kann lernen, damit zu arbeiten, man kann seine Wirkung spüren. Ist es dann wirklich oder nicht?

Stellen Sie sich an eine befahrene Kreuzung, und nehmen Sie ein paar tiefe Atemzüge. Tun Sie dann dasselbe im Gebirge. Fühlt sich die Atmung gleich an? Natürlich nicht. Während das Atmen an der Kreuzung an unserer Lebenskraft zehrt, spendet uns die Atmung im Gebirge Energie. Oder wir betreten ein Zimmer und denken uns vielleicht: »Hier möchte ich gerne wohnen« oder

»Ich finde diesen Raum bedrückend«. Ein Qi-Konzept kann solche Wirkungen erklären, ein naturwissenschaftliches bestenfalls teilweise.

### Vorgeburtliches (primäres) Qi:

Bevor wir etwas differenzierter verschiedene Arten von Qi betrachten, möchte ich erwähnen, daß Qi eigentlich aus Jing (Essenz) entsteht. Aus Gründen der Klarheit habe ich den Transformationsprozeß von Jing zu Qi und weiter zu Shen in diesem Buch nur kurz geschildert, da er zum Verständnis der Vorgänge zunächst wenig beiträgt. Im Kapitel über Bewußtsein und Geist werden Sie auf der Stufe D noch einiges zu Jing erfahren.

Zunächst können wir eine grobe Einteilung in vorgeburtliches (primäres) Qi und nachgeburtliches (sekundäres) Qi treffen. *Primäres Qi* (Yuanqi) ist jenes Qi, das wir von unseren Eltern erhalten haben, das unsere Konstitution bestimmt und zur Aufrechterhaltung aller Lebensvorgänge unbedingt erforderlich ist. Der Speicher des primären Qi ist im Funktionskreis der Nieren und auch im Unterbauch.

Im Laufe eines Lebens verbraucht sich dieses primäre Qi; ist es verbraucht, sterben wir. Mit diesem Bild kann die chinesische Medizin auch wunderschön erklären, weshalb einige Menschen trotz einer extrem ungesunden Lebensweise ein hohes Alter erreichen (sie hatten eben viel primäres Qi) und andere wiederum in relativ jungen Jahren versterben, obwohl sie alles daran setzten, schädigende Einflüsse aus ihrem Leben fernzuhalten.

Es gibt nun im Daoismus zwei differierende Ansichten: Die eine besagt, daß sich das primäre Qi prinzipiell verbraucht. Demnach besteht die einzige Möglichkeit, das Leben zu verlängern, darin, diesen Verbrauch des primären Qi zu vermindern, wobei ein verstärkter Einsatz von sekundärem Qi helfen kann. Die andere Sichtweise besagt, daß es möglich ist, durch vermehrte Aufnahme von sekundärem Qi unseren Speicher an primärem Qi aufzufüllen, und daß wir auf diese Art und Weise zu verbesserter Gesundheit und einem langen Leben gelangen können. Welcher dieser Meinungen wir uns nun anschließen wollen, spielt auf unserer derzeitigen Könnensstufe keine große Rolle. Fest steht, daß wir mit Hilfe des sekundären Qi unsere Ziele, nämlich Gesundheit und längeres Leben, erreichen können.

## Nachgeburtliches (sekundäres) Qi:

Was nun ist das sekundäre Qi? Wir können hier unterscheiden zwischen dem »reinen Qi« (Qingqi), das wir über die Atmung aufnehmen, dem »Nahrungs-Qi« (Yingqi), das wir über Ernährung und Getränke aufnehmen, und schließlich, sehr bedeutsam, jenem Qi, das wir durch Übungen aus der Umgebung in unser System einspeisen können.

Primäres und sekundäres Qi vereinigen sich, um das »wahre Qi« (Zhenqi) zu bilden, das in den Meridianen zirkuliert.

Für uns ist schließlich noch der Begriff des »abwehrenden Qi« (Weiqi) interessant. Es hilft, von außen eindringende krankheitserzeugende Faktoren abzuwehren. Qigong-Übungen stärken auch dieses abwehrende Qi.

## Energiezentren, Atmung und Bewegung:

Akupunkturpunkte wie Laogong, Mingmen, Yongquan etc. verwenden wir als Energiezentren und können über sie und über die Atmung Qi nicht nur aufnehmen, sondern auch abgeben.

Ein harmonisches Fließen des Qi ist für unser Wohlbefinden wichtig. Daher befinden sich so viele Bewegungsübungen in unserem Programm, weil diese das Qi zum Fließen bringen. Ein vermehrter Einsatz unserer Beine, die häufig vernachlässigt werden, hilft uns, das Gleichgewicht zwischen oben und unten wiederherzustellen.

Bitte lesen Sie nun weiter auf Seite 21.

## STUFE C

## Bedeutung des Begriffs »Qi«:

Wörtlich übersetzt heißt Qi soviel wie Gas, Luft oder Atem. Deshalb übersetzen manche Autoren Qigong auch gerne als Atemübungen oder Atemtherapie, was aber, wie Sie schon gesehen haben, nicht korrekt ist.

Das Schriftzeichen zeigt in der traditionellen Schreibweise erhitzten Reis, über dem Dampf aufsteigt (siehe Abb. 1).

Qi kann man manchmal mit Energie, manchmal mit Atem, meistens aber überhaupt nicht übersetzen. Die Bedeutung ergibt sich aus dem Zusammenhang, und man benötigt hin und wieder auch etwas Intuition, um zu erkennen, was gemeint ist.

Für unsere Zwecke ist es am besten, mit der bereits genannten Vorstellung einer Lebensenergie zu arbeiten und im übrigen den Begriff Qi nicht zu übersetzen, da er zu umfassend ist.

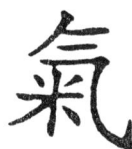

Abb. 1: Das chinesische Schriftzeichen für »Qi«

## Beweglichkeit des Qi:

Es ist unbedingt notwendig, daß sich das Qi in unserem System frei und ungehindert bewegen kann. Leider ist dies nicht immer der Fall, so daß verbrauchtes Qi nicht ausgeschieden werden kann und auch die Aufnahme und die Verteilung von frischem Qi behindert werden.

Körperliche und geistige Verspannungen behindern den Qi-Fluß, und so ist es ein erklärtes Ziel unserer Übungen, Verspannungen jeder Art zu lockern oder sogar aufzulösen.

Gelenke stellen übrigens Engstellen für die Qi-Passage dar, und Bewegungsmangel macht diese noch undurchlässiger. Das ist der Grund, weshalb wir im Qigong so häufig Bewegungsübungen finden und weshalb sich wichtige Teile dieses Buches mit dem Lockern und richtigen Einsatz von Gelenken befassen.

Im Stehen führen durchgestreckte Kniegelenke fast immer zu einem Hohlkreuz und behindern das Fließen von Qi. Deshalb haben wir in unseren Übungen die Knie fast immer zumindest leicht gebeugt.

Ungenügende körperliche Betätigung führt nach den Vorstellungen der TCM unweigerlich zu Krankheiten, die mit Stagnation, und in weiterer Folge mit Mangel von Qi und Blut zu tun haben. Auf der anderen Seite schädigen die ständigen Überlastungen, die man im Leistungssport und leider auch so oft im Freizeitsport antrifft, unser Herz-Qi und auch Shen (zu Shen siehe Kapitel »Bewußtsein und Geist«, Stufe C).

Wir stehen also vor der Aufgabe, individuell angepaßte Lebensformen zu finden, wo die Entscheidung darüber, was gut und tauglich ist, unter Expertenberatung in Eigenverantwortung vom einzelnen zu treffen ist.

### Ausscheiden von Qi:

Während wir auf der Stufe B mehr über die Aufnahme von Qi durch Atmung, Ernährung und Getränke sowie durch Übungen gehört haben, möchte ich jetzt noch kurz auf die Ausscheidung eingehen.

Es wurde schon erwähnt, daß Qi unsere Lebensvorgänge aufrechterhält und dabei verbraucht bzw. qualitativ verschlechtert wird. Wie aber scheiden wir verbrauchtes Qi aus? Die »konventionellen« Methoden sind unsere Ausscheidungen über Darm und Blase, weiterhin natürlich auch die Ausatmung und schließlich die Haut. Qigong-Praktizierende sind in der erfreulichen Lage, verbrauchtes Qi auch mit Hilfe von Übungen vermehrt abgeben zu können.

Was geschieht eigentlich mit diesem verbrauchten Qi? Nach daoistischer Vorstellung dient es zur Ernährung der »zehntausend Dinge«, womit alle Erscheinungsformen unseres Universums gemeint sind. Eine wichtige Vorstellungshilfe in unseren Ausscheidungsübungen ist die Anweisung, daß sich das ausgeschiedene Qi in Nichts auflöst. Dies soll unseren Übungsort »sauber« halten und in der Nähe befindliche Menschen schützen.

In der TCM gibt es eine Ausscheidungsreihenfolge, die ich nach Johannes Bischko (1981:70f.) zitiere. »Was Niere und Blase nicht ausscheiden können, das muß der Darm ausscheiden. Was dieser nicht mehr ausscheiden kann, das muß die Lunge tun. Wenn alle zusammen nicht genug (Toxine) ausscheiden können, dann muß die Haut einspringen und was die Haut nicht mehr ausscheiden kann, das führt zum Tode.« In diesem Licht betrachtet, sind die überhandnehmenden Hautkrankheiten in den Industrieländern keine harmlosen Modekrankheiten, sondern verzweifelte Aufschreie von bis an die Grenze belasteten Ausscheidungssystemen!

### Speichern von Qi:

Der einzige Bereich, wo Qi in großer Menge gefahrlos für längere Zeit gespeichert werden kann, ist der Unterbauch mit Dantian und die Gegend um Mingmen.

Im Kapitel »Unsere Mitte« (Stufe C) weise ich auf die Gefahren hin, die in einer zu frühen Aktivierung des mittleren und vor allem auch des oberen Dantian liegen. Verabsäumt man z.B. in der daoistischen Meditation, das Qi in Dantian zu sammeln, so können sich schwere Störungen zeigen! Auch Meditationsmeister sind nicht vor diesen bisweilen tödlichen Gefahren gefeit. Ich halte es jedenfalls für keinen Zufall, daß mehrere große indische Yogis an Kehlkopfkrebs gestorben sind und daß Herzinfarkt die »Berufskrankheit« von Zen-Meistern ist.

## Primäres Qi (Wasser-Qi), Sekundäres Qi (Feuer-Qi):

Nach daoistischer Vorstellung hat das primäre Qi kühlende Qualität und das sekundäre erhitzende. Setzen wir das sekundäre Qi falsch ein, dann verbrennt es uns im Laufe der Zeit. Lernen wir aber, besser mit dem primären Qi zu arbeiten und das sekundäre Qi zur Stärkung des primären einzusetzen, dann ist dies eine gute Basis für ein gesundes und langes Leben.

## Primäres Qi und Ökonomie der Lebensvorgänge:

Das primäre Qi bestimmt unsere Grundvitalität und Lebenskraft. Je weniger primäres Qi wir in unseren Lebensvorgängen verbrauchen, umso besser. Daher ist eine Ökonomisierung der Lebensvorgänge dringend anzuraten.

In der Evolution hatten immer jene Organismen, denen es gelang, ihre Lebensaufgaben mit minimalem Aufwand zu lösen, einen Vorteil im Überlebenskampf. Versuchen Sie daher, in all Ihren Tätigkeiten mit geringstmöglichem Aufwand zu arbeiten. Denken Sie an die Atmung, die leicht und frei gehen sollte, die Bewegungen in unseren Übungen, die auf höherer Stufe mit minimaler Muskelanspannung durchgeführt werden sollten, an unsere Konzentration, die entspannt, aber punktgenau und zielsicher arbeiten muß.

Im Taijiquan versucht man, immer mit einem Impuls zu arbeiten, den man anschließend nicht vernichtet, sondern durch minimale Einspeisungen im richtigen Augenblick zu erhalten trachtet, so daß sich eine Bewegung wie selbstverständlich aus der vorigen ergibt. Früher bezeichnete man Taiji deshalb auch als Changquan (langes Boxen) und drückte damit das lange Fortdauern des Anfangsimpulses aus.

Selbstverständlich könnte man einwenden, daß es Menschen häufig gelingt, hervorragende Leistungen zu erbringen, ohne auf Ökonomisierung zu achten. Dies ist richtig, doch beobachten wir einmal, über welchen Zeitraum derartige Leistungen dann erbracht werden können. Johann Sebastian Bach wurde 65 Jahre alt, was für die damalige Zeit sicher ein beachtliches Alter war, Mozart dagegen brachte es nur auf 35 Jahre. Ich habe in meiner Sammlung eine Videoaufnahme aus dem Jahr 1975, wo der Pianist Artur Rubinstein im Alter von 88 Jahren (!) mit unnachahmlicher Grandezza ein Chopin-Konzert spielt. Glenn Gould, den ich auch sehr schätze, könnte ich mir mit seinem kraftzehrenden Spielstil in derselben Situation nicht vorstellen.

Bitte lesen Sie nun weiter auf Seite 22.

---

## STUFE D

---

### Qi-Erzeugung durch Spannung und Entspannung:

Es gibt eine bisher noch nicht besprochene Art, Qi zu erzeugen, nämlich durch Anspannung. Spannung muß in diesem Zusammenhang nicht notwendigerweise Muskelspannung sein, es kann durchaus auch geistige und psychische Anspannung bedeuten. Doch auch hier kein Vorteil ohne Nachteil: Qi kann nämlich nur dort leicht und ungehindert fließen, wo Entspannung ist.

Ein gutes Beispiel für Qi-Erzeugung durch Anspannung sind Bodybuilder, die förmlich vor Qi zu platzen scheinen, in denen das Qi aber nicht besonders gut fließen kann und gestaut wird, was an den wulstartig aufgetriebenen Muskeln gut erkennbar ist. Die vor Wettkämpfen zusätzlich noch vorgenommene Dehydrierung (Entwässerung) schränkt das Fließverhalten von Blut und Qi weiter ein und bewirkt ein noch stärkeres Hervortreten der Muskeln.

Die beste Methode besteht darin, durch einen ständigen Wechsel von Spannung und Entspannung immer wieder Qi zu erzeugen und fließen zu lassen. Deshalb ist es in unseren Hauptübungen so wichtig, nicht mit einer unveränderlichen

17

Spannung zu arbeiten, sondern zwischen Spannung und Entspannung zu oszillieren. Hier wird der Zusammenhang mit dem philosophischen Grundgedanken der Wandlung im Daoismus offensichtlich. In einem Yin/Yang-Symbol entspräche die Spannung dem weißen Yang, das allmählich stärker wird und sich auf seinem Höhepunkt in die Entspannung (Yin, schwarz) verwandelt. Nun wächst das Yin bis zu seinem Höhepunkt usw.

Das Yin/Yang-Symbol liefert über die Zeitdauer dieses Vorganges keine Informationen; es kann sich also um die Beschreibung eines Ablaufes handeln, der beispielsweise zehn Minuten oder nur eine Millisekunde dauert.

## Verkrampfung und Erschlaffung:

Wir dürfen keinesfalls den Fehler machen, Spannung und Entspannung mit Verkrampfung und Erschlaffung zu verwechseln.

Richtige Spannung ist ohne Aufwand wieder auflösbar. Die Verkrampfung hingegen setzt sich fest und bedarf spezieller, aufwendiger Maßnahmen zur Lösung. Auch die Erschlaffung setzt sich fest und ist ein hartnäckiges Übel, aus dem heraus eine Aktivierung nur schwer möglich ist. Im Gegensatz dazu ist gute Entspannung ein Zustand der Handlungsbereitschaft. Taiji-Meister sind prächtige Beispiele dafür: Obwohl sie körperlich und geistig entspannt sind, ist es ihnen möglich, angreifende Gegner blitzschnell abzuwehren und von sich zu stoßen.

Zusammenfassend kann man sagen, daß Verkrampfung und Erschlaffung Zustände sind, denen man sich ausliefert (Verkrampfung im Beruf, Erschlaffung vor dem Fernseher), während Spannung und Entspannung aktive, voll bewußte und wache Zustände der Handlungsbereitschaft sind.

## Entspannung setzt Qi frei:

Spannung muß nicht unbedingt negativ sein. In Spannungszuständen ist nämlich sehr viel Qi gespeichert. Gelingt es, diese Anspannung zu lösen und das Energiepotential zu nutzen, so kann das ein durchaus positiver Vorgang sein. Allerdings ist manchmal die Spannung gar nicht bewußt, oder es ist keine Möglichkeit vorhanden, die Spannung zu lösen, oder aber die mit dem Vorgang der Entspannung freiwerdende Energie verpufft ungenutzt. Dies passiert leider häufig in Entspannungsübungen! Die angenehme Müdigkeit während oder nach Entspannungsübungen oder einer konventionellen Massage ist ebenfalls auf das ungenutzte Abfließen des in den Spannungen gespeicherten Qi zurückzuführen.

Im Qigong versuchen wir selbstverständlich, mit dieser freiwerdenden Energie zu arbeiten. Entweder können wir das freiwerdende Qi sofort in die Gegend lenken, wo es gerade benötigt wird, oder wir lassen es zu Dantian fließen und speichern es dort. Das hier Gesagte ist auch für die daoistische Meditation und für die Technik des kleinen himmlischen Kreislaufes von Bedeutung (siehe »Daoistische Meditation«, Stufe D).

Im sogenannten harten Qigong arbeitet man mit sehr großer muskulärer und konzentrativer Anspannung, um dann zum Teil unglaubliche Bravourstücke zu liefern. Ich habe Qigong-Meister gesehen, die sich von Lastwagen überrollen ließen, die mit dem ungeschützten Kopf dicke Steinplatten zertrümmerten, sich in scharfen Glasscherben wälzten und dies alles unbeschädigt überstanden.

## Vorteile einer guten Entspannung:

Eine richtig durchgeführte Entspannung, wie wir sie im Qigong lernen, ist ein angenehmer Zustand. Man hat ein Gefühl der Weite und des Ausgedehntseins. Alle Gelenke sind frei beweglich und das Qi kann in den Meridianen ungehindert zirkulieren. Da die Entspannung tief ins Innere reicht, haben unsere inneren Organe genug Raum und können ohne Einschränkung ihren Aufgaben nachgehen. Auch in unserem Inneren ist das Qi frei beweglich und kann seine vielfältigen Funktionen erfüllen. Das solcherart frei verfügbare Qi ist in der Lage, unser Gehirn zu nähren, macht uns aktiv, schärft unseren Geist und stärkt unseren Willen.

## Wie leitet man Qi?

Das Leiten von Qi ist eine Kunst, die jahrelanges Training erfordert. Es gibt aber ein paar Grundregeln, mit deren Hilfe man schneller Fortschritte machen und Schwierigkeiten vermeiden kann.

Stellen Sie sich einen Brand in einem Kino vor. Alle Besucher werden zu den Türen stürzen, um den Saal möglichst schnell zu verlassen. Gehen nun die Türen in die falsche Richtung, nämlich nach innen auf, werden die nahe an der Tür stehenden Menschen von den hinten nachdrängenden gegen die Tür gedrückt, ohne die Chance zu erhalten, diese zu öffnen. Niemand wird den Saal verlassen können!

Mit Qi ist es ähnlich. Haben wir irgendwo eine Engstelle, so ist es nicht sinnvoll, Qi mit aller Kraft gegen diese Engstelle zu pressen. Statt Qi zu drücken, müssen wir es ziehen und leiten! Das heißt, wir müssen mit unserer Vorstellung (Yi) über die Engstelle hinausgehen und von dort das Qi durch die Engstelle ziehen und leiten.

Verwenden wir jedoch zu große Anstrengung bei unserem Versuch zu ziehen, behindern wir den Qi-Fluß von neuem.

Haben wir beispielsweise einen Qi-Stau in den Schultern, dann lassen wir das Qi nach unten abfließen und eilen ihm, in unserer Vorstellung den Weg öffnend, voraus in Richtung Dantian. Dieses leitende und vorauseilende Arbeiten mit der Vorstellung (Yi) ist für die Entwicklung der Kreisläufe in der daoistischen Meditation von elementarer Bedeutung.

Will man bei Stauungen von Qi durch Massage Ableitungswege öffnen, dann ist es im allgemeinen besser, zuerst die entfernten Abflußwege freizulegen und sich dann Teilstück für Teilstück dem Problembereich zu nähern. Möchte ich beispielsweise einen Stau im oberen Brustbereich lösen, beginne ich, die Fußrücken von den Fußgelenken in Richtung der Zehen mehrmals auszustreifen, gehe von dort weiter zu den Knien und streife von diesen zu den Zehen aus. Es folgen die Oberschenkel und das gesamte Bein von den Hüften zu den Zehen usw.

Hinweise, wie man außerdem mit Qi-Stauungen umgehen kann, finden Sie im Kapitel »Probleme – Was tun gegen negative Effekte?« in der Stufe C/D.

Bitte lesen Sie nun weiter auf Seite 23.

# Aktivierung der Energiezentren Dantian und Mingmen

## Aktivierung von Dantian

**Allgemeines und Lokalisation:**
Um unsere Qigong-Übungen wirksamer zu machen, aktivieren wir am Beginn einer Übung oder einer Übungsserie gewisse Energiezentren. Meistens entsprechen diese Zentren bekannten Akupunkturpunkten.

Das für uns wichtigste Energiezentrum ist Dantian (sprich: dantjen), was soviel wie »Zinnoberfeld« oder »Elixierfeld« bedeutet. Es liegt im unteren Bauchraum, deutlich tiefer als der Nabel (siehe Abb. 2).

**Ausgangsposition:**
Die Füße stehen etwa hüft- bis schulterbreit auseinander, die Fußinnenkanten sind parallel, die Knie leicht gebeugt. Die Wirbelsäule ist locker aufgerichtet, der Blick geht gelöst in die Ferne.

**Massage:**
Es ist für unsere Zwecke ausreichend, die Aktivierung durch die Kleidung hindurch vorzunehmen, ein besseres Ergebnis wird aber erzielt, wenn wir direkten Hautkontakt haben.

Dantian befindet sich etwa vier Fingerbreit unterhalb des Nabels und einige Fingerbreit unterhalb der Bauchdecke.

Frauen beginnen mit der rechten Hand, Männer mit der linken. Wir legen die Kuppen von Zeigefinger, Mittelfinger und Ringfinger vier Fingerbreit unterhalb des Nabels auf die Bauchdecke und die Kuppen der gleichen Finger der anderen Hand darüber. Bei Frauen liegt nun die linke Hand oben, bei Männern die rechte (siehe Abb. 3).

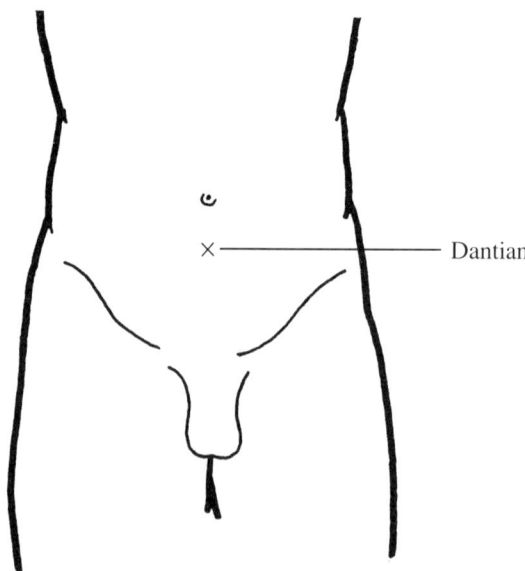

*Abb. 2: Dantian*

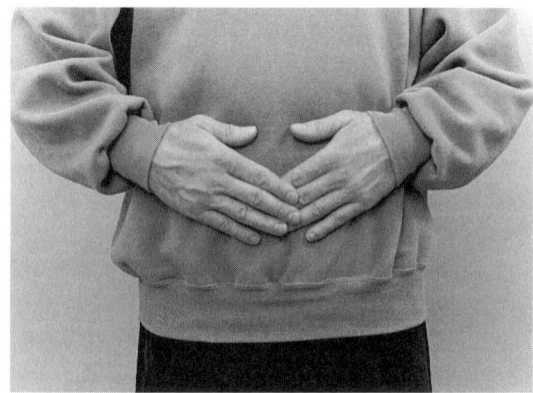

*Abb. 3: Fingerhaltung über Dantian*

Jetzt beginnen wir mit kreisförmiger Bewegung zu massieren, und zwar jeweils drei kleine Kreise links gefolgt von drei Kreisen rechts usw. Am Anfang verwenden wir nur leichten Druck und verstärken diesen dann langsam, aber massieren nie so stark, daß es unangenehm wird. Insgesamt massieren wir etwa eine halbe Minute lang.

### Atmung:

Wir sollten darauf achten, ruhig und ohne Atempausen zu atmen (es kommt immer wieder vor, daß man während starker Konzentration die Luft anhält). Die Ein- und Ausatmung erfolgt durch die Nase.

### Massageverbot:

Selbstverständlich massieren wir keine Tumore, offenen Wunden, Knochenbrüche, Krampfadern, Hautausschläge oder ähnliches. Sollten Sie Medikamente zur Herabsetzung der Blutgerinnung nehmen oder Gerinnungsstörungen haben, darf ebenfalls nicht massiert werden. Dies gilt für alle Energiezentren.

Auch kurz nach der Geburt darf die Gegend um Dantian nicht massiert werden.

Bitte lesen Sie nun weiter auf Seite 24.

---

## STUFE B

# Aktivierung von Dantian und Mingmen

### Allgemeines und Lokalisation (Dantian):

Dantian wird von verschiedenen daoistischen Schulen unterschiedlich lokalisiert, zudem ist seine Lage vom individuellen Körperbau abhängig. Derartige Überlegungen sollen uns aber jetzt noch nicht weiter beschäftigen. Wir jedenfalls lokalisieren Dantian etwa vier Fingerbreit unterhalb des Nabels einige Fingerbreit in der Tiefe. Dantian entspricht übrigens keinem Akupunkturpunkt.

### Allgemeines und Lokalisation (Mingmen):

Zu den wichtigsten Zentren neben Dantian zählt Mingmen. Dies ist ein Akupunkturpunkt, der vierte Punkt auf dem Lenkergefäß (LG4), und befindet sich knapp unterhalb des Dornfortsatzes des zweiten Lendenwirbels (siehe Abb. 4).

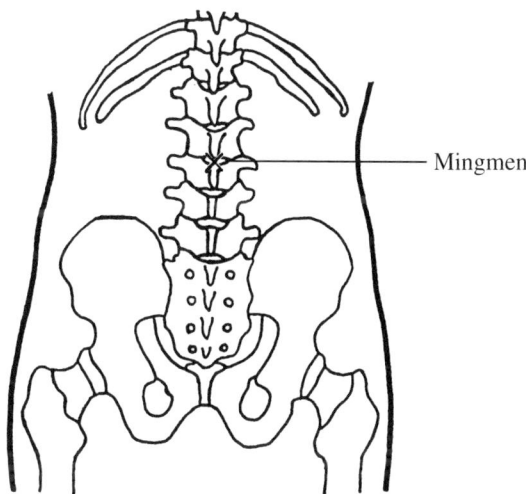

Abb. 4: Mingmen

Am leichtesten findet man Mingmen, indem man mit dem Zeigefinger vom Nabel aus waagrecht um den Körper fährt. Dort, wo diese Waagrechte die von oben nach unten verlaufende Mittellinie am Rücken schneidet, ist der Dornfortsatz des dritten Lendenwirbels. Wir brauchen von dort also nur noch ein wenig höher zu rutschen, bis wir in die Grube zwischen den Dornfortsätzen des zweiten und dritten Lendenwirbels geraten.

### Ausgangsposition (Dantian und Mingmen):

Die Ausgangsposition entnehmen wir dem Kapitel »Übungsablauf«.

### Massage (Dantian):

Von Beginn an sollte die Bauchdecke gut entspannt sein. Aus diesem Grunde ist es sehr wichtig, die kreisförmige Massage nur mit ganz leich-

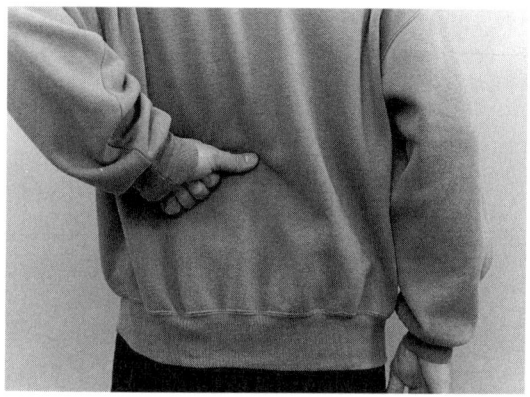

*Abb. 5: Haltung des Daumens über Mingmen*

tem, kaum fühlbarem Druck zu beginnen, da sich sonst die Bauchdecke reflektorisch anspannt. Später verstärken wir den Druck allmählich und gehen weiter in die Tiefe. Die Massagedauer beträgt nach wie vor zirka eine halbe Minute.

### Massage (Mingmen):
Frauen verwenden die Kuppe des rechten, Männer die des linken Daumens (siehe Abb. 5). Wir fahren damit in der Vertiefung zwischen den beiden genannten Dornfortsätzen links-rechts hin und her. Auch hier massieren wir etwa eine halbe Minute.

### Atmung (Dantian und Mingmen):
Wir versuchen jetzt, etwas langsamer zu massieren, so daß sich auch unsere Atmung ganz natürlich etwas verlangsamt und vertieft. Wir beobachten unsere Atmung und denken daran, daß die Atemzüge leicht und ohne Pause ineinander übergehen sollen.

### Vorstellung (Dantian):
Wir stellen uns vor, daß durch die Massage der Dantian-Bereich angeregt und aktiviert wird.
Zwar heißt Dantian »Zinnoberfeld« oder »Elixierfeld«, doch müssen wir uns Dantian eher in Kugelgestalt vorstellen. Ich spreche deshalb auch gerne vom Dantian-Bereich.

Am Anfang hat man erfahrungsgemäß Schwierigkeiten, in dieser Gegend etwas zu spüren oder sich vorzustellen. Erst durch langjährige Übung ist es möglich, den Dantian-Bereich deutlich wahrzunehmen und willentlich zu vergrößern und zu verkleinern. Regelmäßige Massage von Dantian wird uns helfen, dieses Ziel zu erreichen.

### Vorstellung (Mingmen):
Wir stellen uns vor, daß durch die Massage der Mingmen-Bereich angeregt und aktiviert wird.
Bitte lesen Sie nun weiter auf Seite 26.

---

### STUFE C

# Aktivierung von Dantian und Mingmen

### Allgemeines (Mingmen):
Mingmen bedeutet »Tor des Lebens«, da man über dieses Zentrum auf den Nierenfunktionskreis und auch das primäre (vorgeburtliche) Qi einwirken kann. Wir erinnern uns, daß das primäre Qi die Basis unserer Konstitution darstellt und darüber bestimmt, wie ausdauernd wir sind und wie lange wir leben.
Leider läßt sich das Energiezentrum Mingmen nicht optimal massieren, da es recht gut geschützt zwischen den Dornfortsätzen des zweiten und dritten Lendenwirbels liegt. Mit einer Akupunkturnadel oder durch die Einwirkung von Moxakraut ist eine Aktivierung leichter möglich, doch beides steht uns nicht zur Verfügung. Zudem wäre das Akupunktieren eine Therapiemaßnahme. Wir müssen also versuchen, die gegebenen Möglichkeiten zu nutzen.

### Ausgangsposition (Dantian und Mingmen):
Die Ausgangsposition entnehmen wir dem Kapitel »Übungsablauf«.

22

## Massage und Atmung (Dantian):

Beim Massieren sollten wir auf gut entspannte Schultern achten. Das erreichen wir am besten, indem wir die Schultern und vor allem die *Ellbogen* einfach sinken lassen, ohne sie allerdings bewußt nach unten zu drücken.

Wir verbinden nun die Massagedrehrichtung mit der Ein- und Ausatmung. Mit dem Ausatmen liegen die Finger in der vorgeschriebenen Position über Dantian. Während wir nun einatmen, kreisen wir dreimal nach links. Ausatmend kreisen wir dreimal nach rechts. Dies bezeichnen wir als einen *Zyklus*.

Nachdem wir drei Zyklen beendet haben (wir haben nach rechts gekreist und ausgeatmet) halten wir mit der Bewegung inne, atmen ein und beginnen ausatmend nach links zu kreisen – wiederum für drei Zyklen, dann wechseln usw.

### Häufige Fehler:

Wenn man auf die eben beschriebene Art zu üben beginnt, wird sich vermutlich die eine oder andere ungewollte Atempause einschleichen, und manchmal werden wir vielleicht nicht wissen, in welche Richtung wir nun drehen müßten – kein Problem, Übung macht den Meister!

## Massage und Atmung (Mingmen):

Wie schon bei Dantian, wollen wir auch jetzt beim Massieren die Schultern gut entspannen und die Ellbogen sinken lassen.

Die Verbindung von Atmung und Massage muß jetzt natürlich etwas anders erfolgen als bei Dantian. Die Bewegung der Daumenkuppe nach links und rechts zählen wir als Eins. Wir beginnen ausgeatmet und atmen bis neun zählend und massierend ein. Sodann wird bis neun zählend ausgeatmet. Wir massieren zirka eine halbe Minute, wie schon bei Dantian.

## Vorstellung (Dantian und Mingmen):

Durch die innige Verbindung von Atmung und Massage sind wir nun in der Lage, das jeweilige Energiezentrum wesentlich stärker zu aktivieren. Es ist nun sehr wichtig, mit ungeteilter Aufmerksamkeit im Unterbauch bzw. im Mingmen-Bereich zu sein. Eine gute Konzentration ohne abschweifende Gedanken wird immer wichtiger.

## Qi (Dantian und Mingmen):

Durch die Massage wird das in der Gegend von Dantian und Mingmen gespeicherte Qi aktiviert und in Bewegung gesetzt. Diese aktivierten Energiezentren sind für die Beweglichkeit des Qi im gesamten Organismus wichtig, und nur *bewegliches Qi* garantiert eine funktionierende Ausscheidung, Aufnahme und Harmonisierung. Selbstverständlich kann Qi jetzt auch besser in Dantian und Mingmen konzentriert werden.

Im Kapitel »Yin/Yang und Yijing« (I Ging) werden wir mehr zum Problem des Stillstandes hören.

Bitte lesen Sie nun weiter auf Seite 26.

### STUFE D

## Ausgangsposition (Dantian und Mingmen):

Die Ausgangsposition entnehmen wir dem Kapitel »Übungsablauf«.

## Allgemeines:

Auch eine an sich einfache Massage kann, richtig durchgeführt, *den Charakter und die Wirkung einer komplizierten Übung* haben.

Sind unsere Körperposition und die Massagebewegungen, unsere Vorstellung und unsere Atmung, und nicht zuletzt auch unser Geist auf ein Ziel ausgerichtet, dann können wir einerseits im Dantian-Bereich Qi erzeugen, andererseits die Speicherfähigkeit für Qi erhöhen und schließlich die Durchlässigkeit für Qi-Impulse verbessern. Dasselbe gilt natürlich auch für Mingmen.

Bitte lesen Sie nun weiter auf Seite 28.

# Allgemeine Informationen für das Üben

**Übungsort:**

Am besten übt man im Freien, in möglichst frischer Luft. Allerdings sollte man das Üben nicht von solchen Idealbedingungen abhängig machen. Eine freie Fläche im Zimmer, ein Korridor, die Grünfläche vor dem Haus reichen durchaus. Mit Ausnahme der harmonisierenden Übungen ist der Platzbedarf minimal. Einen Platz zu wählen, an dem man sich wohlfühlt, wo die Temperatur angenehm ist und keine Zugluft herrscht, ist ideal.

Man sollte mögliche optische und akustische Ablenkungsquellen vermeiden (Radio, Fernsehgerät, Verkehrslärm), auch kommunikationshungrige Familienmitglieder müssen sich bis zum Ende der Übungen gedulden. Für einen Anfänger ist das Ausschalten möglicher Störfaktoren sicher von viel größerer Bedeutung als für einen Fortgeschrittenen, der aufgrund seiner Übungspraxis hoffentlich in der Lage ist, sich besser zu konzentrieren und kleine Störungen zwar wahrnimmt, sich aber nicht ablenken läßt.

**Übungszeiten:**

Günstige Übungszeiten sind der Morgen, aber auch der Abend. Darüber hinaus hat nach den Vorstellungen der chinesischen Medizin jede Tageszeit besonderen Bezug zu einem bestimmten Organ und seinem zugeordneten Meridian. Durch die Auswahl der Übungszeit läßt sich daher ein therapeutischer Effekt erzielen. Eine genaue Darstellung kann in diesem Zusammenhang nicht erfolgen; für den Anfänger ist dies zunächst auch nicht von Bedeutung. Entsprechende Aufstellungen finden Sie in Lehrbüchern der Akupunktur und Akupressur (siehe Literatur).

Ich möchte jedoch nicht unerwähnt lassen, daß nach traditioneller daoistischer Auffassung die Zeit zwischen Mitternacht und Mittag als besonders günstig angesehen wird. Es handelt sich hierbei um den Einatmungszyklus der Erde, wo das Qi sauber und unverbraucht ist. Von Mittag bis Mitternacht atmet die Erde aus, das Qi ist verunreinigt, und man sollte daher in dieser Zeit nicht üben. Für uns ist diese Anweisung nur bedingt anwendbar, da es immer noch besser ist, am Abend zu üben als überhaupt nicht. Man darf schließlich nicht vergessen, daß es sich hier um Anweisungen für Adepten handelt, die jeden Tag sechs bis zehn Stunden lang Qigong praktizieren. In solchen Fällen kann es tatsächlich zu einem Akkumulieren von negativem Qi kommen.

Üben Sie möglichst nicht direkt nach dem Essen. Eine Verdauungspause von zwei bis drei Stunden wäre angemessen. Sie sollten aber auch nicht sehr hungrig sein. Ein Apfel, eine halbe Scheibe Brot oder ähnliches helfen, den ärgsten Hunger etwas zu dämpfen, so daß Sie sich ungestört auf die Übungen konzentrieren können.

Kurz bevor Sie Qigong üben, sollten Sie nicht fernsehen, weil dies die geistige Ruhe erfahrungsgemäß empfindlich stört.

**Aufbau unserer Übungen:**

Für die Abfolge in unseren Übungen orientieren wir uns an daoistischen Überlegungen: Dem *Entstehen* entspricht die Einleitung, dem *Wachsen und Reifen* die Durchführung, dem *Speichern* der Abschluß.

In der *Einleitung* massieren wir Energiezentren, konzentrieren uns auf die Atmung und versuchen, ruhig zu werden und uns zu sammeln. In der *Durchführung* machen wir die Übung wie beschrieben. Im *Abschluß* lassen wir die Übung in uns nachwirken, versuchen, die durch die Übung bewirkten Effekte wahrzunehmen, und schließen die Übung ab. Genaueres dazu finden Sie im für sämtliche Übungen gültigen Kapitel »Übungsablauf« sowie direkt in den einzelnen Übungen.

Unser Anliegen sollte natürlich auch sein, das im Qigong Erlernte in unser Alltagsleben zu übertragen.

## Zeitaufwand:

Betreiben Sie Qigong aus Gesundheitsgründen und des Vergnügens willen, so sind 10 bis 15 Minuten täglich für den Anfang ausreichend – trotz des geringen Zeitaufwandes werden Sie großen Nutzen daraus ziehen können. Später können Sie sich dann auf eine halbe Stunde steigern, vielleicht aufgeteilt auf zwei »Sitzungen« von je 15 Minuten.

Wollen Sie aber tiefer in die Materie eindringen, so sollten Sie mindestens eine Stunde täglich Qigong betreiben und versuchen, die dabei gewonnen Erkenntnisse im täglichen Leben umzusetzen.

## Kleidung:

Die Kleidung soll bequem sein und die Atmung nicht beeinträchtigen.

Für mich ist im Unterricht das Tragen eines chinesischen Anzugs eine Selbstverständlichkeit, es ist ja meine Arbeitskleidung. Zu Hause übe ich meist in der Kleidung, die ich gerade trage, und da ich es mir zur Gewohnheit gemacht habe, nie aus modischen Gründen Unbequemes anzuziehen, gibt es da kaum Probleme.

Tragen Sie möglichst bequeme Schuhe mit dünnen und flexiblen Sohlen, um einen guten Kontakt zum Boden zu haben. Wenn es die Temperatur erlaubt, empfiehlt es sich, mit Socken oder barfuß zu üben. Vergessen Sie aber nie, daß es während und nach Qigong-Übungen leicht möglich ist, ungewollt Qi zu verlieren. Vorsicht also bei kalten Steinböden, nassen Wiesen und ähnlichem.

Bitte lesen Sie nun weiter auf Seite 26.

# *Unsere Mitte – der ruhende Pol*

## STUFE A

Für alle unsere Übungen haben wir die Anweisung, zunächst einmal das Energiezentrum Dantian zu massieren. Wir wollen dabei versuchen, uns des Bereiches Unterbauch bewußt zu werden. Für die meisten von uns ist das eine Körperregion, an die selten ein Gedanke verschwendet wird, außer nach einem Festmahl.

Bitte lesen Sie nun weiter auf Seite 30.

## STUFE B

Was immer wir tun soll seinen Anfang in Dantian (Unterbauch) nehmen!

Im Westen sind wir mit unserer Konzentration stets im Kopf- und Schulterbereich, was zu starken Verspannungen, Kopfschmerzen, Schwindelgefühlen, Depressionen und einer permanenten Unzufriedenheit führen kann. Auch unsere Haltung leidet: Der Kopf wird schwer, und die Wirbelsäule sackt zusammen.

Beobachten wir uns also genau bei unseren täglichen Verrichtungen, und *halten wir immer wieder inne*, versuchen, Dantian einzusetzen und machen *erst dann weiter.*

Bitte lesen Sie nun weiter auf Seite 31.

## STUFE C

**Lokalisation von Dantian:**

Das Dantian, mit dem wir uns bisher befaßt haben, ist das untere Dantian (Xia Dantian). Der Abb. 6 können wir entnehmen, daß es auch ein oberes Dantian (Shang Dantian) gibt. Je nach daoistischer Schule lokalisiert man es unter dem Punkt Baihui oder in der Gegend des »Himmelsauges« (Tianmu), eine Daumenbreite über dem Punkt Yintang, der sich dort befindet, wo die Verlängerungen der Augenbrauen in der Mitte zusammenstoßen.

Außerdem gibt es noch ein mittleres Dantian (Zhong Dantian), das wiederum, je nach Schule, entweder hinter dem Akupunkturpunkt Tanzhong (auf der Verbindungslinie beider Brustwarzen genau in der Mitte) oder im Bereich des Solarplexus liegt.

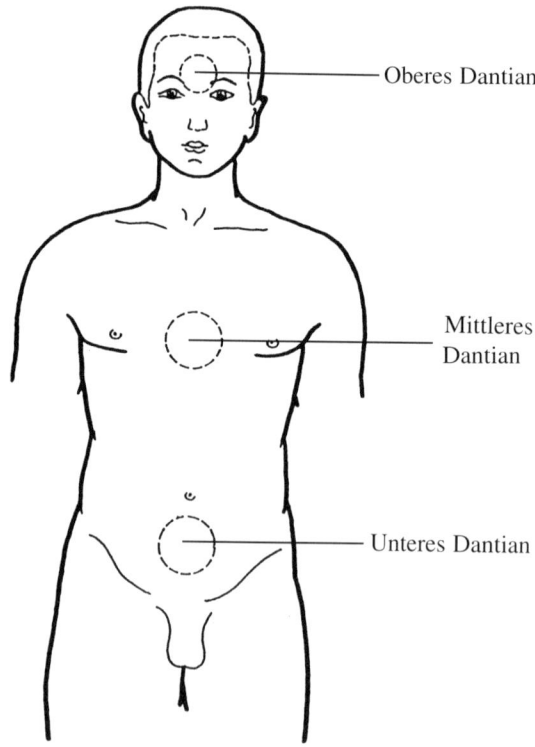

Oberes Dantian

Mittleres Dantian

Unteres Dantian

*Abb. 6: Die drei Dantian-Bereiche*

*Für unsere Übungen hat der untere Dantian-Bereich die mit Abstand größte Bedeutung.* Sofern nicht explizit etwas anderes erwähnt wird, verstehen wir unter Dantian immer den unteren Dantian-Bereich.

### Häufige Fehler:

Dringendst möchte ich davon abraten, zu früh mit dem oberen Dantian zu arbeiten.

Zirka zehn Jahre Praxis in der Entwicklung des unteren Dantian sind notwendig, um unvermutet auftretende negative Effekte bei der Arbeit mit dem oberen Dantian zuverlässig abfangen zu können. Ein gut entwickelter Mingmen-Bereich – oft als hinteres Dantian bezeichnet – ist für die eben genannten »Notfälle« außerdem erforderlich. Mingmen kann manchmal die Rolle des unteren Dantian übernehmen. Im Kapitel »Probleme – Was tun gegen negative Effekte?« erfahren Sie auf der Stufe C/D, wie man bei Qi-Staus im oberen Bereich vorzugehen hat.

Wie Sie ja wissen, verwenden wir auch Baihui und Huiyin in unseren Übungen, aber immer als *Hilfsbereiche*, die hierarchisch tiefer stehen als die Zentrale im unteren Dantian.

### Unsere Mitte braucht Raum und Ruhe:

Es ist unser erklärtes Ziel, eine Zentrierung in unserer Mitte, nämlich in den Zentren Dantian und fallweise auch Mingmen, herzustellen. Dies ist ein schwieriges Unterfangen und erfordert viele Jahre geduldiges und manchmal frustrierendes Üben – der Gewinn jedoch ist groß. Es wird also immer wieder darauf hingewiesen, man möge alles von Dantian her machen. Was bedeutet das nun?

Häufig wird es fälschlich so interpretiert, als müsse man nun mit seinem Zentrum möglichst aktiv sein, was sich dann nach außen hin fortsetzt. Doch genau das Gegenteil ist richtig: *Unsere Mitte braucht Raum und Ruhe.*

Wenn wir jemanden beim Aufheben eines Ge-genstandes vom Boden beobachten, können wir häufig folgendes sehen: Die Beine bleiben steif und unbeweglich, und in der Mitte erfolgt ein scharfes Abknicken, was unser Zentrum, das eigentlich ruhig bleiben sollte, empfindlich stört. Und was geschieht zumeist beim Sitzen? Wir knicken in der Wirbelsäule ein und nehmen unserer Mitte den so dringend benötigten Raum. Im Kapitel »Die Wirbelsäule und ihre Aufrichtung« erfahren wir, wie man der Mitte Raum geben kann.

Die Ruhe der Mitte in den Bewegungen und in allen Verrichtungen des täglichen Lebens versuchen wir herzustellen, indem wir lernen, Arme und Beine wieder richtig zu gebrauchen. Denn leider haben wir uns angewöhnt, sie meist steif zu lassen, und müssen sie daher durch einen unruhigen Einsatz unserer Mitte dorthin bringen, wo wir sie haben wollen. Von der Natur sind Arme und Beine aber dafür ausgelegt, sich zu bewegen, sich zu falten (beugen) und wieder auszudehnen (strecken). Das bedeutet, daß ich meine Mitte ins Zentrum des Geschehens rücke und dann Arme und Beine verwende, um die gewünschten Tätigkeiten zu verrichten.

### Unsere Mitte als Steuerungszentrale:

Gebrauchen wir Arme und Beine so wie eben geschildert, wird die Mitte das, was sie sein sollte, nämlich unsere Steuerungszentrale. Diese Funktion als zentral steuerndes Element gilt selbstverständlich nicht nur für Bewegungen, sondern für alle Lebensprozesse, egal, ob diese mit Geist, Qi, Atmung, Emotionen oder eben Bewegungen zu tun haben.

Bitte lesen Sie nun weiter auf Seite 33.

## Was heißt Zinnoberfeld?

Tian bedeutet Feld, und Dan heißt im heutigen Chinesisch Pille oder Medikament. Somit erhalten wir »Pillenfeld«.

Woher kommt aber unsere früher erwähnte Bezeichnung Zinnober? Sie stammt aus der Zeit der daoistischen äußeren Alchemie vor zirka 2000 Jahren, wo Zinnober zusammen mit Gold die wichtigste Grundsubstanz alchemistischer Unsterblichkeitsdrogen in Pillenform war (siehe auch Waidan im Daoismus). Bezüglich der Bedeutung geht es weniger um den Inhaltsstoff Zinnober als, wie so oft im daoistischen Denken, um die *Wirkung und Funktion*, weshalb die Bezeichnung *Elixierfeld* vermutlich am besten ausdrückt, was mit Dantian gemeint ist.

## Das Innehalten:

Gewohnheiten und gewohnheitsmäßiges Vorgehen entfernen uns immer wieder von unserer Mitte. Statt gesammelt unsere Aufgaben zu bewältigen, hetzen wir ziel- und planlos umher und setzen damit unsere Zentrierung aufs Spiel.

Eine Möglichkeit, dies zu erkennen und richtigzustellen, ist das Innehalten. Wir stoppen unsere Tätigkeit und überprüfen unsere Zentrierung. Sind unsere Gedanken zerstreut, haben wir eine krumme Wirbelsäule, eine vor lauter Nachdenken in Falten gelegte Stirn, atmen wir regelmäßig oder haben wir vor lauter Anspannung den Atem angehalten? All dies und noch mehr überprüfen wir und versuchen, es zu berichtigen, uns wieder zu zentrieren und machen erst dann weiter. Somit ermöglicht uns dieses Innehalten, unsere Mitte wiederzufinden.

In einigen Klöstern, die ich in den vergangenen Jahren besucht habe, war es üblich, in unregelmäßigen Abständen einen Gong zu schlagen. Die Mönche mußten dann ihre Tätigkeit einstellen, ihre Zentrierung überprüfen und durften dann erst weiterarbeiten. Ich verwende zu Hause in meinem Arbeitszimmer für diesen Zweck eine elektronische Rundenzähluhr statt eines Gongs. Diese kleine Uhr ist ein unbarmherziger, aber gerechter Lehrmeister.

## Ist Dantian ein Cakra (Chakra)?

Sie werden manchmal in sogenannter esoterischer Literatur den Hinweis finden, daß Dantian einem Cakra (Energiezentrum im Yoga) entspräche.

Dazu ist festzustellen, daß das indische Yoga viele daoistische Schulen des alten China stark beeinflußte. Auch wollen wir nicht vergessen, daß der Buddhismus aus Indien nach China vordrang und die chinesische Kultur sowie das dortige Geistesleben nachhaltig prägte. So sehen wir uns heute meist außerstande, in einer traditionellen daoistischen Schule alle Strömungen zu bestimmen, denen sie im Verlauf von Jahrhunderten unterlag.

Ausdrücklich betonen möchte ich, daß das untere Dantian in der von mir dargestellten Lokalisation *keinem* Yoga-Cakra entspricht. Das Svadhishthana-Cakra hat seine körperliche Entsprechung im Plexus hypogastricus und liegt somit tiefer. Das Manipura-Cakra hat seine körperliche Entsprechung im Plexus solaris (Sonnengeflecht) und liegt deutlich höher.

Wir wollen uns damit zufriedengeben, daß es sich bei Yoga und Qigong um Systeme handelt, die aus *verschiedenen Kulturkreisen* stammen und mit *verschiedenen Zielsetzungen und Methoden* arbeiten. Freuen wir uns über diese Vielfalt von Systemen, die zwar einerseits viel Verunsicherung bringt, weil man nicht mehr weiß, wofür man sich entscheiden soll, es andererseits jedoch möglich macht, eine für die persönlichen Bedürfnisse gut passende Lehre oder Schule zu finden.

**Ausklang:**

All unser Tun, Denken und Fühlen sollte seinen Ursprung *in der Mitte* haben, im unteren Dantian. In den östlichen Weisheitslehren begegnet uns dieses zentrale Thema immer wieder. Aus dem 33. Spruch des Daodejing (*Tao-te-king*) von Lao-zi (Lao Tzu) (1978:73): »Wer seinen Platz nicht verliert, hat Dauer.« Daiun Sogaku Harada, einer der bedeutendsten japanischen Zenmeister der Moderne, sagt (Philip Kapleau, 1965:108): »Sie müssen realisieren – d.h. wirklich machen –, daß Ihre Bauchhöhle der Mittelpunkt des Weltalls ist!«

Bitte lesen Sie nun weiter auf Seite 36.

# *Übungsablauf*

In diesem Kapitel sind sämtliche Informationen zusammengefaßt, die in den einzelnen Übungen immer wieder von Bedeutung sind. Was immer von diesen Anweisungen abweicht oder sie erweitert, steht bei den jeweiligen Übungen.

Um sich das Hin- und Herblättern zu ersparen, empfehle ich Ihnen, die für Sie relevante Stufe dieses Kapitels zu fotokopieren und beim Erlernen der einzelnen Übungen zu Rate zu ziehen.

## STUFE A

## Übungsanfang

**Vorbereitung:**
Versuchen Sie, Ihren Körper gut zu entspannen und ruhig zu atmen. Konzentrieren Sie sich auf die Übung, aber strengen Sie sich dafür nicht an. Störende Gedanken werden zu Ende gedacht und dann fallengelassen. Der Blick geht entspannt geradeaus in die Ferne, der Gesichtsausdruck ist gelöst.

**Ausgangsposition:**
Die Füße stehen etwa hüft- bis schulterbreit auseinander, die Fußinnenkanten sind parallel, die Knie leicht gebeugt. Die Wirbelsäule ist locker aufgerichtet.

*Häufige Fehler:*
Die Zehen dürfen nicht nach außen zeigen, die Knie nicht durchgestreckt werden; den Blick sollten Sie keinesfalls zu Boden sinken lassen.

## Bewegung

**Harmonisierende Übungen:**
Der Ablauf von Phase 1 bis zum Ende der Phase 5 wird im kompletten Ablauf als ein *Zyklus* bezeichnet.

Die Beschreibung der Beinbewegung in den Übungen bezieht sich auf die mit dem linken Bein beginnende Variante. Die mit dem rechten Bein beginnende wird spiegelbildlich durchgeführt.

Da die harmonisierenden Übungen anspruchsvoller sind, üben wir auf der Stufe A nur die Beinbewegung.

## Atmung

Die zu den Bewegungen der jeweiligen Übung passende Atmung wollen wir uns erst in der Stufe B genauer ansehen. Trotzdem können wir auch jetzt schon einige wichtige Punkte beachten. Die Atmung sollte ruhig, entspannt und ohne Pausen fließen; sehr tiefe Atemzüge sind in diesem Stadium noch nicht erwünscht. Es wird durch die Nase ein- und ausgeatmet.

*Häufige Fehler:*
Wenn uns etwas Schwieriges abverlangt wird, halten wir gerne aus lauter Anspannung die Luft an. Beobachten wir uns daher genau und versuchen, immer wieder bewußt auszuatmen. Die Einatmung folgt dann ganz von alleine.

## Übungsabschluß

Nach Beendigung unserer Übung gehen wir in die Ausgangsposition. Frauen legen ihre rechte Handfläche über Dantian und die linke Handfläche auf den rechten Handrücken. Männer legen die linke Handfläche über Dantian und die rechte darüber (siehe Abb. 7).

Wir schließen die Augen. Mit drei ruhigen und leichten Atemzügen konzentrieren wir uns gelöst in Dantian und lassen damit die Übung ausklingen. Dann öffnen wir die Augen.

Ein korrektes Abschließen von Qigong-Übungen ist sehr wichtig. Mit dieser Abschlußübung sind wir in der Lage, einen für unser gesamtes System überzeugenden Endpunkt zu setzen und die Übung nicht noch im Kopf automatisch weiterlaufen zu lassen, wenn wir schon längst bei anderen Tätigkeiten sind.

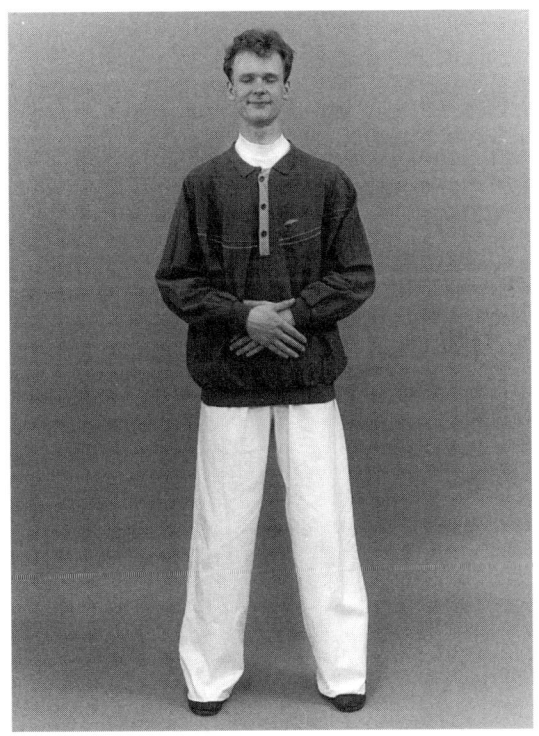

*Abb. 7: Übungsabschluß, Hände über Dantian*

## Übungsanfang

**Vorbereitung:**

Wir versuchen nun, noch gelöster zu sein und uns gut auf die Übung zu konzentrieren. Der Blick geht geradeaus in die Ferne. Insbesondere versuchen wir, den Raum zwischen den Augenbrauen zu entspannen und die Stirn nicht in Falten zu legen. Die Lippen sind geschlossen, der Unterkiefer jedoch locker. Um die Entspannung zu unterstützen, lächeln wir leicht.

**Ausgangsposition:**

Wir optimieren gegenüber der Stufe A unsere Ausgangsposition durch verbessertes Aufrichten und verbesserte Entspannung.

Die Füße stehen etwa hüft- bis schulterbreit auseinander, die Fußinnenkanten sind parallel, die Knie ganz leicht gebeugt. Den unteren Rücken und die Beine wollen wir beginnend vom Bauchraum nach unten gut entspannen. Auch wenn es uns nur gelingt, eine vorhandene Spannung geringfügig zu verringern, befinden wir uns auf dem richtigen Weg! Wir stellen mit den Fußsohlen guten Bodenkontakt her. Die Wirbelsäule ist locker aufgerichtet.

*Häufige Fehler:*

Die Zehenspitzen sollen nicht nach außen zeigen, die Knie nicht durchgestreckt werden oder nach innen knicken. Erinnern wir uns, daß der Blick nicht zu Boden sinken soll.

## Bewegung

**Allgemeines:**

Ein *Zyklus* bezeichnet den Ablauf von Phase 1 bis zum Ende der Phase 5.

Sowohl in der Ausgangsposition als auch in der

Bewegung versuchen wir zu beobachten, welche Maßnahmen wir treffen, um unsere Wirbelsäule aufzurichten. Außerdem versuchen wir, alle unsere Aktionen von Dantian ausgehen zu lassen.

**Harmonisierende Übungen:**
Da harmonisierende Übungen ablaufmäßig die anspruchsvollsten in unserem Programm sind, wollen wir auch in der Stufe B Arm- und Beinbewegung getrennt üben.

Wir versuchen nun, in den Beinbewegungen alle Gewichtsverlagerungen ganz bewußt wahrzunehmen. Insbesondere interessiert uns die allmähliche Änderung der Belastung, die in den Fußsohlen fühlbar ist. Zudem wollen wir in der Beinbewegung auf Hüft-, Knie- und Fußgelenke achten und diese auch wirklich einsetzen. Dies führt dazu, daß wir im Körper nur *sehr geringe* Auf-/Abbewegungen haben und die Bewegung insgesamt *flüssig* (nicht abgehackt) wirkt.

Das in der Stufe A empfohlene kurze Verweilen nach der großen Gewichtsverlagerung (d.h. Reiterstellung [seitwärts], Bogenschritt [vorwärts], Ausgangsposition [rückwärts]) ist prinzipiell noch erwünscht, aber die Verweildauer sollte nun deutlich kürzer sein.

## Atmung

Was ich bereits in der Stufe A erwähnte, nämlich unsere Neigung, bei komplizierten Abläufen die Luft anzuhalten, gilt es auch jetzt zu vermeiden. Ein- und Ausatmung erfolgen (außer in den Ausscheidungsübungen) durch die Nase und sollen direkt und sanft ineinander übergehen. Wir haben also keine Atempausen. Insgesamt wird die Atmung jetzt vermutlich etwas ruhiger, langsamer und auch ein wenig tiefer als in der Stufe A geworden sein.

Wir können bereits versuchen, die Atmung etwas

in den Unterbauch sinken zu lassen. Dies soll nur ein leichtes Gefühl sein und darf nicht erzwungen werden. Wir sollten nach wie vor eher beobachten als willentlich steuern.

*Häufige Fehler:*
Da sehr tiefe Atemzüge mit großer Anspannung verbunden sind, versuchen wir, nur leicht ein- und auszuatmen. Es zählt sicher zu den häufigsten Fehlern während der ersten Jahre unserer Qigong-Praxis, bewußt sehr tief atmen zu wollen, was fast immer Qi-Stauungen mit all ihren unangenehmen Nebenwirkungen hervorruft. Auch die Ausatmung muß rechtzeitig beginnen können; die meisten von uns haben die Tendenz, die Einatmung zu sehr zu betonen und zu lange zu gestalten. Atmen darf und soll nicht anstrengen!

## Vorstellung

**Aktivierende Übungen:**
Beim Einatmen frisches, belebendes Qi mit dem gesamten Körper aus der Umgebung aufnehmen und beim Ausatmen zu Dantian führen und dort sammeln.

**Ausscheidende Übungen:**
Wie wir bereits wissen, benötigen wir Qi für unsere Lebensvorgänge, wodurch es sich verbraucht, bzw. in seiner Qualität vermindert wird. Dieses Qi können wir mit Hilfe von Ausscheidungsübungen vermehrt abgeben und dadurch die Aufnahme von reinem, unverbrauchten Qi erleichtern.

Derzeit ist es noch besser, wenn wir nicht versuchen, mit zuviel Druck auszuscheiden. Begnügen wir uns vorläufig damit, eher zu beobachten. In der Stufe C werden wir dann weitere wichtige Informationen erhalten.

Eine sehr reale Gefahr bei Ausscheidungsübungen ist, daß mit dem schlechten auch viel gutes Qi abgegeben wird. Auch aus diesem Grunde sollten wir die Übungen derzeit noch etwas zurückhaltend ausführen.

## Harmonisierende Übungen:

Wir versuchen in diesen Übungen, die Bewegungen harmonisch durchzuführen und alle Körperteile unter der Führung von Dantian und Mingmen einzusetzen.

# Übungsabschluß

Für die Abschlußübung »Laogong über Dantian« gehen wir wieder in die Ausgangsposition. Frauen legen ihren rechten Laogong über Dantian und den linken Laogong auf den rechten äußeren Laogong. Männer legen den linken Laogong über Dantian und den rechten darüber.

Wir schließen die Augen. Mit drei ruhigen und leichten Atemzügen konzentrieren wir uns gelöst in Dantian und lassen damit die Übung ausklingen. Dann öffnen wir die Augen.

Die Konzentration der wichtigen Energiezentren Laogong über Dantian hilft, den Dantian-Bereich zu stärken und unsere Mitte zu finden.

Die Übung ist nun beendet, und wir können konzentriert und entspannt unsere gewohnten Tätigkeiten wieder aufnehmen.

---

## STUFE C

# Übungsanfang

## Vorbereitung:

Wir massieren die im Text angegebenen Energiezentren, regulieren unsere Atmung, sammeln Qi in Dantian und bereiten in unserer Vorstellung die kommende Übung vor. Wir machen uns bewußt, was wir mit Hilfe der Übung erreichen wollen.

Wir versuchen, den gesamten Bereich um die Augen herum zu entspannen. Der Mund ist geschlossen, wir lassen aber den Unterkiefer ein wenig locker hängen, so daß sich die Zähne gerade nicht mehr berühren, und spüren die Entspannung der Kaumuskeln. Die Zunge ruht entspannt im Unterkiefer. Ein leichtes Lächeln spielt um unsere Lippen.

## Ausgangsposition:

Für den richtigen Gebrauch der Lendenwirbelsäule bedienen wir uns der »Vorübung für die Lendenwirbelsäule«, die wir auf Stufe B im Kapitel »Die Wirbelsäule und ihre Aufrichtung« kennengelernt haben.

Um die gesamte Wirbelsäule besser aufzurichten, lockern wir unsere Halsmuskeln durch leichtes Hin- und Herbewegen des Kopfes, führen Baihui in Richtung Himmel und lassen Huiyin und unsere Yongquans zur Erde sinken, wie ebenfalls auf Stufe B im o.g. Kapitel (»Erste Versuche zur Aufrichtung«) beschrieben.

*Häufige Fehler:*

Werden die Knie durchgestreckt, so kann leicht ein Hohlkreuz entstehen.

# Bewegung

## Allgemeines:

Wir denken daran, unsere Mitte als Steuerungszentrale einzusetzen und versuchen gleichzeitig, ihr Raum und Ruhe zu gönnen (siehe Kapitel »Unsere Mitte – der ruhende Pol«, Stufe C). Da die Bewegung der Schultern von großer Bedeutung ist, beobachten Sie nun in allen Übungen, was Ihre Schultern während der einzelnen Phasen machen. In der Stufe D werden wir uns damit noch genauer befassen. Insgesamt versuchen wir zu erreichen, daß der Rücken angenehm weit bleiben kann und die Schultern eine Tendenz zur Weitung haben.

### Aktivierende Übungen:

Wichtig ist, daß in den aktivierenden Übungen 1 (Öffnen) und 3 (Schließen) der Impuls für die gesamte Bewegung von den Beinen kommt, und zwar vor allem aus den Hüftgelenken, und nicht durch die Arme erzeugt werden darf. Beim Absenken des Körpers läßt man sich nicht nach unten fallen oder sackt zusammen, vielmehr sinkt man mit Hilfe der Schwerkraft mühelos nach unten (und zwar unter Beibehaltung einer guten Aufrichtung der Wirbelsäule). Das Heraufkommen gestalten wir leicht und angenehm (mit Hilfe des Baihui-Punktes): Die Füße behalten guten Kontakt zum Boden (nicht abheben), und der Baihui strebt dem Himmel entgegen.
Eine detaillierte Beschreibung der erforderlichen Wirbelsäulen- und Beinbewegung findet sich in den Kapiteln »Die Wirbelsäule …« (Stufe B) und »Arme und Beine« (Stufe C).

### Harmonisierende Übungen:

Wichtig ist, daß der Impuls für die gesamte Bewegung von den Beinen kommt und nicht durch die Arme erzeugt wird. Die Füße behalten guten Kontakt zum Boden (nicht abheben), und der Baihui strebt dem Himmel entgegen. Eine detaillierte Beschreibung der erforderlichen Wirbelsäulen- und Beinbewegung findet sich in den Kapiteln »Die Wirbelsäule …« und »Arme und Beine«.
Bei den Gewichtsverlagerungen versuchen wir, die allmählich (Prozentpunkt für Prozentpunkt) größer werdende Belastung in einer Fußsohle wahrzunehmen. Ebenso interessiert uns die (Prozentpunkt für Prozentpunkt) stärker werdende Entlastung des anderen Fußes.
Löst sich ein Fuß vom Boden, dann beginnt dies

mit der Ferse, setzt sich allmählich über die Fußaußenkante zur kleinen Zehe hin fort und endet mit der großen Zehe. Vor allem die letzte Phase, bevor sich die Zehen des unbelasteten Fußes vom Boden lösen, ist von enormer Wichtigkeit für unser Gleichgewicht, da jetzt die letzte Möglichkeit besteht, unsere Ausrichtung über dem Standbein zu überprüfen. Sind wir mit gut aufgerichteter Wirbelsäule genau über dem belasteten Fuß, und lassen wir alle Beingelenke subtil auf die Veränderungen von Position und Belastung reagieren, erreichen wir eine enorme *Stabilität und Sicherheit* und können trotzdem *leicht und entspannt* bleiben.

# Atmung

In diesem Stadium, nachdem wir mit den Bewegungen vertrauter geworden sind, verlagert sich die Aufmerksamkeit mehr auf die Atmung. Eine gut durchgeführte Bauchatmung, wie wir sie im Kapitel »Atmung« (Stufe C) kennengelernt haben, hilft uns nun, den größtmöglichen Gewinn aus den Übungen zu ziehen.
In der Einatmung bewegt sich zunächst die Bauchdecke nach vorne, und in weiterer Folge heben wir noch etwas den Brustkorb. Die Ausatmung wird durch ein Senken des Brustkorbes eingeleitet und mit einem Zurücknehmen der Bauchdecke (durch Kontrahieren der Bauchmuskeln) beendet. Bei der Einatmung verfolgen wir den Weg der Luft von den Nasenlöchern über Rachen, Kehlkopf und Bronchien bis in die Lungen und bei der Ausatmung die genannten Luftwege entlang wieder nach außen. Auf keinen Fall atmen wir bis an die Grenzen des Möglichen ein oder aus (wir lassen in beiden Fällen eine komfortable Reserve).
In den einzelnen Übungen werden die Ein- und Ausatmungsphasen im Zusammenspiel mit den Bewegungen detailliert beschrieben.

# Vorstellung und Qi

## Aktivierende Übungen:

Wie wir bereits wissen, wollen wir bei jeder Einatmung frisches, unverbrauchtes Qi mit dem gesamten Körper aus der Umgebung aufnehmen. Bei der Ausatmung wird dieses soeben aufgenommene Qi dann aus allen Körperregionen in Richtung Dantian gelenkt.

Da es sich um aktivierende Übungen handelt, wollen wir versuchen, diese Aktivierung mit jedem Zyklus oder Atemzug ein wenig wahrzunehmen. Sollte uns dies Schwierigkeiten bereiten, dann achten wir nur darauf, die Übung ablaufmäßig korrekt auszuführen, und versuchen erst nach Beendigung, die Wirkung zu spüren.

### *Häufige Fehler:*

Auch Fortgeschrittenen passiert es immer wieder, daß sie in einer aktivierenden Übung »wegdämmern« oder sich zu sehr fallen lassen. Unser Ziel aber ist das Herstellen einer *wachen Aufmerksamkeit*, wie wir sie auch in vielen Sparten der daoistischen und der Zen-Meditation finden.

## Harmonisierende Übungen:

Für eine harmonisierende Übung ist ein harmonischer Bewegungsablauf, ein Ausgleich zwischen vorne und hinten, oben und unten sowie links und rechts erforderlich.

Wir versuchen während der Übung, den Zustand der Harmonie nicht nur in unserem Inneren, sondern auch gegenüber unserer Umwelt herzustellen und wahrzunehmen. Dafür ist wache Aufmerksamkeit, Nachgiebigkeit (Yin) auf der einen und entschlossene Vorgangsweise (Yang) auf der anderen Seite notwendig. Gelingt es uns nicht, den Zustand der Harmonie während der Übung herzustellen, dann wollen wir erst im Übungsabschluß versuchen, die harmonisierende Wirkung zu spüren.

Harmonisierende Übungen sollen helfen, Qi-Imbalancen auszugleichen. Bewegungsübungen sind dafür hervorragend geeignet. Da häufig eine Stagnation im Fließen von Qi Ursache des Ungleichgewichts ist, kann man durch rhythmisches An- und Entspannen, wie es bei guten Qigong-Übungen der Fall ist, in Zusammenwirken mit Vorstellung und Atmung den Qi-Fluß und damit das Gleichgewicht wiederherstellen.

Das Freiwerden der Meridiane, die durch die Bewegung stattfindende Massage von Organen und Geweben helfen aber auch, lokale Überschüsse oder Mängel von Qi auszugleichen, da diese Übungen Verbindungen in unserem gesamten Organismus herstellen. Dies gilt bei guter Ausführung auch für die Verbindung zu unserer Umwelt.

# Übungsabschluß

Nach Beendigung unserer Übung gehen wir in die Ausgangsposition und legen wie in der Stufe B Laogong über Dantian.

Wir schließen die Augen. Mit drei ruhigen und leichten Atemzügen konzentrieren wir uns gelöst in Dantian und nehmen noch einmal bewußt die Wirkung der jeweiligen Übung wahr. Um das Qi in Dantian zu sammeln, benötigen wir eine gute Konzentration. Wir sollten jedoch daran denken, daß sich hier nichts erzwingen läßt und daß Yi das Qi sanft zu Dantian leiten soll (Qi in Richtung Dantian drücken zu wollen, ergibt häufig Probleme). Dann öffnen wir die Augen, fühlen uns wach und aufmerksam und in der Lage, unsere Lebensaufgaben zu erfüllen.

Wir können jetzt häufiger versuchen, möglichst schnell aus der Abschlußübung in den Alltag überzutreten. Die Umweltreize, die wir während der Übung – ohne Konzentrationsverlust – wahrgenommen hatten, können wir jetzt wieder voll auf uns wirken lassen.

# Übungsanfang

**Vorbereitung:**

Wir massieren die im Text angegebenen Energiezentren, regulieren unsere Atmung, sammeln Qi in Dantian, beruhigen Shen und bereiten in unserer Vorstellung die kommende Übung vor. Wir machen uns bewußt, was wir mit der Übung erreichen wollen, und sind uns sicher, daß es uns gelingen wird.

Wir versuchen, den gesamten Bereich um die Augen, die Stirn und die Schläfen zu entspannen und zu weiten. Die Zungenspitze liegt locker am Gaumen (siehe Kapitel »Daoistische Meditation«, Stufe C), und die Kaumuskulatur ist entspannt, was den Unterkiefer bei leicht geschlossenen Lippen etwas hängen läßt. Eventuell vermehrt auftretender Speichel wird geschluckt und in der Vorstellung zu Dantian gelenkt. Zusätzlich wollen wir auch den Kehlkopf-Bereich entspannen.

Wenn wir leicht lächeln, werden wir mit der Umsetzung dieser Anweisungen wenig Probleme haben.

**Ausgangsposition:**

Um die gesamte Wirbelsäule besser aufzurichten, lockern und entspannen wir unsere Halsmuskeln durch leichtes Hin- und Herbewegen des Kopfes, führen Baihui in Richtung Himmel und lassen Huiyin und unsere Yongquans zur Erde sinken. Durch leichte Aktivierung der Bauchmuskeln können wir ein eventuell vorhandenes Hohlkreuz ausgleichen, indem wir das Becken nach hinten kippen. Dadurch stehen Huiyin und Baihui senkrecht übereinander, der Rücken wird angenehm lang und die Wirbelsäule locker gedehnt. Die Aufrichtung der Wirbelsäule entspannt insbesondere die Rückenmuskeln, aber auch die Muskulatur der Körpermitte und der Hüften. Wir spannen die Beckenbodenmuskeln ganz leicht an. Dies verhindert, daß wir nach unten unbeabsichtigt Qi verlieren können.

Statt die Schultern nach hinten zu nehmen und die Brust vorzuwölben, lassen wir die Schultern und Arme locker sinken und erreichen dadurch einen weiten, offenen Rücken (siehe dazu »Ablauf der Aufrichtung« im Kapitel »Die Wirbelsäule …«, Stufe C).

*Häufige Fehler:*

Das Kinn ist zu hoch oben und nach vorne gestreckt. Die Brust ist zu hoch gewölbt, und der Versuch, die Wirbelsäule aufzurichten, endet in einem Hohlkreuz.

# Bewegung

**Allgemeines:**

Wir versuchen, alle unsere Handlungen aus der Mitte entstehen zu lassen. Indem wir ab und zu innehalten, können wir unsere Mitte zurückgewinnen und uns zentrieren (siehe Kapitel »Unsere Mitte …«, Stufe D).

Für die Beinbewegung empfiehlt sich eine gute Wiederholung der Übungen aus der Stufe C des Kapitels »Arme und Beine«. Zusätzlich beherzigen wir die Überlegungen im Abschnitt »Befreien der Wege« in der Stufe D desselben Kapitels.

Wir wollen ganz bewußt wahrnehmen, wie sich während des gesamten Bewegungsablaufes die Schulterblätter mit Leichtigkeit bewegen. Wichtige Hinweise für die Armbewegung finden wir wiederum im Kapitel »Arme und Beine«, in Stufe D.

**Harmonisierende Übungen:**

Für die Ausgangsposition haben wir viele Informationen zum Aufrichten der Wirbelsäule erhalten. Wir sollten nun in den harmonisierenden

Übungen während des gesamten Bewegungsablaufes versuchen, diese Aufrichtung beizubehalten und zu spüren. Die Aufrichtung entlastet unsere Gelenke, so daß diese frei und mühelos beweglich werden.

Das Standbein sollte nicht als etwas Starres, Unbewegliches aufgefaßt werden, sondern als etwas Flexibles, Nachgiebiges, das fest mit der Erde verwurzelt ist (siehe Kapitel »Arme und Beine«, Stufe D) und uns zuverlässig und sicher trägt, wobei alle seine Gelenke in stetigem, freien Wechselspiel zueinander stehen. Der Belastung der Fußsohlen schenken wir besondere Aufmerksamkeit.

Das korrekte Positionieren über das Standbein versetzt uns in die Lage, Bewegungen umzukehren, das heißt, einen soeben gesetzten Vorwärtsschritt wieder zurückzuziehen, ohne die Balance zu verlieren. Dies können wir sozusagen als Test für unsere Zentrierung benutzen.

Die Ausrichtung der Knochen (siehe Kapitel »Arme und Beine«, Stufe D) sollte in ersten Anfängen versucht werden. Dies ist ein schwieriges Thema, das Zeit und Geduld benötigt.

# Atmung

**Allgemeines:**

Wir versuchen nun, mit einer Bauch-Flanken-Brustatmung zu arbeiten, wie wir sie von den Übungsanweisungen in der Stufe D des Kapitels »Atmung« kennen. Das bedeutet also: Wir beginnen die Einatmung mit einem Vorwölben der Bauchdecke, heben dann die unteren Rippen und gegen Ende der Einatmung noch etwas die oberen Rippen. Die Ausatmung beginnt mit einem Senken der oberen Rippen, gefolgt von einem Senken der unteren Rippen und schließlich dem Zurückziehen der Bauchdecke.

Zwar verändert sich jetzt damit die Ausführung der Atmung, die Übergänge von Ein- und Aus-

atmung bleiben aber in allen Übungen gegenüber der Stufe C unverändert.

**Aktivierende Übungen:**

Während wir in den Stufen A bis C durch die Nase ein- und ausgeatmet haben, wollen wir nun mit der *tonisierenden Atmung* arbeiten. Das bedeutet, daß wir durch den Mund einatmen und durch die Nase ausatmen. Auf diese Art und Weise wird die Einatmung und damit die Energieaufnahme stärker betont.

*Häufige Fehler:*

Leider wird die Einatmung oft übermäßig forciert, was unweigerlich zu Stauungsvorgängen im oberen Bereich führt. Man sollte dann wieder zur reinen Nasenatmung zurückkehren bzw. jene Maßnahmen anwenden, die im Kapitel »Probleme …« erläutert werden.

**Ausscheidungsübungen:**

In der Ausscheidungsphase aller Übungen bedienen wir uns der *reinigenden Atmung*, bei der die Betonung auf der längeren Ausatmung liegt, die durch den Mund erfolgt. Die reinigende Atmung hat auch eine entspannende Wirkung.

**Harmonisierende Übungen:**

Bei den harmonisierenden Übungen atmen wir weiterhin durch die Nase ein und aus, da wir ja ausgleichend wirken wollen.

# Vorstellung (Yi) und Qi

**Allgemeines:**

Wir sollten immer gut darauf achten, daß unsere Vorstellung (Yi) dem Qi vorauseilt, um es gut leiten zu können (siehe Kapitel »Qi«, Stufe D, »Wie leitet man Qi?«).

Da wir jetzt mehr Routine haben, wird es uns gelingen, bei jedem Zyklus ein wenig von der

Wirkung der Übung zu spüren. Das Wahrnehmen der Wirkung kann und soll nicht erzwungen werden. Stattdessen erlauben wir unserem System, sich auf die veränderten Qi-Verhältnisse einzustellen.

## Aktivierende Übungen:

Das aufgenommene Qi soll in unserer Vorstellung leicht, rein, klar und licht sein. Wir bemühen uns weiterhin um die so notwendige wache Aufmerksamkeit während und natürlich auch nach der Übung. Das aufgenommene Qi wird uns dabei unterstützen.

## Ausscheidungsübungen:

Das auszuscheidende Qi soll in unserer Vorstellung dunkel, trüb, schwer und schlammig sein.

## Harmonisierende Übungen:

Der Vorteil von Übungen in Bewegung, wie wir sie für die Harmonisierung verwenden, ist, daß abwechselnd oder gleichzeitig alle unsere Bereiche gefordert sind. Wir arbeiten mit Polarisierung und Ausgleich vorne/hinten, oben/unten und links/rechts, wechseln zwischen Spannung und Entspannung, konzentrieren und lassen nach.

Unser Yi und in weiterer Folge unser Qi müssen frei beweglich sein, um ihre Aufgaben am jeweiligen Ort optimal erfüllen zu können. Dies erfordert ein klares Bewußtsein, das wiederum durch die Übungen gesteigert wird.

Aufgrund der vielfältigen, ständig wechselnden und gegenläufigen Prozesse ist unser Yi in den harmonisierenden Übungen zweifelsohne am stärksten gefordert. Dadurch kann man Yi mit diesen Übungen aber auch am besten trainieren.

## Weitere Hinweise (aktivierende und harmonisierende Übungen):

Wenn wir unsere Bewegungen korrekt durchführen, kommt es zu abwechselnden Anspannungen und Entspannungen in unserem gesamten Organismus. Wie wir aus dem Kapitel »Qi« (Stufe D) wissen, wird durch Anspannung Qi erzeugt. In den Entspannungsphasen versuchen wir, dieses freiwerdende Qi mit Hilfe von Yi zu Dantian zu leiten.

Es sollte uns jedoch bewußt sein, daß diese Spannungs- und Entspannungsvorgänge gleichzeitig in verschiedenen Bereichen unseres Systems auftreten können, etwa Spannung im Standbein, Entspannung im Spielbein, teilweise Entspannung in der Atmung und Spannung in den Schultern.

# Shen

## Aktivierende Übungen:

Die aktivierende Wirkung des aufgenommenen Qi auf Shen darf nicht zu heftig sein, da dies Shen nur vertreiben würde. Die steuernde Wirkung von Shen sollte so erfolgen, daß Klarheit über das zu erreichende Ziel, die Kraft zur Durchsetzung desselben, aber auch die so notwendige Geduld vorhanden sind.

## Ausscheidungsübungen:

Das Ausscheiden von verbrauchtem Qi erfordert ein gewisses Maß an Anspannung und Entschlossenheit. Diese dürfen am Ende der ausscheidenden Ausatmung nicht einer Erschlaffung weichen, sondern sollen Basis einer großen Ruhe und Klarheit werden.

## Harmonisierende Übungen:

Harmonisierende Übungen festigen Shen und geben ihm die Möglichkeit, an seinem Sitz im oberen Dantian zu wirken. Von hier aus kann Shen seinen ausgleichenden Einfluß auf unser gesamtes Wesen ausdehnen.

## Übungsabschluß

Da es unser erklärtes Ziel ist, die Übungen bei klarem Bewußtsein durchzuführen, und in den Übungen Kontaktaufnahmen und Sensibilisierungen gegenüber Himmel, Erde und Umwelt stattfinden, gilt es zu vermeiden, am Ende der Übung einen Schlußstrich zu ziehen und wieder zum Alltagstrott zurückzukehren. Ein Übungsabschluß hat nur die Aufgabe, eventuell geöffnete Energiezentren und Areale, durch die wir gutes Qi verlieren könnten, zu schließen und uns eine letzte Gelegenheit zu geben, uns in Dantian zu zentrieren.

# *Atmung*

## Übungsanweisungen

**Natürliche Atmung:**

Atmen Sie in dem Rhythmus ein und aus, der bei den Übungen angegeben ist; entspannen Sie sich, und lassen Sie die Atmung von selbst ruhig und natürlich fließen. Es gibt keine Atempausen. Falls nichts anderes erwähnt, wird durch die Nase ein- und ausgeatmet.

Beschränken Sie sich in diesem Stadium darauf, die Atmung zu beobachten, anstatt sie willentlich steuern zu wollen. Denken Sie daran, die Atmung nicht zu forcieren (sehr tiefe Atemzüge sind also für den Anfänger nicht zu empfehlen).

Besonders bei ungewohnten oder anstrengenden Tätigkeiten neigen wir allerdings dazu, die Luft anzuhalten, wodurch unser gesamtes System in starkes Ungleichgewicht geraten kann. Wenn Sie also während der Übungen Atemnot verspüren, sollten Sie versuchen ausnahmsweise tief auszuatmen, um den Stau in den Lungen abzubauen. Die folgende Einatmung lassen wir dann einfach von selbst geschehen.

Bitte lesen Sie nun weiter auf Seite 61.

## Übungsanweisungen

**Natürliche vertiefte Atmung:**

Ihre Atmung wird auf dieser Stufe, wo Sie in den Übungen schon sicherer geworden sind, etwas ruhiger, langsamer und auch etwas tiefer geworden sein. Wenn Sie sich kritisch beobachten, werden Sie allerdings immer wieder feststellen, daß eine Tendenz zum Anhalten des Atems bzw. zu Atempausen vorhanden ist. Legen Sie daher besonderes Augenmerk darauf, daß Ein- und Ausatmung ohne Pausen direkt und sanft ineinander übergehen. Ihre Aufmerksamkeit sollte vor allem auf die Übergänge zwischen Ein- und Ausatmung gerichtet sein. Bei den meisten Übungen wird es sich empfehlen, mehr an die Ausatmung zu denken. Vor allem gilt es, rechtzeitig mit der Ausatmung zu beginnen (eine der besten Methoden, um Qi-Staus im oberen Bereich zu vermeiden).

Wir können bereits versuchen, die Atmung etwas in den Unterbauch sinken zu lassen. Dies soll nur ein leichtes Gefühl sein und darf nicht erzwungen werden. Insgesamt beschränken wir uns aber nach wie vor mehr auf das Beobachten und versuchen, nicht so sehr zu steuern.

Eine aufrechte Haltung ist für gutes Atmen eine Grundvoraussetzung, weshalb ich an dieser Stelle auf das Kapitel »Die Wirbelsäule …« hinweisen möchte.

*Häufige Fehler:*

Atmen ist kein Hochleistungssport, weshalb wir derzeit noch nicht mit maximalen Atemzügen arbeiten! Immer soll eine beträchtliche Reserve sowohl bei der Einatmung als auch bei der Ausatmung gelassen werden. Atmen darf und soll nicht anstrengen!

Später können sich in speziellen Übungen diese Grenzen durchaus etwas in Richtung Maximum verschieben.

Bitte lesen Sie nun weiter auf Seite 63.

# Theorie

**Allgemeines:**

Wer weiß, wie man richtig atmet? Atmungstherapeuten? Yogalehrer? Sänger? Spieler von Blasinstrumenten? Malaysische Blasrohrjäger? Jeder von uns? Oder überhaupt keiner? Daher nun ausdrücklich: Es gibt keine »richtige« Atmung! Dennoch muß uns klar sein, daß die Konstruktionsprinzipien des Menschen unweigerlich vorschreiben, was in gewissen Phasen unserer Atmung geschehen kann oder nicht. Welche Art der Atmung dann im speziellen Verwendung findet, hängt – wie bei der Ernährung – weitgehend von der Anwendung ab. Was es also sicher gibt, ist die für eine Einzelperson und deren Tätigkeit *im Augenblick* geeignete Lösung.

Welche Schwierigkeiten auch sonst durchaus gute und lesenswerte Autoren gerade mit der Darstellung der Atmung und Atmungstechniken haben, möchte ich beispielhaft aufzeigen. Bei Frieder Anders (1985:124) finden wir: »a) Die Ausatmung ist langsam und zügig [...].« Was soll man mit so einer Anweisung anfangen? Vielleicht ist es nur ein Übersetzungsfehler, denn in der englischen Version von Lu K'uan Yü (1969:172) heißt es: »(i) The exhalation should be slow and continuous [...].«, also »langsam und stetig«.

Ich zitiere nochmals Lu K'uan Yü (der im übrigen ausgezeichnete Werke über Meditation geschrieben hat) in der Übersetzung, die bei Frieder Anders (1985:124) erwähnt wird: »b) Atmet man ein, so gelangt frische Luft durch die Nasenlöcher, füllt langsam die Lungen und preßt das Zwerchfell herab.« Die Annahme, daß die eingeatmete Luft das Zwerchfell herabpressen könne, ist physikalisch schwer haltbar, es sei denn, man postuliert einen Kompressor, der die Atemluft in unsere Lungen pumpt.

Bei Foen Tjoeng Lie (1993:40) finden wir zum Thema Bauchatmung zu unserem Erstaunen folgendes: »Man läßt das Zwerchfell bei der Einatmung in den Bauchraum sinken, so daß sich der Bauch nach außen wölbt und bringt das Zwerchfell bei der Ausatmung wieder in den Brustkorb zurück. Dadurch senkt sich die Bauchdecke.« Interessieren würde mich, wie man denn das Zwerchfell aus eigener Kraft »wieder in den Brustkorb zurückbringen« soll. Sieht man einmal vom Zug der elastischen Fasern der Lunge ab, gehen alle mir bekannten Lehrbücher der Anatomie jedenfalls von der Annahme aus, daß es die Bauchmuskeln sind, die durch ihren Druck die Baucheingeweide heben und dadurch das entspannte Zwerchfell wieder nach oben bringen. Sollte Herrn Lie eine Umkehrung dieser Kausalitätskette gelungen sein?

Dies waren nur einige wenige Beispiele von vielen, wobei ein häufig gemachter Fehler darin besteht, daß Autoren Gefühle beschreiben, die sie beim Atmen haben, diese jedoch nicht anatomisch korrekt und damit für alle nachvollziehbar beschreiben können, auch wenn sie selbst verschiedene Atemtechniken gut beherrschen.

Um verstehen zu können, was sich bei der Atmung in etwa abspielt, ist also eine genauere Darstellung der Atemmechanik angebracht. Mit diesen grundlegenden Kenntnissen wird es für Sie viel leichter werden, die Atmungshinweise bei den Übungen zu befolgen.

**Atmungsvorgänge:**

Nach gängiger medizinischer Definition besteht die Hauptaufgabe unserer Atmung darin, aus der eingeatmeten Luft mit Hilfe der Lunge Sauerstoff aufzunehmen und mit der Ausatmung Kohlendioxid abzugeben. Die Atmung ist natürlich auch ein wichtiges Bindeglied zwischen Körper und Geist, sie hilft, Qi aufzunehmen usw. Für die folgenden Überlegungen wollen wir diese Aspekte aber vernachlässigen.

Da die Lunge selbst durch ihren Gehalt an elastischen Fasern nur in der Lage ist, sich zusammenzuziehen, müssen andere Mechanismen die Aufgabe des Ausweitens und zum Teil auch des Zusammendrückens übernehmen.

Wir haben zwei Lungenflügel, einen rechten und einen linken, wobei der linke, da er dem Herz Platz machen muß, deutlich kleiner ist als der rechte. Umschlossen werden die Lungenflügel von der Wirbelsäule, die sich in der Mitte und hinten im Brustraum befindet, von den Rippen, die sie bogenförmig umgeben, und schließlich vorne vom Brustbein. Nach unten bildet das kuppelförmige Zwerchfell die Grenze zum Bauchraum. Die Lunge liegt dicht an Rippen und Zwerchfell und kann sich ihnen gegenüber verschieben. Da im Raum dazwischen aber ein Vakuum herrscht, *muß* die Lunge andererseits den Bewegungen von Zwerchfell, Rippen und Brustbein folgen.

*Somit bilden Wirbelsäule, Rippen, Brustbein und Zwerchfell ein federndes, elastisches und stark verformbares System, dessen Lageveränderungen die Lunge größer und kleiner machen.* Man hat dieses System schon mit einem Blasebalg verglichen. Vergrößert sich der Blasebalg, wird Luft eingesaugt, drückt man ihn zusammen, bläst er die Luft wieder aus.

Dringt, etwa durch Verletzung, Luft von außen in den Raum zwischen Rippen und Lunge, zieht sich die Lunge, bedingt durch ihre elastischen Fasern, sofort zusammen und verliert ihre Funktion. Der entstandene sogenannte Pneumothorax ist ein lebensbedrohender Zustand und muß sofort adäquat, nämlich durch Verschließen der entstandenen Öffnung, versorgt werden.

Für unser Verständnis ist weiterhin wichtig, daß die besondere Form und Lage der Rippen, nämlich von der Wirbelsäule nach außen und unten und dann im Bogen wieder nach oben zum Brustbein laufend, die Möglichkeit eröffnet, durch ein Anheben derselben den Brustraum zu

erweitern. Satya Singh (1990:112) hat dafür eine sehr anschauliche Beschreibung: »Beim *Einatmen* werden die Rippen wie der Henkel eines auf der Seite liegenden Eimers durch die Zwischenrippenmuskeln hoch und zur Seite gezogen. Die dadurch entstehende Volumenvergrößerung saugt Luft in die Lungen.«

Das Zwerchfell ist eine Muskel-Sehnenplatte, die die Form einer Doppelkuppel hat und den Brustraum vom Bauchraum trennt. Werden die Muskelfasern des Zwerchfells aktiviert, verkürzen sie sich und machen dadurch die Kuppel flacher, was wiederum den Brustraum erweitert. Ein Hochstand des Zwerchfells (hohe Kuppel) ist nur bei entspannten Zwerchfellmuskeln möglich.

### Einatmung (Inspiration):

Da die Körperhaltung die Atemmechanik stark beeinflußt, wollen wir jetzt nur die wichtigste Haltung für unsere Übungen, das aufrechte Stehen, betrachten. Das Gesagte gilt allerdings so gut wie unverändert auch dann, wenn man richtig aufgerichtet sitzt (etwa in der Meditation).

Wenn die Atemmuskeln nicht arbeiten, nimmt der Brustkorb eine *Mittellage*, die sogenannte Atemruhelage, ein. Durch muskuläre Einwirkung werden bei der Einatmung die Rippen aus der Mittellage angehoben und der Brustraum erweitert. Im Bereich der oberen Rippen erfolgt diese Erweiterung vor allem nach vorne, stark sichtbar durch das Anheben des Brustbeines. Bei den unteren Rippen erfolgt die Erweiterung viel stärker zur Seite hin (Flankenatmung).

Das kuppelförmige Zwerchfell wird durch die Kontraktion seiner muskulären Anteile abgeflacht, was eine Erweiterung des Brustraumes nach unten mit sich bringt. Durch das Vakuum, das zwischen der Außenwand der Lunge (Lungenfell) und dem Rippenfell besteht, werden die Lungenflügel nun nach außen und unten gezogen und erweitert, Luft strömt durch die Luftwege ein, und es erfolgt eine Einatmung. Daß auch die Wirbelsäule, die ja beweglich ist (und kein starrer Stock), bei der Atmung ebenfalls eine gewisse Rolle spielt, werden wir später noch sehen.

Wie bereits oben erwähnt, enthält die Lunge elastische Fasern, die sie auch im Ruhezustand zusammenziehen. Somit erfolgt die Erweiterung der Lungenflügel durch Rippen-, Zwerchfell- und Brustbeinbewegung beim Einatmen gegen den Zug dieser elastischen Fasern. Dies ist einer der Gründe, weshalb uns eine Einatmung das Gefühl erhöhter Anspannung vermittelt. Weitere Faktoren sind die deutlich fühlbare Kontraktion der Zwischenrippen- und Zwischenknorpelmuskeln, die das Anheben der Rippen gegen die Schwerkraft bewirkt, sowie die durch das Anheben entstehende Verformung der Rippenknorpel und schließlich die Anspannung des Zwerchfells. Der schwerkraftbedingte Zug der Baucheingeweide nach unten unterstützt allerdings die Einatmungsbewegung.

### Ausatmung (Exspiration):

Die Muskeln, die in der Einatmung die Rippen heben, entspannen sich wieder, und die Spannung in den knorpeligen Elementen der Rippen, die während der Einatmung verformt werden, sowie die Schwerkraft führen die Rippen wieder in ihre Ausgangslage. Unterstützt wird dies noch durch die Verkürzung der elastischen Fasern in der Lunge. Die Vakuumwirkung gegenüber den Rippen zwingt diese, der sich verkleinernden Lunge zu folgen.

Durch Kontraktion der Bauchmuskulatur werden die Rippen zusätzlich nach unten gezogen. Desweiteren wird dadurch der Bauchraum verkleinert, was die Baucheingeweide von unten gegen das Zwerchfell drückt; dieses entspannt sich und gibt nach oben hin nach (Erhöhung der Kuppel). Der Brustraum verkleinert sich damit noch stärker und ermöglicht uns die Ausatmung.

Wollen wir über die Mittellage (Atemruhelage) hinaus verstärkt ausatmen, so können wir mit Hilfe von dafür eigens vorgesehenen Muskeln die Rippen weiter absenken und eventuell durch verstärkten Druck der Bauchmuskeln das Zwerchfell noch höher schieben. Bei einer derartigen verstärkten Ausatmung baut sich in den knorpeligen Elementen der Rippen wiederum eine Spannung auf. Diese unterstützt dann den Anfang der folgenden Einatmung. Die normale Ausatmung kann weitestgehend passiv erfolgen, was mit ein Grund für die dabei empfundene Entspannung ist. Höhere Spannung ist nur für eine forcierte Ausatmung notwendig.

Man nützt dieses Verhalten bei einer Form der

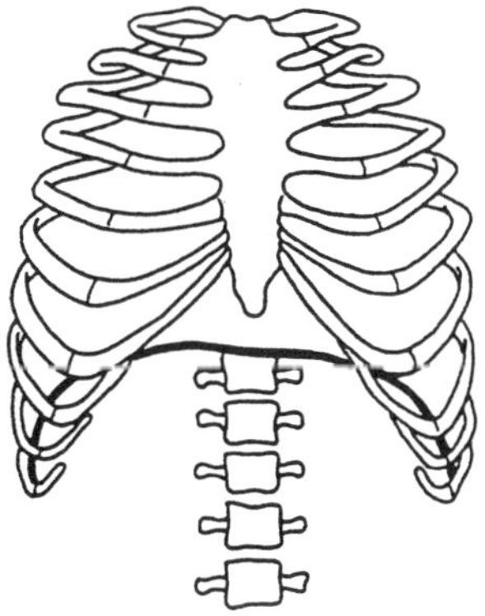

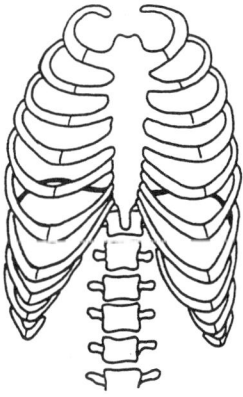

*Abb. 8: Einatmung: Die Rippen sind gehoben, das Zwerchfell steht tief.*

*Abb. 9: Ausatmung: Die Rippen sind gesenkt, das Zwerchfell steht hoch.*

künstlichen Beatmung: Durch Zusammendrükken des Brustkorbes kommt es zu einer erzwungenen Ausatmung und das elastische Zurückkehren des Brustkorbes in die Atemruhelage (Mittelstellung) ergibt eine Einatmung. Bei der Mund-zu-Mund-Beatmung hebt die eingeblasene Luft den Brustkorb, der dann wiederum durch elastische Kräfte, aber auch durch die Schwerkraft, in die Atemruhelage zurückkehrt. Dabei wird ausgeatmet.

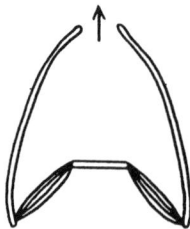

*Abb. 10: Ausatmung: Zwerchfellhochstand, die Muskeln des Zwerchfells sind entspannt.*

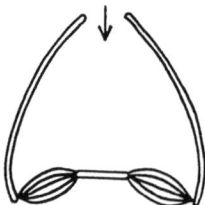

*Abb. 11: Einatmung: Das Zwerchfell steht tief, die Zwerchfellmuskeln sind angespannt.*

### Veränderung des Lungenvolumens:

Man kann die Form einer Lunge äußerst unpräzis, aber für unsere Zwecke vollkommen tauglich, mit einem Kegel vergleichen. Teilt man diesen Kegel auf halber Höhe, so stellen wir fest, daß der Rauminhalt des oberen Teiles nur ein Siebtel des Volumens des unten verbleibenden Kegelstumpfes ausmacht (siehe Abb. 12).

Auf die Lunge angewandt, besagt dieser Sachverhalt, daß Größenveränderungen im oberen Bereich der Lungenflügel das Gesamtvolumen nur gering beeinflussen, daß sie sich jedoch nahe der Basis sehr stark auswirken. Am Beispiel von

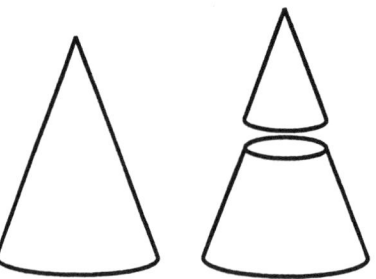

*Abb. 12: Das Volumen des oberen, kleinen Kegels beträgt nur ein Siebtel des Volumens des unten verbleibenden Kegelstumpfes.*

Brust- und Bauchatmung wollen wir nun die Nutzanwendung dieser Erkenntnis demonstrieren.

### Brustatmung (Hochatmung):

Die Brustatmung ist dadurch gekennzeichnet, daß man die Größe der Lungenflügel eher durch Weitungsaktionen im oberen Bereich des Brustraumes verändern möchte.

Da man überwiegend den Bereich der oberen sieben Rippen aktiviert, kommt es auch zu einem deutlichen Anheben des Brustbeines (in diesem Fall erwünscht), oft noch unterstützt durch ein Hohlkreuz und verspanntes Aufrichten der Brustwirbelsäule sowie Zurückziehen der Schultern (in dieser Form unerwünscht). Sogenannte Atemhilfsmuskeln können diese Bewegung der Rippen nach oben unterstützen, als Beispiele seien die vom Hals zu den Schultern ziehenden Muskeln Levator Scapulae und Trapecius (oberer Anteil) genannt. Auch bei dieser Art der Atmung muß das Zwerchfell zum Einsatz kommen, doch liegt das Hauptaugenmerk, wie gesagt, im oberen Brustraum.

Wie wir von unserem Kegelmodell wissen, führt eine derartige Vorgehensweise nicht zum erwünschten Ziel, da größere Volumenänderungen der Lunge auf diese Art und Weise nicht hergestellt werden können. Zusätzlich noch ist diese Methode energetisch sehr aufwendig, da die oben erwähnten Atemhilfsmuskeln, die primär nicht zur Aufrechterhaltung der Atmung gedacht waren, ständig stark beansprucht werden.

Meist führt die Methode zu Kurzatmigkeit, hochgezogenen Schultern und starken Verspannungen im Bereich von Hals, Nacken, Schultern und oberem Rücken. Die so wichtige Zentrierung des Menschen geht bei dieser Atmungsform vollständig verloren. Man wird nervös und rastlos. Außerdem haben Menschen, die sich dieser Hochatmung bedienen, fast immer den Eindruck, trotz größter Anstrengung nie genug Luft in die Lungenflügel zu bekommen. Wilfred Barlow (1979:222f) meint dazu: »Wenn Sie versuchen einzuatmen, indem Sie den oberen Bereich der Brust heben, ist das so, als ob Sie einen Regenschirm öffnen wollen, indem Sie von oben an der Stoffbespannung ziehen. Natürlich kann man das so machen, aber es ist unpraktisch.« (Im englischen Original heißt es hier noch schärfer »inefficient«, also untauglich, unzulänglich.)

**Bauchatmung:**

Bei der Bauchatmung versucht man nun, die Größe der Lungenflügel im unteren Bereich des Brustraumes zu beeinflussen. Von unserem Kegelmodell her wissen wir, daß Veränderungen an der Basis beträchtliche Auswirkungen auf das Gesamtvolumen haben. Daher versucht man bei der Bauchatmung, das Zwerchfell massiv zu aktivieren; man spricht deshalb gerne auch von Zwerchfellatmung, obwohl das nicht korrekt ist, weil das Zwerchfell auch bei der Brustatmung aktiv ist. Vielleicht sollte man von verstärkter Zwerchfellatmung sprechen.

Nun müssen wir uns die Konstruktion des Zwerchfells, das Brust- und Bauchraum fast vollständig voneinander trennt, noch einmal genauer betrachten. Das Zwerchfell hat als Zentrum eine sehnige Platte und von dieser ausgehend dann Muskelfasern, die zur Wirbelsäule, zu den unteren Rippen und zum Brustbeinende ziehen. Insgesamt hat es die Form einer Doppelkuppel,

die nach vorne hin flach verläuft, zur Seite und nach hinten hin jedoch tiefer nach unten reicht. Vielen von uns ist nicht klar, wie hoch das Zwerchfell eigentlich im Brustkorb stehen kann. Man sollte sich in diesem Zusammenhang klarmachen, daß bei Zwerchfellhochstand, von vorne gesehen, die rechte Zwerchfellkuppel bis in den vierten Intercostalraum, das heißt bis auf Höhe der rechten Brustwarze reicht!

Wie wir wissen, verkürzt sich ein aktivierter Muskel. Werden nun die Muskelfasern des Zwerchfells aktiviert, was bei einer Einatmung geschieht, muß die Kuppel flacher werden. Außerdem bewegt sich durch diese Aktion auch das Zentrum des Zwerchfells etwas nach unten. Dadurch kommt es zu einer beträchtlichen Erweiterung gerade des unteren Brustraums.

Diese Bewegung wird unterstützt durch die Schwerkraft und den Zug, den die Baucheingeweide auf das Zwerchfell ausüben, wenn die Bauchmuskeln nachgeben. Um nämlich die Bewegung des Zwerchfells nach unten zu ermöglichen, müssen die Eingeweide weichen, da sie – wie Wasser – nicht zusammengedrückt werden können. Geben nun die Bauchmuskeln nach, werden sie durch die dem Zwerchfell Platz machenden Eingeweide nach vorne geschoben. Dies ist der Grund, weshalb sich in der Bauchatmung beim Einatmen die Bauchdecke vorwölbt.

Für die Ausatmung spannen sich die Bauchmuskeln an. Die Bauchdecke tritt zurück und drückt auf die Baucheingeweide, die nach hinten und oben ausweichen müssen. Das Zwerchfell entspannt sich und wird nach oben in den Brustraum geschoben. Der Zug der elastischen Fasern in der Lunge unterstützt diese Bewegung.

Auch ein entspanntes Zwerchfell hat übrigens einen gewissen Tonus (Grundspannung), wie jeder andere Muskel auch.

Wir konnten sehen, daß für diese Art der Atmung ein genau abgestimmtes Zusammenspiel von Zwerchfell und Bauchmuskulatur erforderlich ist. Außerdem handelt es sich um eine effiziente Methode, da sie an der Basis der Lungenflügel, also im Bereich der größten Wirksamkeit, ansetzt. Es ist daher kein Wunder, daß Bauchatmung immer wieder als die beste Form der Atmung bezeichnet wird. Dies gilt vor allem für eine Bauchatmung, die mit der im nachfolgenden beschriebenen Flankenatmung und in weiterer Folge mit (guter) Brustatmung kombiniert wird. Genaueres dazu werden Sie in den Übungsanweisungen der Stufe D finden.

Allerdings darf Bauchatmung nicht so verstanden werden, daß der Brustkorb mehr oder minder ruhiggestellt wird, denn auch das führt zu Atemnot. Die Natur hat uns nicht mit einzeln beweglichen Rippen ausgestattet, damit wir diese ständig ruhigstellen!

## Flankenatmung:

Bei der Brustatmung bewirkt das Heben der oberen Rippen vor allem eine Erweiterung nach vorne. Bedingt durch anatomische Gegebenheiten, findet beim Anheben der unteren Rippen eine beträchtliche Erweiterung zur Seite hin statt, weshalb man dieser Methode die Bezeichnung Flankenatmung gegeben hat.

Wenn wir nun auch hier unser Kegelmodell heranziehen, ist sofort einzusehen, daß gerade das Heben der untersten Rippen sehr wirkungsvoll ist. Durch das Heben der unteren Rippen und das Abflachen der Zwerchfellkuppel bei der Einatmung eröffnet sich der sogenannte Recessus costodiaphragmaticus, eine spaltförmige Vertiefung (Recessus) zwischen Rippen und Zwerchfell. In diesen sich erweiternden Raum treten die unteren Teile der Lungenflügel und können sich gut entfalten.

Über das Brustbein stehen alle Rippen (ausgenommen die 11. und 12.) miteinander in Verbindung, so daß z.B. das Heben der unteren Rippen immer auch ein Heben der oberen Rippen bewirkt und umgekehrt (siehe Abb. 13). Da wir

es aber mit einem elastisch federnden System zu tun haben, erfolgt dies keineswegs so ausgeprägt und zwingend wie bei einer mechanisch starren Verbindung.

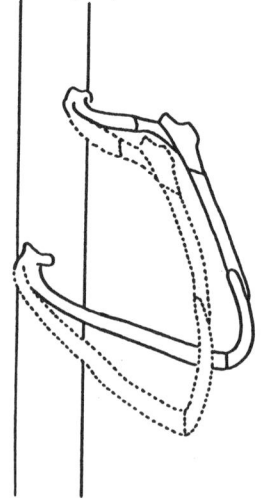

*Abb. 13: Die Verbindung des ersten und des zehnten Rippenpaares mit dem Brustbein (die Wirbelsäule wurde nur angedeutet).*

Flankenatmung und Bauchatmung gehören funktionell zusammen und wurden hier nur aus Gründen der Klarheit getrennt behandelt. Diese beiden tieferen Formen der Atmung trainieren – gut ausgeführt – hervorragend die Bauchmuskulatur und liefern damit auch einen wichtigen Beitrag zur Aufrichtung der Wirbelsäule.

## Physiologisches:

Um einen Größenvergleich zu ermöglichen, hier noch einige Daten aus der Physiologie, zitiert aus Silbernagl, S./Despopoulos, A. (1979:84): »Bei einer normalen Einatmung (in Ruhe) werden zirka 0,5 l Luft, das *Atemzugvolumen*, aufgenommen. Zu diesem Betrag können mit maximaler Anstrengung zusätzlich zirka 2,5 l eingeatmet werden (*inspiratorisches Reservevolumen*). Aus der Atemruhelage kann andererseits noch weiter ausgeatmet werden: max. zirka 1,5 l (*exspiratorisches Reservevolumen*).« Bei Bedarf (z.B. Qigong-Übungen, körperliche Anstrengung, Singen etc.) wird auf diese Reservevolumina zurückgegriffen. Um Ihnen einen recht unwissenschaftlichen, aber anschaulichen Größenvergleich zu ermöglichen, wollen wir die maximale Ausatmung mit 0% und die maximale Einatmung (4,5 l Luft) mit 100% festlegen.

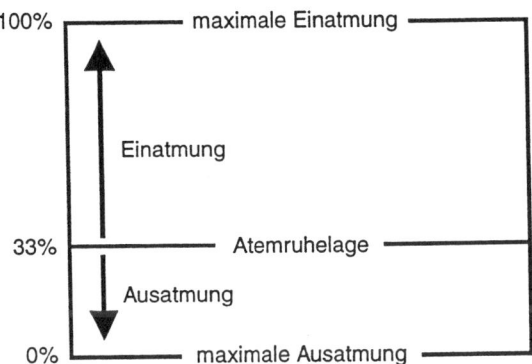

*Abb. 14: Die Möglichkeiten der Volumensveränderung der Lunge von der Atemruhelage aus.*

Von der entspannten Brustkorbmittelstellung (Atemruhelage) haben wir für die 1,5 l des exspiratorischen Reservevolumens zirka 33%, für die 0,5 l des Atemzugvolumens zirka 11% und schließlich für die zusätzlichen 2,5 l des inspiratorischen Reservevolumens zirka 56%. Das bedeutet nichts anderes, als daß aus einer entspannten Stellung (Atemruhelage, Brustkorbmittelstellung) wir maximal 67% einatmen oder maximal 33% ausatmen können.

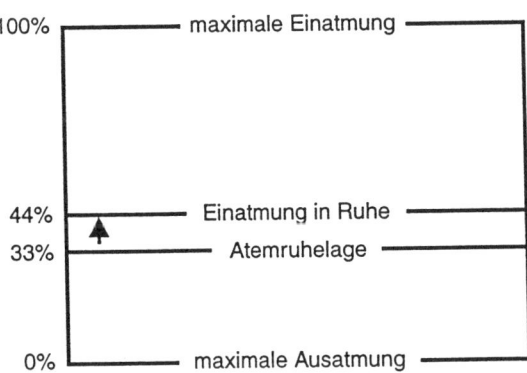

*Abb. 15: Die Volumensverhältnisse bei der Atmung in Ruhe.*

Wie unterschiedlich die Möglichkeiten der Luftaufnahme bei verschiedenen Atmungsarten sind, mögen Sie der folgenden Aufstellung entnehmen, die ich gekürzt und leicht verändert aus Leo Kofler (1952:22) zitiere: Für Männer ergibt sich bei Hochatmung (Brustatmung) durchschnittlich ein Volumen von 2,15 l, bei Flankenatmung 2,68 l, bei Bauchatmung 3,2 l und bei kombinierter Bauch-Brust-Atmung 3,96 l. Sie können also sehen, daß es möglich ist, mit Hilfe einer guten Atmungsmethode sein Atemvolumen fast zu verdoppeln.

Abschließend möchte ich darauf hinweisen, daß Brustatmung, Bauchatmung und Flankenatmung in den verschiedensten Ausprägungen kombiniert auftreten können. Daß selbst bei Brustatmung das Zwerchfell eine unverzichtbare Rolle spielt, kann man aus der Tatsache ersehen, daß Menschen bei Zwerchfellähmung ohne äußere Hilfe ersticken müssen.

## Übungsanweisungen

Wie können wir unser neuerworbenes theoretisches Wissen nun für unsere Atmung und in weiterer Folge dann für die Qigong-Übungen umsetzen?

**Ausgangsposition:**
Setzen Sie sich bitte auf die Kante eines Sessels, der so hoch sein sollte, daß Ihre Oberschenkel waagrecht sind und Ihre Unterschenkel in einem rechten Winkel nach unten senkrecht stehen können. Ein festes Polster kann uns helfen, die richtige Höhe herzustellen.

Die Hüftgelenke sind entspannt, so daß zwischen den Knien ein Abstand besteht. Haben die Knie weder eine Tendenz, nach außen zu kippen, noch nach innen zu fallen, dann ist die Stellung korrekt, vorausgesetzt, daß die Fersen unter den Knien stehen. Die Füße liegen flach am Boden und haben guten Kontakt mit dem Untergrund. Wir haben unser Gewicht genau auf den Sitzhöckern, und die Wirbelsäule ist locker aufgerichtet.

Der Blick geht geradeaus in die Ferne. Die Augen sind angenehm geöffnet und wir spüren, daß sich der gesamte Bereich um die Augen herum entspannt.

Wir atmen durch die Nase ein und aus, verfolgen bei der Einatmung den Weg der Luft von den Nasenlöchern über den Rachen, Kehlkopf und die Bronchien bis in die Lungenflügel und bei der Ausatmung die genannten Luftwege entlang wieder nach außen. Der Weg durch die Nase hat übrigens eine wichtige Filterfunktion: Keime, Ruß- und Staubpartikel können nicht so tief in die Lunge gelangen, sondern werden schon vorher abgefangen. Außerdem wird die Einatmungsluft auf diesem Wege noch erwärmt und befeuchtet.

Der Mund ist geschlossen, wir lassen aber den Unterkiefer ein wenig locker hängen, so daß sich die Zähne gerade nicht mehr berühren, und spüren die Entspannung der Kaumuskeln. Die Zunge ruht entspannt im Unterkiefer.

Wir legen unsere Handflächen auf den Unterbauch, also unterhalb des Nabels. Die Finger zeigen leicht schräg nach unten. Die Spitzen der Zeige- und Mittelfinger beider Hände berühren sich fast. Die Ellbogen weisen deutlich nach außen, wir lassen sie aber auch gut sinken, was uns ermöglicht, die Schultern zu entspannen.

Wir beginnen ausgeatmet. Die Hände berühren leicht den Unterbauch. Die Bauchdecke ist zurückgenommen, das Zwerchfell ist entspannt und steht hoch.

## Einatmung:

Wenn Sie jetzt das Zwerchfell anspannen und die Bauchmuskeln lockern, bewegt sich die Bauchdecke nach vorne und der Bauch wölbt sich vor, wobei uns besonders das Vorwölben des Unterbauches interessiert. Unsere Hände registrieren diesen Vorgang.

In weiterer Folge heben wir noch etwas den Brustkorb (nicht zuviel) und beenden die Einatmung.

## Ausatmung:

Die Ausatmung beginnt mit dem Nachlassen der Zwerchfellspannung und – sehr wichtig – dem Senken des Brustkorbes. Erst dann kontrahieren die Bauchmuskeln, die Bauchdecke tritt zurück und schiebt die Baucheingeweide und damit das Zwerchfell nach oben. Wir atmen aus. Wiederum fühlen wir mit unseren Händen diese Bewegung.

## Atemvolumen:

Bei dieser Atemübung beabsichtigen wir nicht, maximal ein- oder auszuatmen, da dies auch immer mit verstärkter Anspannung verbunden ist, was Qi leicht zum Stagnieren bringt. Was wir wollen, ist eine sich etwas vertiefende Atmung, wobei die Zahl der Atemzüge pro Minute abnehmen kann.

Gehen wir von 0,5 l Luft aus, die bei Ruhe ein- und ausgeatmet wird, so versuchen wir jetzt, diese Menge auf vielleicht 1,0 l (zirka 22%) zu verdoppeln. Wenn wir bedenken, daß die durchschnittliche maximale Aufnahmefähigkeit 4,5 l (100%) beträgt, so wird schnell klar, daß wir im Ausatmen zirka 30% und im Einatmen knapp 50% Reserve (bezogen auf das Gesamtvolumen) haben.

## Atemqualität:

Wir sollten darauf achten, daß unsere Atmung ganz leicht, frei, angenehm und ungehindert tätig ist. Der Atem sollte gleichmäßig, ohne Unterbrechung, geräuschlos, fein und leicht sein.

## Vorstellung:

Unsere Vorstellung weilt in Dantian, und wir nehmen die durch die Atmung bedingte rhythmische Veränderung im Unterbauch wahr.

## Kompletter Ablauf

Wir massieren Dantian und Mingmen und sammeln uns. Dann nehmen wir die Ausgangsposition ein, atmen aus und üben zirka zwei Minuten lang. Anschließend stehen wir auf und lockern und strecken uns. Diesen Vorgang wiederholen wir noch zweimal.

Bezüglich Atemvolumen und Atemqualität orientieren wir uns an den obigen Abschnitten. Unsere Vorstellung weilt in Dantian. Mit der Abschlußübung Laogong über Dantian, die wir diesmal im Sitzen durchführen, enden wir.

## Anwendung

Die in dieser sitzenden Übung mit der Atmung gemachten Erfahrungen wollen wir jetzt in allen kommenden Übungen anzuwenden versuchen, wobei fallweise die Atemzüge etwas länger und tiefer sein werden, wenn es die spezielle Übung verlangt.

Bitte lesen Sie nun weiter auf Seite 65.

---

### STUFE D

---

## Theorie

### Lebensabschnitte und Atmung:

Beim Kleinstkind ist die Atmung noch eine gesunde Tätigkeit des Bauches, aber im Laufe der Jahre wandert die Atmung immer weiter nach oben in die Brust und führt schließlich zur Hochatmung mit allen bereits erwähnten negativen Begleiterscheinungen wie Kurzatmigkeit, Nervosität, Hektik und unfreiwilliger Atemstauung. Indem Sie die in diesem Buch beschriebenen Qigong- und Atemübungen regelmäßig durchführen, können sie diesen Prozessen gegensteuern und wieder eine befreite und befreiende Atmung erlernen.

Dasselbe gilt für ältere Menschen und ihren Vitalitätsverlust. Bei ihnen verliert das Zwerchfell an Kraft und beginnt zu erschlaffen, die Rippenknorpel verknöchern, so daß der Brustkorb nur noch schlecht bewegt werden kann. Die Atmung erfolgt quälend, nur noch ganz oben in den Lungen und im Halsbereich. Wenn man rechtzeitig und regelmäßig übt, kann dem vorgebeugt werden.

»Man atmet von den Füßen«, sagten die alten Chinesen und meinten damit, daß die Atmung eine Tätigkeit des gesamten Systems sein soll und keine isolierte Aktion eines Teils des Körpers.

### Einatmung und Anspannung, Ausatmung und Entspannung:

Es ist für Sie vielleicht interessant zu erfahren, daß Muskelanspannung die Einatmung begünstigt, und umgekehrt die Einatmung insgesamt muskuläre Anspannung fördert. Deshalb atmen wir ein, wenn wir etwas Schweres heben wollen. Auf der anderen Seite fördert muskuläre Entspannung die Ausatmung, was man bei Schlafenden gut beobachten kann. Zudem kann die Ausatmung die muskuläre Entspannung in Gang setzen. Leisten Sie z.B. erste Hilfe bei einem Verletzten, dann ermuntern Sie ihn zur Ausatmung, und Sie werden sehen, daß sich alle Muskeln etwas entspannen und dadurch auch fast immer die Schmerzen geringer werden, was wiederum die Muskelspannung vermindert.

Wie Sie im folgenden Abschnitt »Atmungsmethoden« (reinigende und tonisierende Atmung) sehen werden, können wir uns dieser Tatsachen auch in unseren Übungen bedienen.

### Streß, Psyche und Atmung:

Auf den Streß, der so viele von uns Tag für Tag umgibt, reagieren die meisten mit verstärkter Muskelanspannung, was, wie wir gesehen haben, die Einatmungstendenzen verstärkt. Es ist außerdem wohl auch kein Zufall, daß in einer Gesellschaft, die das Immer-noch-mehr-Besitzen zur Maxime erhoben hat, die Atemstauung Normalzustand ist. Diese einseitige Überbetonung der Einatmung verstärkt nur noch die Nervosität und Unrast.

Gelingt es uns nun, mit Hilfe von Atem- und Qigong-Übungen der Ausatmung wieder den ihr gebührenden Platz zu sichern, dann beruhigt und harmonisiert sich unser System und wir werden mit viel weniger Aufwand leistungsfähiger als zuvor.

# Atmungsmethoden

### 1. Natürliche Atmung:
Darunter versteht man im Qigong die Atmung, die wir unbewußt machen. Wir haben sie in den Übungsanweisungen der Stufe A schon kennengelernt.

### 2. Natürliche vertiefte Atmung:
Sie entspricht weitgehend der natürlichen Atmung, ist allerdings tiefer und langsamer. Wir kennen sie von der Stufe B.

### 3. Bauchatmung (nachgeburtliche Atmung):
Eigentlich sollte es nicht Bauchatmung, sondern *Bauch-Flanken-Brustatmung* heißen. Dieser Form oder ähnlicher Formen der Atmung sollten wir uns bedienen, nachdem sich bei der Geburt unsere Lunge entfaltet hat. Wir haben die Bauchatmung teilweise schon auf Stufe C kennengelernt und wollen sie auf Stufe D weiter verfeinern.

### 4. Umgekehrte Bauchatmung (vorgeburtliche Atmung, paradoxe Atmung, Embryonalatmung):
Diese hochinteressante daoistische Atmungsmethode möchte ich am Ende dieses Kapitels genauer darstellen (siehe Stufe E).

### 5. Reinigende Atmung:
Wir verwenden sie in unseren Ausscheidungsübungen. Dabei wird durch die Nase ein- und durch den Mund ausgeatmet, wobei die Betonung auf der längeren Ausatmung liegt. Diese Atmung hat einen reinigenden und entspannenden Effekt.

### 6. Tonisierende Atmung:
Hier wird nun durch den Mund ein- und durch die Nase ausgeatmet. Die Betonung liegt auf der Einatmung. Diese Art der Atmung ist sehr anregend und energiespendend, allerdings für Anfänger wegen möglicher Qi-Staus im oberen Bereich nicht zu empfehlen. Aus diesem Grunde wollen wir sie in den aktivierenden Übungen erst in der Stufe D verwenden.

### 7. Atmung mit Pausen bzw. bewußtes Atemanhalten:
Bei tieferen Atemzügen birgt diese Art zu atmen immer die Gefahr der Atemstauung und damit einer Schädigung unserer Lunge. Richtig angewandt ist dies jedoch eine interessante Vorgangsweise.

Seien Sie übrigens vorsichtig, wenn Sie Übersetzungen daoistischer Qigong- und Meditationsklassiker lesen. Die Übersetzer sind meist hervorragende Sinologen, denen es aber an Übungspraxis in dem jeweiligen System mangelt. So kommt es dann dazu, daß bei Übungen, die im chinesischen Originaltext das »Kreisenlassen des Qi« beschreiben und keine Atemanweisungen enthalten, von vornherein angenommen wird, daß die Atmung anzuhalten wäre. Sprachlich richtig, aber inhaltlich falsch, wird das »Kreisen des Qi« dann als »Kreisen des Atems« übersetzt.

Tatsächlich gibt es Techniken, vor allem für Fortgeschrittene, wo das Qi bei angehaltenem Atem bewegt wird. In der Mehrzahl der Fälle jedoch wird geatmet, während sich das Qi bewegt. Bei unseren Übungen machen wir von dieser sicherlich wichtigen und interessanten Atmungsmethode jedenfalls keinen Gebrauch, da hier im Westen das ungewollte Atemanhalten fast schon zur Volkskrankheit geworden ist.

## 8. Atmung mit deutlicher Druckerhöhung im Brust- oder Bauchraum:

Eine derartige Druckerhöhung kann man z.B. im Bauchraum erzeugen, indem man gleichzeitig die Bauchmuskeln und das Zwerchfell anspannt. Da die Baucheingeweide nicht komprimierbar sind, kommt es zu einer deutlichen Druckerhöhung. Folgt darauf eine gute Entspannung der eben genannten Muskulatur, werden die Baucheingeweide gut massiert und dadurch besser durchblutet, was natürlich gesundheitliche Vorteile bietet.

Am *Ende* der Einatmungsphase der embryonalen Atmung finden wir eine derartige (leichte) Druckerhöhung. Ansonsten verwenden wir diese Methode in unseren Übungen nicht.

Manche Autoren bezeichnen eine Atmung, bei der am *Beginn* der Einatmungsphase Zwerchfell und Bauchmuskeln gleichzeitig angespannt werden, als embryonale Atmung, was aber fachlich nicht haltbar ist.

Beim Husten verschließen wir die Stimmritze und erhöhen massiv den Druck im Brustraum. Wird dann die Stimmritze plötzlich geöffnet, strömt die Luft mit großer Geschwindigkeit durch unsere Atemwege und reißt eingedrungene Fremdkörper, Schleim, etc. nach außen mit. Mit Druckerhöhung im Bauchraum (Bauchpresse) arbeiten wir beim Ausscheiden von Kot und Urin, auch hier meist zusammen mit einem Verschluß der Stimmritze, um dem Zwerchfell Unterstützung zu geben.

## 9. Schildkrötenatmung:

In der chinesischen Mythologie symbolisiert die Schildkröte unter anderem langes Leben. Das Streben nach einem langen Leben bzw. Unsterblichkeit ist ein Grundgedanke im religiösen Daoismus, und eine verfeinerte Atmungstechnik wurde als Voraussetzung für die Erreichung dieses Zieles angesehen. Bei einer Schildkröte ist es fast unmöglich, Atmungsbewegungen wahrzunehmen. In den höchsten Stufen daoistischer Atmung, zu denen eben die Schildkrötenatmung zählt, ist es ebenso, da die Atemzüge derartig langsam und fein erfolgen, daß sie mit freiem Auge nicht mehr wahrnehmbar sind.

Das Endziel dieser Atmung besteht wohl darin, bei vollendeter Meisterschaft zu vergessen, wie man dahin gelangt ist, und so auf wesentlich höherer Stufe wieder zur natürlichen Atmung zurückzukehren.

# Übungsanweisungen

## Allgemeines:

Die folgenden Anweisungen stellen eine Erweiterung der Stufe C dar und beziehen sich auf eine **Bauch-Flanken-Brustatmung** (nachgeburtliche Atmung).

## Ausgangsposition:

Wir nehmen dieselbe Ausgangsposition auf einem Sessel ein (wie in Stufe C) und legen die Zunge ganz entspannt an den Gaumen, wie wir es im Kapitel »Daoistische Meditation« (Stufe C) kennengelernt haben. Zusätzlich lenken wir unser Augenmerk jetzt auch auf den Kehlkopf, der ebenfalls entspannt sein sollte. Wenn wir bei der Atmung im Kehlkopf Geräusche erzeugen, kann die Luft nicht ungehindert vorbeiströmen. Deshalb lautet eine wichtige daoistische Grundregel, daß der Atem geräuschlos sein sollte (bei entspanntem und leicht geweitetem Kehlkopf). Eine kleine Ausnahme finden wir bei unseren Ausscheidungsübungen.

## Methode 1:

Wir führen dieselbe Übung aus wie schon in der Stufe C.

## Methode 2:

Nun legen wir die Hände etwas höher an den Rumpf, und zwar an den Übergang von den

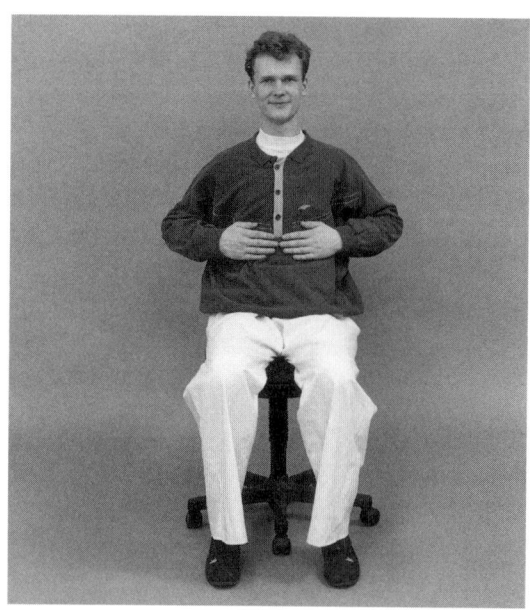

*Abb. 16: Methode 2*

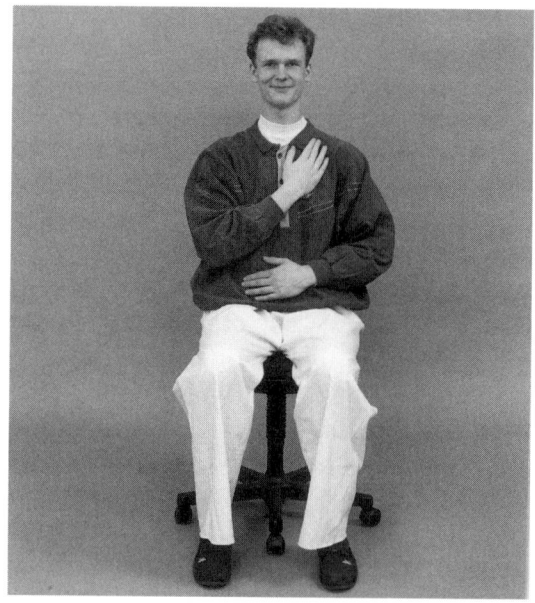

*Abb. 17: Methode 3*

Rippen zur Bauchwand. Die Mittelfingerspitzen berühren sich fast. Die Wirbelsäule wird locker aufgerichtet. Die Schultern sollten gut entspannt werden.

*Einatmung*:

Wiederum beginnen wir die Einatmung durch Anspannen des Zwerchfells und Vorwölben der Bauchdecke. In weiterer Folge registrieren wir aber jetzt auch das Heben der unteren Rippen, also gerade in der Gegend, wo unsere Hände liegen. Schließlich heben wir gegen Ende der Einatmung noch etwas den oberen Brustkorb.

*Ausatmung:*

In der Ausatmung drehen wir diesen Vorgang wieder um. Wir lassen zuerst den oberen Brustkorb sinken, dann die unteren Rippen und erst dann spannen sich die Bauchmuskeln etwas an und die Bauchdecke tritt zurück. Unsere Hände registrieren wieder aufmerksam diese Bewegung, die beim Einatmen vor allem zur Seite gehen sollte.

**Methode 3:**

Schließlich legen wir die linke Hand mit Laogong über Dantian und die rechte Hand über Kreuz mit der Handfläche auf die linke obere Brust. Der rechte Zeigefinger berührt das Schlüsselbein.

*Einatmung:*

Wir beginnen jetzt die Einatmung wie in der Methode 2 beschrieben, also mit Vorwölben der Bauchdecke sowie seitlichem Heben der unteren Rippen. Schließlich nehmen wir mit der rechten Hand jetzt noch das leichte Heben der oberen Rippen, des Brustbeines und des Schlüsselbeines wahr.

*Ausatmung:*

In der Ausatmung drehen wir die Abfolge wieder um. Im Bereich der obersten Rippen und des Schlüsselbeines sollte eine deutliche Entspannung fühlbar sein, die sich dann bis zu den unteren Rippen fortpflanzt. Schließlich wird noch die Bauchdecke zurückgenommen und schiebt das entspannte Zwerchfell nach oben in den Brustraum.

Gerade bei dieser Art der Atmung haben die Hände, deren Position man dann auch wechseln sollte (d.h. rechte Hand über Dantian und linke Hand oben auf der rechten Brust), eine überaus wichtige Funktion der Kontrolle.

Wenn Sie Schwierigkeiten haben, die Entspannung im oberen Rippenbereich zu spüren, versuchen sie mehrmals zu seufzen, dabei auch den Kehlkopf gut zu entspannen und den Unterkiefer fallen zu lassen. Das wird Ihnen helfen, diese so wichtige Entspannung im oberen Brustbereich herbeizuführen.

Gelingt es Ihnen, Spannungsunterschiede wahrzunehmen, dann werden Sie im Laufe der Zeit immer besser in der Lage sein, Spannungsveränderungen vorzunehmen. Siehe dazu auch »Sensomotorisches Lernen« im Kapitel »Arme und Beine«, Stufe C.

## Atemvolumen:

Unsere Atemzüge können jetzt noch tiefer werden, und wir versuchen zirka 2,0 l Luft (45%) zu atmen, d.h., wir verdoppeln die Tiefe der Atemzüge gegenüber der Stufe C. Daß diese Werte je nach Körpergröße und Konstitution ganz unterschiedlich ausfallen können, versteht sich von selbst; es geht mir hier nur darum, Anhaltspunkte zu liefern.

Denken wir wieder an die durchschnittliche maximale Aufnahmefähigkeit von 4,5 l (100%), dann ergibt sich beim Ausatmen ein Rest von zirka 25% und beim Einatmen von zirka 30%. Wir sind also nach wie vor ein schönes Stück von maximalen Ein- und Ausatmungen entfernt.

## Atemqualität:

Wie wir bereits gehört haben, sollte unsere Atmung ganz *leicht, frei, angenehm und ungehindert* erfolgen. Neun Atemqualitäten gilt es zu beachten: Der Atem sollte fein, lang, gleichmä-

ßig, ohne Unterbrechung, geräuschlos, stabil, langsam, tief und bedächtig sein.

## Atemfrequenz:

»Normalerweise« atmet ein Erwachsener in Ruhe 12 bis 16 Mal pro Minute. Versuchen Sie diese Frequenz einmal eine Minute lang, und Sie werden feststellen, daß eine derartig hohe Wiederholungszahl schon beinahe hektisch ist.

Atmen Sie jedoch bewußt auf die beschriebene Art und Weise, können Sie auch als »Atemanfänger« relativ leicht auf zehn oder sogar noch weniger Atemzüge pro Minute kommen. Versuchen Sie aber nichts zu erzwingen.

## Wirbelsäule, Rippen und Schultern:

An einer guten Atmung ist auch die gesamte Wirbelsäule beteiligt. Hierzu einige kurze Hinweise:

Während der Einatmung haben wir eine *leichte* Aufrichtungstendenz in der Wirbelsäule, und die Schultern werden *ein wenig* zurückgenommen. Dies unterstützt das Heben der Rippen. Die Vorderseite des Rumpfes wird geöffnet und der Rücken schließt sich. Wie wir später bei der umgekehrten Bauchatmung (Stufe E) noch sehen werden, unterstützt das Heben der Rippen auf der anderen Seite auch die Aufrichtung der Wirbelsäule.

Bei der Ausatmung finden wir dann ein *leichtes* Hinuntersinken der Wirbelsäule, die Schultern kommen *ein wenig* nach vorne, und die Rippen bewegen sich dabei wieder nach unten. Der Rücken wird geöffnet, und die Vorderseite schließt sich.

Insgesamt geschieht dieses Aufrichten und Hinuntersinken Wirbel für Wirbel und Rippe für Rippe, wie bei einem Reptil. Das bedeutet, daß man die Wirbelsäule beim Atmen nicht als Ganzes bewegen soll. Damit meine ich aber keineswegs, daß die Wirbelsäule formlos hin- und herschlenkern soll, sondern daß wir sie bewußt aufrichten, wenn wir es wollen; sie sollte aber auch frei in alle Richtungen beweglich sein, wenn wir es wollen.

Insgesamt kann eine gut durchgeführte Atmung die Wirbelsäule beweglicher machen.

### Zwerchfell:

In den Übungen versuchen wir, das Zwerchfell zu spüren: Wie spannt es sich an, wie entspannt es sich? Geschieht dies überall gleichmäßig oder verschieden? In welchem Rhythmus geschieht dies?

### Vorstellung:

Während des gesamten Atemvorganges sollte Dantian das Zentrum von Atmung und Qi sein. Trotzdem soll sich das Qi bewegen, und zwar beim Einatmen an der Körpervorderseite nach oben und beim Ausatmen am Rücken nach unten. Das heißt, in der Einatmung nehmen ein Teil des Qi und die Atmung ihren Ausgang von Dantian und kehren in der Ausatmung dorthin zurück. Im Kapitel »Daoistische Meditation« werden Sie noch mehr darüber erfahren.

Im Unterbauch haben wir eine Expansion in der Einatmung und eine Kontraktion in der Ausatmung. Diese rhythmischen Bewegungen aktivieren den Dantian- und Mingmen-Bereich.

### Qi:

Die Aufnahme von neuem Qi und die Abgabe von verbrauchtem Qi ist aus der Sicht des Qigong eine der wichtigsten Funktionen des Atems. Kein Wunder also, daß man der Atmung bzw. den Atemübungen so große Bedeutung beimißt.

Einer der häufigsten Fehler in der Bauch-Flanken-Brustatmung besteht darin, daß zwar die Einatmung in etwa wie beschrieben durchgeführt wird, die Ausatmung aber nicht, wie es sein sollte, ganz oben initiiert, sondern mit der Kontraktion der Bauchdecke eingeleitet wird. Dies führt geradezu unweigerlich zum Qi-Stau in

Kopf, Hals, Nacken und Schultern und ist mit einer der Gründe, weshalb viele Übende nicht in der Lage sind, optimalen Nutzen aus den Übungen zu ziehen. Ein Qi-Stau entsteht auch dann, wenn man sich bemüht, nur die Bauchdecke und das Zwerchfell einzusetzen, also eine reine Bauchatmung zu machen.

Mit dieser Atmung kann man ausgezeichnet den sogenannten Windkreislauf (siehe »Daoistische Meditation«) üben. Dabei wird das Qi an der Körpervorderseite nach oben gebracht und fließt über den Rücken nach unten.

Diese Zusammenhänge erklären, weshalb es, wenn man einen Qi-Stau im oberen Bereich verspürt, notwendig ist, das überschüssige Qi ausatmend *über den Rücken* in Richtung Mingmen abfließen zu lassen. Der immer wieder gemachte Fehler besteht darin, das Qi über die Körpervorderseite nach unten bringen zu wollen, was aber, da sich die Vorderseite beim Ausatmen verschließt, praktisch unmöglich ist (siehe Kapitel »Probleme – Was tun gegen negative Effekte?«).

## Kompletter Ablauf

Wir massieren Dantian, Mingmen, Baihui und Huiyin und sammeln uns.

Dann nehmen wir die Ausgangsposition ein, atmen aus und üben zirka eine Minute lang nach der Methode 1. Anschließend stehen wir auf und lockern und strecken uns. Danach üben wir zirka zwei Minuten lang nach der Methode 2. Nachdem wir uns neuerlich gelockert haben, üben wir noch drei Minuten lang nach der Methode 3.

Was das Atemvolumen, die Atemfrequenz und die Atemqualität angeht, orientieren wir uns an den Anweisungen in den betreffenden Abschnitten. Wir versuchen, unsere Wirbelsäule, die Rippen und die Schultern wie beschrieben einzusetzen und die Aktionen des Zwerchfells zu spüren.

Unsere Vorstellung weilt in Dantian und leitet die Bewegung des Qi, das in der Einatmung an der Vorderseite von unten nach oben fließt und in der Ausatmung über den Rücken von oben nach unten.

Wir enden mit der Abschlußübung Laogong über Dantian, die wir diesmal im Sitzen durchführen.

## Anwendung

Die in dieser sitzenden Übung mit der Atmung gemachten Erfahrungen wollen wir jetzt *in allen kommenden Übungen* anzuwenden versuchen, wobei fallweise die Atemzüge etwas länger und tiefer sein werden, wenn es die spezielle Übung verlangt.

## Weitere Möglichkeiten

**Unterstützung durch die Hände:**
Wir können die Bauchdecke und die Hände auf drei Arten bewegen:

1. Die Hände folgen nur beobachtend der Bauchdecke.
2. Wir haben das Gefühl, als würden unsere Hände an der Bauchdecke kleben und ziehen bei der Einatmung mit den Händen die Bauchdecke nach außen. Bei der Ausatmung schieben wir mit einem leichten unterstützenden Druck die Bauchdecke nach innen.
3. Bei der Einatmung geben unsere Hände einen leichten Widerstand gegen die Bauchdecke, die sich aber trotzdem vorwölbt. Bei der Ausatmung werden die Hände von der Bauchdecke nach innen gezogen.

Bitte lesen Sie nun weiter auf Seite 66.

Wenn Sie alle in diesem Buch angegebenen Übungen schon sehr gut und sicher mit der auf Stufe D erwähnten Atmung beherrschen, können Sie sich einmal an der *umgekehrten Bauchatmung* versuchen. Seien Sie aber nicht zu ehrgeizig, und lassen Sie sich Zeit. Möglicherweise werden Sie auch professionellen Rat benötigen (Sie werden allerdings, das kann nicht unerwähnt bleiben, nicht viele Lehrer finden, die diese Methode gut beherrschen).

## Theorie

**Allgemeines:**
Wie ich schon in der Stufe C erwähnte, treten in der Praxis immer wieder Kombinationen aus Brust-, Bauch- und Flankenatmung auf. Allerdings wird man in fast allen Berufen, wo Atmung eine große Rolle spielt, die Bauchatmung kombiniert mit der Flankenatmung favorisieren.

Bedauerlicherweise geht der Wunsch, das Zwerchfell verstärkt einzusetzen, oft einher mit einer in meinen Augen viel zu radikal verstandenen Ruhigstellung des Brustkorbes. Wir können und müssen aber eines mit absoluter Sicherheit annehmen: Hätte die Natur gewollt, daß wir den Brustkorb nicht zum Atmen verwenden, dann wäre seine Konstruktion zweifelsohne viel starrer ausgefallen.

**Umgekehrte Bauchatmung (vorgeburtliche Atmung, paradoxe Atmung, Embryonalatmung):**
Es gibt in der daoistischen Tradition eine Form der Atmung, nämlich die sogenannte umgekehrte Bauchatmung, die sämtliche uns von der Natur gegebenen Möglichkeiten in einer, wie ich glaube, optimalen Form ausnützt. Für diese Atmung gibt es auch die Bezeichnungen vorgeburtliche Atmung und auf höherer Stufe Embryonalat-

mung. Je nach Schule werden diese Bezeichnungen verschieden verwendet.

Diese Form der Atmung wird zwar in fast jedem Qigong-Buch erwähnt, aber leider meist nur ungenügend beschrieben. Soweit mir bekannt ist, dürfte der folgende Versuch, diese Atmung in einer nachvollziehbaren Art und Weise zu beschreiben, der erste im deutschsprachigen und möglicherweise auch im anglo-amerikanischen Raum sein.

Sehr häufig erschöpfen sich die Erklärungen in der Bemerkung, daß es sich um eine umgekehrte Bauchatmung handle, bei der die Bauchdecke bei der Einatmung zurückgezogen wird und sich bei der Ausatmung nach vorne wölbt. Oder man erfährt immerhin noch, daß sich bei der Einatmung der Brustkorb hebt und bei der Ausatmung senkt. Was aber mit dem Zwerchfell geschieht, wie die Bauchmuskeln und das Zwerchfell zusammenarbeiten, wo und wie der Brustkorb zu heben ist, was die Wirbelsäule und die Schultern dabei machen, all diese Fragen bleiben unbeantwortet.

Daoisten versuchen mit dieser besonderen Form der Atmung, einen im Mutterleib befindlichen Fetus zu imitieren, weshalb man auch von vorgeburtlicher bzw. Embryonalatmung spricht. Bekanntlich entfaltet sich die Lunge ja erst in dem Moment, in dem das Kind den Mutterleib verläßt. Vorher erfolgt die Versorgung mit Sauerstoff und Nährstoffen sowie der Abtransport von Schlacken über die Nabelschnur. Um diese Versorgung zu gewährleisten, gehen Daoisten von einer rhythmischen Bauchbewegung des Fetus aus, die eine ansaugende (einatmende) und eine austreibende (ausatmende) Komponente enthält, und imitieren diese.

### Vermischen von Qi:

Wie wir aus dem Kapitel über Qi wissen, gibt es das primäre (vorgeburtliche) Qi, das wir von unseren Eltern erhalten haben und das seinen Sitz einerseits im Funktionskreis Niere, aber auch im Unterbauch, besonders in der Gegend des Dantian hat. Ein wichtiger Teil des sekundären (nachgeburtlichen) Qi wird über die Atmung aufgenommen.

Die umgekehrte Bauchatmung versucht nun, diese beiden Formen von Qi zusammen- und wieder auseinanderzuführen, zu vermischen und das primäre Qi dadurch zu stärken und zu nähren.

Bei der Einatmung geht es darum, das primäre Qi aus dem Unterbauch mit einer saugenden Aktion nach oben in Richtung Zwerchfell zu bringen. Ein gleichzeitig stattfindendes Erweitern des unteren und hinteren Brustraums saugt sekundäres Qi aus der Umgebung ebenfalls in Richtung Zwerchfell. Sind das primäre Qi von unten und das sekundäre Qi von oben in der Nähe des Zwerchfells angelangt, versucht man, durch ein gewisses, nicht zu hohes Maß an Anspannung und Druck, die beiden Qi miteinander zu vermischen.

Dann wird dieser Druck aufgelöst, so daß das sekundäre Qi durch Sinkenlassen des Brustkorbs wieder vom Zwerchfell weg nach außen gelangen kann. Die Bauchmuskulatur läßt ebenfalls in der Spannung nach, was dem primären Qi die Rückkehr nach unten ermöglicht. Um das Voneinanderwegbewegen der beiden Qi-Formen zu optimieren, ist ein weiterer auseinanderschiebender Druck nötig.

## Übungsanweisungen und Theorie

Diesen komplexen Vorgang müssen wir uns etwas genauer betrachten, wobei ich – um den Rahmen nicht zu sprengen – lediglich eine wichtige *Grundform* in Theorie und Praxis schildern werde.

### Ausgangsposition:

Die Ausgangsposition ist dieselbe wie in Stufe C und D.

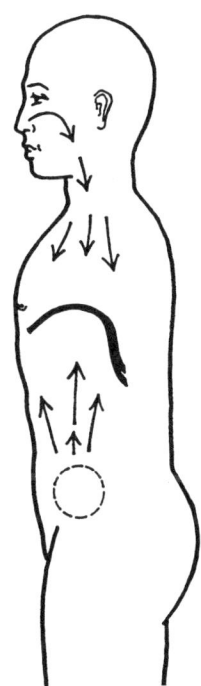 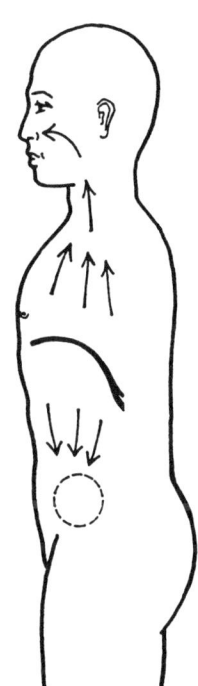

*Abb. 18/19: Links das Zusammenführen und Vermischen von primärem und sekundärem Qi, rechts das Trennen.*

Beginnen wir unseren Zyklus mit einer Ausatmung. Der Brustkorb befindet sich in einer Ausatmungsstellung, d.h., sein Querschnitt ist eng und die Rippen sind nach unten geführt worden. Das Zwerchfell ist angespannt, steht dadurch tief und hat die Baucheingeweide nach unten und vorne gedrückt. Die Bauchmuskeln sind entspannt, weshalb sich vor allem der Unterbauch vorwölbt.

Sie sehen, daß wir hier eine Ausatmung in Verbindung mit einem Zwerchfelltiefstand haben! Dies ist nur möglich, weil der Brustkorb und damit die Basis unseres »Lungenkegels« so eng gestellt wurde.

### Qi:

Primäres und sekundäres Qi sind jetzt am weitesten voneinander entfernt.

### Beginn der Einatmung:

Die Bauchmuskeln beginnen sich von unten (Schambein) weg zu kontrahieren. Dies drückt die Baucheingeweide nach hinten und oben. Auch der Beckenboden im Bereich des Energiezentrums Huiyin wird kontrahiert.

Das Zwerchfell entspannt sich! Es wird durch den Druck der Eingeweide angehoben. Das Heben des entspannten Zwerchfells hat einen unschätzbaren Vorteil: Aus der nunmehr höheren Position heraus kann es später massiv die unteren Rippen anheben helfen.

Die Rippen heben sich, Rippe für Rippe von unten nach oben fortschreitend. Diese Bewegung erfolgt vor allem im *Rückenbereich*, wodurch die Rippen beim Aufrichten der Wirbelsäule helfen. Es handelt sich also nicht um das »normale« Heben der Rippen, das den Brustkorb vor allem nach vorne und oben steigen läßt.

Wir finden also auch hier die schon in der nachgeburtlichen Bauchatmung erwähnte Aufrichtung der Wirbelsäule bei der Einatmung. Allerdings sollten jetzt, da wir den Rücken aktivieren, die Schultern *leicht* nach vorne genommen werden.

Obwohl das Zwerchfell entspannt gehoben wurde, kommt es durch das massive Anheben des hinteren Anteils der unteren Rippen zu einer Einatmung.

## *Qi:*

Das primäre Qi wird von unten Richtung Zwerchfell geführt, das sekundäre Qi tritt durch die Nase (in manchen speziellen Übungen auch durch den Mund) in den Lungenbereich und nähert sich von oben dem Zwerchfell.

### Ende der Einatmung:

Wir entspannen den Beckenboden (Huiyin).

Während die Rippen jetzt bereits im oberen Rückenbereich Stück für Stück angehoben werden und den Brustraum somit noch etwas erweitern, wird das Zwerchfell nun angespannt und tritt wieder etwas tiefer.

Diese Anspannung des Zwerchfells bewirkt ein weiteres Anheben der unteren Rippen und, nachdem diese über das Brustbein mit allen anderen Rippen in Verbindung stehen, auch der oberen Rippen.

Die Schultern werden während dieses Vorgangs weiter ganz leicht nach außen und vorne genommen.

Da ja noch immer die Baucheingeweide von unten gegen das Zwerchfell drücken, könnte es sich nicht tiefer bewegen, wenn die oberen Anteile der Bauchmuskulatur nicht nachgeben würden. Dies führt in dieser Phase zu einem Vorwölben des Oberbauchs bei eingezogenem Unterbauch. Die geraden Bauchmuskeln (Recti) bestehen aus (meistens) vier Abschnitten, die ihre Nervenversorgung aus verschiedenen Rückenmarksegmenten erhalten und daher durch Übung dazu gebracht werden können, sich unabhängig voneinander anzuspannen und zu entspannen.

Hermann Braus und Curt Elze (1954:163/170) beschreiben diesen Vorgang wie folgt: »Die einzelnen Abschnitte des Rectus können von manchen Menschen isoliert zur Kontraktion gebracht werden […].« Und später fahren die Autoren fort: »Mittels der Bauchwandmuskeln kann man ohne äußere Hilfe die Eingeweide aktiv massieren, namentlich wenn die einzelnen Teile der Recti sukzessive kontrahiert werden. Durch Übung ist ein wellenförmig fortschreitendes Einschnüren der gesamten Bauchdecke zu erreichen.«

Wir finden also jetzt bei angehobenem Brustkorb ein angespanntes und tiefer stehendes Zwerchfell.

## *Qi:*

Primäres und sekundäres Qi stehen nun ganz nahe am Zwerchfell und können sich vermischen. Das sekundäre Qi kann das primäre Qi ernähren.

### Beginn der Ausatmung:

Die Rippen beginnen sich von oben, eine nach der anderen, zu senken. Dieses Gefühl müssen wir vor allem an der Brustvorderseite haben. Gleichzeitig gehen die Schultern leicht nach hinten, und wir haben in der Ausatmung eine leichte Sinkbewegung der Wirbelsäule.

Das Zwerchfell entspannt sich. Die Anteile der Bauchmuskulatur, die bisher noch angespannt waren, entspannen sich von oben nach unten. Die Schwerkraft zieht die Baucheingeweide nach unten, und diese beginnen, den Unterbauch vorzuwölben.

Das Absenken des oberen Brustkorbes leitet die Ausatmung ein. Es spielt dabei keine Rolle, daß das Zwerchfell, bedingt durch das Ausweichen der Eingeweide nach unten, nicht nach oben gehen kann, ja sogar noch etwas tiefer tritt.

## *Qi:*

Das primäre Qi entfernt sich vom Zwerchfell nach unten, das sekundäre Qi nach oben.

**Ende der Ausatmung:**

Die Rippen werden in der letzten Phase durch leichtes Anspannen unter anderem der inneren Zwischenrippenmuskeln noch weiter nach unten geführt und der Brustkorb dadurch verengt. Die oberen Anteile der Bauchmuskulatur und das Zwerchfell spannen sich an und drücken dadurch die Eingeweide nach unten und vorne, wodurch sich der Unterbauch noch weiter vorwölbt. Der Druck der Eingeweide nach außen ist im unteren Bauchraum höher als im oberen und unterstützt diese Vorwölbung.

Wir haben nun einen abgesenkten Brustkorb und ein tiefstehendes Zwerchfell, das durch seine Kontraktion die Rippen heranzieht und dadurch den Brustkorb noch enger macht.

Das Vorwölben des Unterbauches in der Ausatmung ist nicht so ungewöhnlich, wie man auf den ersten Blick meinen möchte. Versuchen Sie einmal, mit der Vorstellung zu husten, daß Sie einen tief in die Bronchien eingedrungenen Fremdkörper entfernen wollen. Sie werden feststellen, daß Sie beim Aushusten die Bauchdecke vorwölben und nicht zurücknehmen. Der Stützvorgang beim Singen *kann* ebenfalls unter Vorwölben der Bauchdecke durchgeführt werden. Man vermeide jedoch, allzu unkritisch Erfahrungen von Sängern für die Atmung zu übernehmen, da Sänger mit »Minimalluft« singen, d.h. sich bemühen, während des Singens möglichst wenig auszuatmen.

Das primäre Qi wird leicht in den Unterbauch gedrückt, das sekundäre Qi aus unserem Organismus entfernt. Primäres und sekundäres Qi sind jetzt am weitesten voneinander entfernt.

**Atemvolumen, Atemqualität und Atemfrequenz:**

Wir können für diese Bereiche die Anweisungen der Stufe D übernehmen, dürfen aber das Atemvolumen steigern und die Atemfrequenz herabsetzen.

*Häufige Fehler:*

Man muß sich mit diesen Veränderungen viel Zeit lassen und darf nichts erzwingen wollen.

**Zwerchfell:**

In der vorgeburtlichen Atmung haben wir das interessante Phänomen, daß das Zwerchfell doppelt soviel arbeiten muß. Es ist am Beginn der Einatmung entspannt, am Ende der Einatmung angespannt, am Beginn der Ausatmung entspannt und am Ende der Ausatmung wieder angespannt. Deshalb ist diese Atmung auch ausgezeichnet geeignet für die Kampfkünste, wo man häufig überraschend die Muskulatur anspannen muß, was bei einer nachgeburtlichen Bauchatmung fast immer den Atemrhythmus empfindlich stört.

**Vorstellung:**

Während des gesamten Atemvorganges sollte Dantian das Zentrum von Atmung und Qi sein. Trotzdem soll sich das Qi bewegen, und zwar beim Einatmen am Rücken nach oben und beim Ausatmen an der Körpervorderseite nach unten. Im Kapitel »Daoistische Meditation« haben Sie bereits davon gehört.

Im Unterbauch haben wir eine Kontraktion bei der Einatmung und eine Expansion bei der Ausatmung. Diese rhythmischen Bewegungen aktivieren den Dantian- und Mingmen-Bereich.

**Qi:**

Das sekundäre Qi hat in dieser Art der Atmung nicht nur die Aufgabe, unseren gesamten Organismus zu versorgen, sondern es dient auch speziell der Nährung und Stärkung unseres primären (vorgeburtlichen) Qi.

Auch in der vorgeburtlichen Atmung ist es ein häufiger Fehler, am Beginn der Ausatmung den oberen Brustkorb nicht sinken zu lassen. Qi-

Staus im oberen Bereich sind die Folge. Wenn wir korrekt vorgehen, fließt das Qi über die Körpervorderseite, die in der Ausatmung geöffnet wird, nach unten.

Mit dieser Atmung kann man ausgezeichnet den sogenannten Feuerkreislauf (siehe »Daoistische Meditation«) üben. Dabei wird das Qi über den Rücken nach oben gebracht und fließt an der Körpervorderseite nach unten.

### Allgemeines:

Die geschilderten Vorgänge haben Ihnen einen ersten Einblick in das Grundmuster der vorgeburtlichen Atmung ermöglicht. Auf höheren Stufen finden wir nämlich noch Wellenbewegungen des Zwerchfells, Kreisbahnen vom primären und sekundären Qi und vieles andere mehr.

Daß diese Art der Atmung für einen Anfänger nicht geeignet ist, läßt sich leicht nachvollziehen. Sie ist zwar sehr wirkungsvoll, doch sie hat auch ihre Tücken, und ich kann daher nur raten, beim Üben sehr vorsichtig und langsam vorzugehen. Der oft gehörte Hinweis, beim Qigong mit Bauchatmung zu arbeiten, ist sicher nicht von der Hand zu weisen, vor allem, wenn man sie mit Flanken- und Brustatmung kombiniert. Viele daoistische Übungssysteme lassen sich aber am besten mit umgekehrter Bauchatmung praktizieren, weil dabei das Qi in der Ausatmung viel besser gelenkt werden kann als mit normaler Bauchatmung.

Während sich die auf Stufe D geschilderte nachgeburtliche Bauch-Flanken-Brustatmung ausgezeichnet zum Üben des Windkreislaufs eignet,
kann ich mir den Feuerkreislauf und damit die Grundtechnik der daoistischen Meditation schwerlich ohne umgekehrte Bauchatmung vorstellen.

Ich hoffe, mit meinem Beitrag ein wenig Klarheit in diese komplexe Materie gebracht zu haben, und möchte noch darauf hinweisen, daß alle geschilderten Vorgänge den anatomischen, physiologischen und psychischen Bauprinzipien des Menschen entsprechen; einen großen Vorteil sehe ich in diesem Zusammenhang vor allem auch in der Mitwirkung der Atmung an der Aufrichtung der Wirbelsäule.

Sowohl die von mir geschilderte Bauch-Flanken-Brustatmung als auch die vorgeburtliche Atmung beanspruchen in rhythmischem Wechsel Körpervorder- und -rückseite und helfen dadurch, Verspannungen und Qi-Blockaden zu lösen.

## Anwendung

Die in dieser Übung mit der umgekehrten Bauchatmung gemachten Erfahrungen können Sie jetzt in allen Übungen anzuwenden versuchen. Bedenken Sie aber bitte, daß die Anweisungen auf *Stufe D* sich auf eine *Bauch-Flanken-Brustatmung* beziehen.

Im traditionellen Qigong sind alle von mir in diesem Buch vorgestellten Übungen ursprünglich auf die umgekehrte Bauchatmung und den Feuerkreislauf abgestimmt.

Sie haben jetzt also noch viel Neuland vor sich.

# Aktivierende Übung 1 (Öffnen)

## Ausgangsposition

Wir nehmen die im Kapitel »Übungsablauf« beschriebene Ausgangsposition ein.

## Armbewegung

Die Arme sind vor dem Unterbauch überkreuzt, die Handflächen weisen nach oben. Derzeit hat es für uns noch keine Bedeutung, welche Hand höher oder tiefer liegt.

Nunmehr heben wir die Arme langsam, die Handflächen drehen sich Richtung Körper. Auf Kopfhöhe werden die Handflächen weggedreht und etwas über Stirnhöhe auseinander und zur Seite geführt. Dann sinken sie langsam nach unten, die Handflächen zeigen zu Boden und werden schließlich mit einer schaufelnden Bewegung zurück in die Ausgangsposition gebracht, wodurch sie wieder nach oben zeigen.

Die Hände sollen weitestgehend in der Verlängerung der Unterarme liegen; wir haben also keinen Knick in den Handgelenken.

*Häufige Fehler:*
Sinken die Arme nach unten, so sollen die Handflächen zu Boden zeigen und nicht nach oben.

## Beinbewegung

Wir nehmen die Ausgangsposition ein. Dann gehen wir (nicht zu tief) in die Knie und richten uns wieder auf, allerdings sollen auch in der höchsten Position die Knie nicht ganz durchgestreckt sein.

Beim Auf- und Abgehen muß die Wirbelsäule unbedingt aufgerichtet bleiben, d.h., der Oberkörper darf weder nach vorne noch nach hinten kippen.

*Häufige Fehler:*
Wenn wir in die Knie gehen, dürfen diese nicht nach innen knicken und die Füße sollen nicht auswärts gedreht werden.

## Atmung

Zur Atmung siehe Kapitel »Übungsablauf«.

## Kompletter Ablauf

Arm- und Beinbewegung üben wir auf dieser Stufe noch getrennt voneinander. Die Bewegungen erfolgen langsam. Als ungefähre Richtlinie kann dienen, daß man für zwölf komplette Bewegungen zirka eine Minute benötigt.

Wir massieren Dantian, beobachten unsere Atmung und sammeln uns. Dann nehmen wir die Ausgangsposition ein und machen die Armbewegung zirka zwei Minuten lang, gefolgt von der Beinbewegung, die wir eine Minute lang üben. Anschließend machen wir eine kleine Pause und lockern Oberkörper, Arme und Beine.

Nun üben wir ein weiteres Mal zwei Minuten lang die Armbewegung, gefolgt von einer Minute Beinbewegung sowie einer Pause mit Lockern

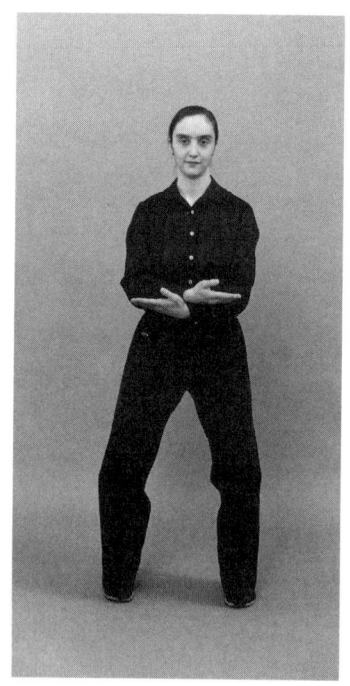

*Abb. 20: Ausgangsposition*

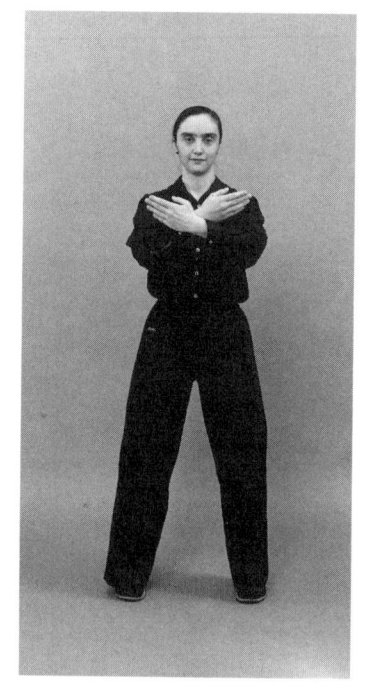

*Abb. 21: Phase 1*

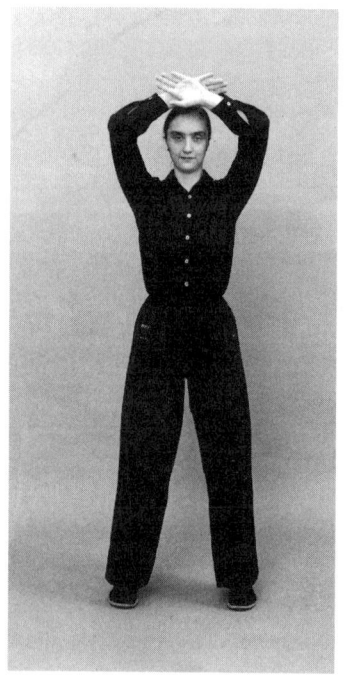

*Abb. 22: Phase 2*

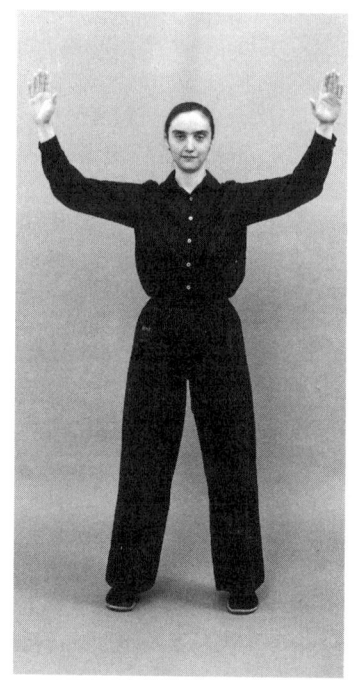

*Abb. 23: Phase 3*

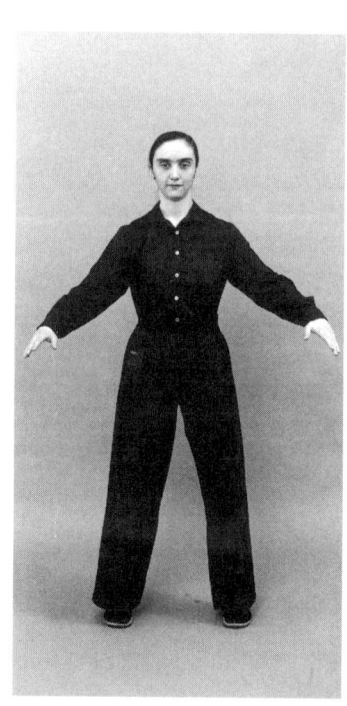

*Abb. 24: Phase 4*

von Oberkörper, Armen und Beinen. Nach einem dritten Durchgang von insgesamt drei Minuten beenden wir mit der Abschlußübung, wie im Kapitel »Übungsablauf« beschrieben.

Wenn wir wollen, können wir uns jetzt nochmals lockern.

Bitte lesen Sie nun weiter auf Seite 68.

---

## STUFE B

# Arm- und Beinbewegung

Wir wollen nun Arm- und Beinbewegung kombinieren und, um den Ablauf genauer beschreiben zu können, die Übung in mehrere Phasen unterteilen.

**Ausgangsposition:**
Wir nehmen die im Kapitel »Übungsablauf« beschriebene Ausgangsposition ein, haben aber die Knie deutlich gebeugt.

Die Arme sind vor dem Unterbauch (Dantian) überkreuzt, die Handflächen weisen nach oben. Wenn wir dann die Bewegung fortlaufend machen, wird immer einmal die linke, einmal die rechte Hand über die andere gekreuzt.

*Atmung:*
Wir haben ausgeatmet.

**Beginn der Beinstreckung, Heben der Arme – Phase 1:**
Aus der Ausgangsposition heraus beginnen wir langsam die Beine zu strecken.

Die Arme heben wir langsam bis auf Brusthöhe, wodurch die Handflächen in Richtung Körper sehen.

*Häufige Fehler:*
Das Heben der Arme soll nicht durch ein Anheben der Schultern eingeleitet werden.

*Atmung:*
Wir beginnen einzuatmen.

**Beenden der Beinstreckung, Drehen der Handflächen – Phase 2:**
Wir strecken die Beine weiter, so daß am Ende die Knie nur noch minimal gebeugt sind.

Die Arme werden weiter bis auf Stirnhöhe nach oben bewegt, wobei sich die Handflächen langsam so drehen, daß sie schließlich komplett von uns wegzeigen.

*Häufige Fehler:*
Die Knie dürfen nicht vollständig durchgestreckt werden. Die Arme sollten jetzt noch immer überkreuzt sein, die Hände dürfen sich noch nicht voneinander fortbewegt haben.

*Atmung:*
Wir beenden die Einatmung.

**Beinposition unverändert, Auseinanderführen der Hände – Phase 3:**
Die Hände gehen jetzt noch etwas weiter nach oben (etwas über Kopfhöhe) und entfernen sich gleichzeitig voneinander. Die Handflächen zeigen weiterhin nach vorne. Die Phase 3 endet, sobald wir in den Ellbogengelenken einen Winkel von ungefähr 90 Grad erreichen.

*Atmung:*
Wir beginnen auszuatmen.

*Häufige Fehler:*
Man beginnt bereits am Anfang der Phase 3 mit dem Ausatmen und nicht erst am Anfang der Phase 4.

**Beginn der Kniebeugung, Senken der Arme – Phase 4:**
Nun beginnen wir in die Knie zu gehen.

Wir lassen die Arme gleichmäßig so sinken, daß

63

die Handflächen am Ende der Phase zu Boden sehen.

Der Winkel in den Ellbogengelenken ist jetzt deutlich größer geworden, die Finger zeigen schräg nach vorne und außen.

Die Hände liegen in der Verlängerung der Unterarme, wir haben also keinen Knick in den Handgelenken.

*Häufige Fehler:*

Die Handflächen dürfen nicht nach oben sehen, die Ellbogengelenke keinesfalls gestreckt werden.

*Atmung:*

Wir atmen weiter aus.

**Ende der Kniebeugung, Schaufeln und Rückkehr in die Ausgangsposition – Phase 5:**

Wir gehen weiter in die Knie, bis wir die gleiche Beugung wie am Anfang erreicht haben.

Während die Arme weiter nach unten sinken, schwenken wir gleichzeitig in den Ellbogengelenken die Unterarme einwärts, wodurch eine schaufelnde Bewegung der Hände entsteht. Dadurch kehren wir in die Ausgangsposition zurück. Während der gesamten Phase 5 werden die Handflächen kontinuierlich gedreht, so daß sie zuerst zum Boden und am Ende der Phase nach oben weisen.

Auch hier sollen die Hände in der Verlängerung der Unterarme liegen, wir haben also keinen Knick in den Handgelenken.

*Häufige Fehler:*

In dieser Phase geschieht es oft, daß die Knie nach innen knicken. Meist ist dieser Fehler noch kombiniert mit einem Auswärtsdrehen der Füße. Dies führt zu einer Reihe von Fehlbelastungen und behindert das Fließen von Qi.

Statt, wie es richtig wäre, die Unterarme hereinzuschwenken, so daß die Ellbogen zunächst eher

körperfern bleiben, werden diese an den Körper gebracht, wodurch dann die Unterarme schräg nach außen zeigen. Dies blockiert sowohl unsere Atmung als auch unser Qi.

*Atmung:*

Wir beenden die Ausatmung.

# Atmung und Vorstellung

Wir beachten die im Kapitel »Übungsablauf« gegebenen Hinweise.

# Kompletter Ablauf

Wir verwenden jetzt ungefähr dasselbe Tempo wie auf Stufe A, d.h., wir benötigen für zwölf Zyklen zirka eine Minute.

Wir massieren Dantian und Laogong und sammeln uns. Dann nehmen wir die Ausgangsposition ein, atmen aus und machen die Übung zirka zwei Minuten lang, wobei wir immer beim Einatmen frisches Qi aufnehmen und beim Ausatmen zu Dantian führen und dort sammeln. Anschließend machen wir eine kleine Pause und lockern Oberkörper, Arme und Beine.

Nun üben wir wiederum zwei Minuten lang, gefolgt von einer Pause mit Lockerung. Nach einem dritten Durchgang von zwei Minuten beenden wir mit der Abschlußübung Laogong über Dantian.

Wenn wir wollen, können wir uns jetzt nochmals lockern.

*Häufige Fehler:*

Beim Auf- und Abgehen muß die Wirbelsäule unbedingt aufgerichtet bleiben, d.h., der Oberkörper darf weder nach vorne noch nach hinten kippen.

Bitte lesen Sie nun weiter auf Seite 68.

## Arm- und Beinbewegung

**Allgemeines zur Armbewegung:**
Während des gesamten Ablaufs bleiben die Hände immer in einer Ebene, die deutlich *vor* dem Körper liegt – sie werden nie seitlich des Körpers geführt. Dadurch erreichen wir, daß der Rücken angenehm weit bleiben kann und die Schultern eine Tendenz zur Weitung haben.

Die Ellbogen sind nur in der untersten Position (Ende der Phase 5) nahe am Körper. Durch die schaufelnde Bewegung erreichen wir nämlich, daß die Ellbogen nicht zu früh nahe zum Körper kommen.

## Atmung

**Beginn der Beinstreckung, Heben der Arme – Phase 1:**
Ganz leicht und mühelos leiten wir die Einatmung ein, indem wir beginnen, das Zwerchfell anzuspannen und die Bauchmuskeln zu lockern, wodurch die Bauchdecke leicht nach vorne kommt.

**Beenden der Beinstreckung, Drehen der Handflächen – Phase 2:**
Wir beenden die Einatmung durch ein leichtes Anheben des Brustkorbes und erinnern uns, daß diese nicht maximal sein soll.

*Häufige Fehler:*
Wir dürfen den Brustraum nicht durch ein übermäßiges Anheben der Schultern erweitern

**Beinposition unverändert, Auseinanderführen der Hände – Phase 3:**
In dieser Phase beginnen wir auszuatmen und denken daran, daß zunächst der Brustkorb locker sinken soll.

*Häufige Fehler:*
Die Ausatmung muß bereits zu *Beginn* dieser Phase einsetzen, die Luft soll nicht angehalten werden.

Häufig werden in dieser Phase die Schultern zu weit nach hinten geführt, wodurch normalerweise der Brustraum erweitert wird. Da wir uns aber schon in der Ausatmung befinden, wollen wir dies selbstverständlich vermeiden.

**Beginn der Kniebeugung, Senken der Arme – Phase 4:**
Wir atmen weiter aus, lassen den Brustkorb weiter sinken und beginnen, die Bauchmuskeln etwas zu kontrahieren.

**Ende der Kniebeugung, Schaufeln und Rückkehr in die Ausgangsposition – Phase 5:**
Nun beenden wir die Ausatmung, indem wir die Bauchmuskeln noch etwas stärker anspannen. Dadurch wird das entspannte Zwerchfell nach oben geschoben. Wir sollten jedoch nicht den letzten Rest Luft aus unseren Lungen pressen.

## Vorstellung und Qi

Dazu beachten wir die Hinweise im Kapitel »Übungsablauf«.

## Kompletter Ablauf

Die Bewegungen werden jetzt langsamer. Als ungefähre Richtlinie kann dienen, daß man für nunmehr neun Zyklen zirka eine Minute benötigt. Wenn Sie allerdings den Eindruck haben, dieses langsamere Tempo nicht zu schaffen, ohne mit der Atmung Schwierigkeiten zu bekommen, können Sie selbstverständlich zügiger üben.

Wir massieren Dantian, Laogong und Yongquan und sammeln uns. Dann nehmen wir die Aus-

gangsposition ein, atmen aus und beginnen einatmend mit zwölf Zyklen. Dies bezeichnen wir
als eine Serie.

Wir achten darauf, die Bewegung aus den Beinen zu
initiieren und lassen uns von der Schwerkraft helfen. Außerdem beobachten wir die Bewegungen
unserer Schultern. Gute Konzentration auf die
Bauchatmung, wache Aufmerksamkeit, die Aufnahme von frischem Qi und das Wahrnehmen der
Wirkung sind wichtige Bestandteile der Übung.

Nach der ersten Serie machen wir eine kleine
Pause und lockern Oberkörper und Beine. Nun
machen wir eine zweite Serie von zwölf Zyklen,
wieder gefolgt von einer kleinen Pause mit Lok-
kern von Oberkörper und Beinen. Eine dritte
Serie vervollständigt diese Übung. Wir beenden
mit der Abschlußübung Laogong über Dantian.
Wenn wir wollen, können wir uns jetzt noch
einmal lockern.

### Zeitbedarf:
Üben wir in der beschriebenen Weise, ergibt sich
ein Zeitbedarf von insgesamt zirka 5 Minuten.
Bitte lesen Sie nun weiter auf Seite 68.

---

## STUFE D

# Arm- und Beinbewegung

### Beinbewegung:
Es sei nochmals explizit auf die Übung »Auf
und Ab« (Kapitel »Arme und Beine«, Stufe C)
hingewiesen, die für die Beinbewegung in dieser
Übung von ganz besonderer Wichtigkeit ist.

### Bewegung der Schultern:
Im Kapitel »Arme und Beine«, Stufe D, finden
wir Anweisungen, wie wir das zwanghafte Hochziehen der Schultern während des Hebens der
Arme vermindern können. In dieser Übung können wir sie wie folgt umsetzen:

Wir versuchen, die Schultern in den Phasen 3
bis 5 beweglich zu lassen, um im Laufe der Zeit
eine bessere Kontrolle über die Bewegung der
Schultern auch in den Phasen 1 und 2 zu erhalten.
Für die Phase 3 bedeutet dies, daß wir versuchen
sollten, die Schultern etwas in die Weite und
nach vorne zu führen, wodurch sich die Schulterblätter etwas voneinander entfernen. Gelingt
es uns jetzt zusätzlich, in der Phase 4 beim
Sinkenlassen der Arme zunächst die Schultern
zu senken (und sei es nur ein klein wenig), dann
befinden wir uns schon auf dem richtigen Weg.
In der Phase 5 können wir nun durch das Gewicht
der Arme die Schultern etwas nach unten ziehen
lassen.

*Häufige Fehler:*
Die Arme werden in der Phase 3 und 4 zu weit
nach hinten genommen, wodurch die Schulterblätter zu nahe aneinander rücken, sich Schultern
und Brustkorb verkrampfen und die Gefahr eines
Hohlkreuzes besteht.

### Herstellen von Weite:
Die Ellbogen sind nur in der Ausgangsposition
(Ende der Phase 5) nahe am Körper. Während
der gesamten Einatmung versuchen wir, mit Hilfe der Arme ein Gefühl von lockerer Weite
herzustellen, was unsere Gelenke öffnet und das
Qi frei fließen läßt. Um dies möglich zu machen,
haben wir viel Konzentration in den Fingerspitzen.

*Häufige Fehler:*
Die Weite darf nicht durch ein völliges Strecken
in den Ellbogengelenken hergestellt werden.

# Atmung

Wir beachten die Hinweise im Kapitel »Übungsablauf«.

## Vorstellung (Yi) und Qi

**Kontakt zu Himmel und Erde:**
Beim Heben sollen die Füße guten Kontakt zum Boden behalten (nicht abheben), und der Baihui strebt dem Himmel entgegen. Beim Absenken sind wir uns der Yongquan-Punkte in den Fußsohlen sowie des Dammpunktes Huiyin bewußt. Wir dürfen auch hier nicht vergessen, daß dem Baihui weiterhin eine aufrichtende Funktion zukommt.
Vergessen wir auch nicht das Wahrnehmen der Wirkung, wie im Kapitel »Übungsablauf« beschrieben.

**Aufnahme von Qi:**
Wir können in dieser Übung mit zwei verschiedenen Arten der Vorstellung und des Qi-Flusses arbeiten. Bei der ersten versuchen wir, mit dem gesamten Körper Qi aufzunehmen und beim Ausatmen dieses aufgenommene Qi zu Dantian zu führen. Die zweite Möglichkeit sieht vor, das frische belebende Qi mit der Atmung durch den Mund aufzunehmen und ausatmend zu Dantian zu leiten. Die Bewegung unterstützt dann nur diesen Vorgang. Die Einatmung durch den Mund und Ausatmung durch die Nase (tonisierende Atmung) verwenden wir in beiden Varianten.
Beim Lenken des Qi denken wir daran, daß Yi dem Qi vorauseilen soll.

## Kompletter Ablauf

Wir massieren Dantian, Laogong, Yongquan, Baihui und Huiyin und sammeln uns.
Der Ablauf für die Stufe D entspricht dem der Stufe C.
Insbesondere achten wir auf eine gut aufgerichtete Wirbelsäule und bewegliche Beingelenke. Die Schultern sind in alle Richtungen frei beweglich, Schultern und Arme haben eine Tendenz zur Weitung.
Wir arbeiten mit Bauch-Flanken-Brustatmung.

Die Einatmung erfolgt durch den Mund, die Ausatmung durch die Nase.
Wache Aufmerksamkeit, der Kontakt zu Himmel und Erde, das Aufnehmen von Qi und das Wahrnehmen der aktivierenden Wirkung sind wichtige Bestandteile dieser Übung.
Wir können uns jetzt auch größere Freiheiten mit dem Tempo erlauben und versuchen, die Übung etwas schneller und vor allem auch etwas langsamer zu machen als bisher angegeben. Hatten wir in der Stufe C zum Beispiel neun Zyklen pro Minute, so können wir es nun mit sechs Zyklen und, wenn wir die Übung sehr gut beherrschen, vielleicht auch einmal mit drei Zyklen pro Minute probieren.
In den Pausen zwischen den Serien atmen wir durch die Nase ein und aus.
Erst wenn wir die normale Methode der Qi-Aufnahme sicher beherrschen, können wir alternativ mit der zuvor unter »Aufnahme von Qi« genannten zweiten Möglichkeit arbeiten.

## Weitere Möglichkeiten

Eine sehr fortgeschrittene Übungsweise besteht darin, jene Körperseite, deren zugehörender Arm beim Überkreuzen vor Dantian höher liegt, etwas stärker einzusetzen. Dadurch kommt eine leichte Asymmetrie in die Bewegung und man erreicht ineinander übergehende Zustände, die große Ähnlichkeit mit denen haben, die in einem Yin-Yang-Zeichen dargestellt werden. Spätestens hier wird man ohne die Hilfe eines kompetenten Lehrers nicht mehr weiterkommen.
Wir können auch eine zusätzliche Variante der Qi-Aufnahme versuchen, bei der das frische Qi beim Einatmen über die Laogong-Zentren aufgenommen wird und in der Ausatmung von diesen Zentren über die Arme in den Rumpf und so zu Dantian fließt.

Bitte lesen Sie nun weiter auf Seite 72.

# Arme und Beine

STUFE A

»Der Mensch stirbt von den Füßen her«, sagten die alten Chinesen. Denken Sie an alte Menschen: Ist es nicht oft ihr unsicherer Gang, der sie so schwach und hilflos macht?

Dagegen können wir jedoch etwas unternehmen. Im Laufe Ihrer Lektüre werden Sie viele Hinweise zum besseren Gebrauch Ihrer Beine bekommen.

Zur Hebung unserer Lebensqualität sollten wir unbedingt wieder lernen, die Beine einzusetzen und sie als wichtige Teile unserer Person zu sehen. Auf meinen Reisen in Asien ist mir immer wieder aufgefallen, daß bei Völkern, wo das Sitzen am Boden üblich ist, nur wenige alte Menschen zum Gehen einen Stock benötigen. Das lebenslange Hinsetzen und Aufstehen hält offensichtlich die Beine in Form und macht damit auch den alten Menschen unabhängig und aktiv. Bitte lesen Sie nun weiter auf Seite 77.

## STUFE B

Auf dieser Stufe wollen wir beobachten, mit welchen Strategien wir Arme und Beine bewegen. Sind wir steif und verspannt? Gehen wir sicher? Fühlen sich Arme und Beine während der Übungen leicht an?

Grundsätzlich sollten wir unseren Beinen größere Aufmerksamkeit schenken als unseren Armen, da die Beine einen direkten Bezug zum Funktionskreis der Nieren und damit zum primären Qi haben.

Bitte lesen Sie nun weiter auf Seite 77.

## STUFE C

## Theorie

**Allgemeines:**

Wir wollen mit den folgenden Überlegungen und daraus resultierenden Übungen versuchen, den Beinen und Armen ihre Beweglichkeit zurückzugeben und uns mehr Klarheit über die Möglichkeiten ihres Einsatzes zu verschaffen. Nur wenn unsere Arme und Beine als bewegliche Elemente arbeiten, kann unsere Mitte zur Ruhe kommen. Dies ist eine Voraussetzung für eine wirkungsvolle Zentrierung.

Wir sollten versuchen, den Hauptimpuls für die in unseren Übungen geforderten Bewegungen immer aus den Beinen zu beziehen. In Zhang Sanfengs Klassiker über Taijiquan lesen wir: »Die Wurzel ist in den Füßen, die Kraft (Jing) wird von den Beinen erzeugt, kontrolliert durch die Taille und kommt durch die Finger zum Ausdruck.« Wir machen es leider oft umgekehrt. Statt die Beine, die ja viel kräftiger sind, arbeiten zu lassen, versuchen wir, die Arme und Schultern einzusetzen, wodurch diese chronisch überlastet und verspannt werden.

Die Mitte soll also die Steuerungszentrale bilden, die Beine geben die Kraft, und die Arme werden dadurch die ausführenden Organe.

**Sensomotorisches Lernen:**

Eine wichtige Grundannahme vorneweg: Der Muskel ist dumm! Er macht fast ausschließlich das, was ihm vom Nervensystem aufgetragen wird.

Es ist eine traurige Tatsache, daß im Sport auch

heute noch häufig in erster Linie der Muskel auf Kraft, Ausdauer und Schnelligkeit trainiert und die so wichtige Steuerung des Muskels sträflich vernachlässigt wird. Es ist daher kein Wunder, daß Fehlbelastungen und dadurch bedingte Schäden an der Tagesordnung sind. Das stereotype Wiederholen falscher Abläufe schädigt nämlich oft mehr als es nützt. Dies gilt nicht nur für den Leistungssport, wo man Schäden ja meist einkalkuliert, sondern leider auch für den Freizeitsport.

Auf die Frage, ob denn nicht Sport und Bewegung gesund seien, antworte ich meist mit der Gegenfrage: »Welche Art von Sport und Bewegung?«

Um nun Muskeln sinnvoll einsetzen zu können, benötigen wir eine ungeheure Zahl von Rückmeldungen, die uns Informationen über Lage- und Spannungsänderungen, Druckverhältnisse, räumliche Ausdehnungen und viele andere Faktoren geben.

Bei primitiven Tieren, wie etwa der Hydra, kann ein und dieselbe Zelle die Funktion der Reizaufnahme und der Kontraktion übernehmen. Bei höheren Tieren werden dann immer mehr Zellen und schließlich ein Gehirn dazwischengeschaltet. Dieses Gehirn sortiert die eingehenden Nachrichten, interpretiert sie und schickt dann Befehle zu den Muskeln.

Somit ist klar, weshalb für uns das Wahrnehmen, das Spüren, das Fühlen eine so große Bedeutung hat. Da außerdem im allgemeinen die Reizaufnahme um so genauer und unverfälschter geschieht, je weniger Spannung vorhanden ist, ist nachvollziehbar, warum ich immer auf die Wichtigkeit der Entspannung hinweise. Was uns im Rahmen von Bewegungen ebenfalls interessiert, ist das Wahrnehmen von *Spannungsunterschieden*, da dieses uns in die Lage versetzt, Spannungsveränderungen vorzunehmen.

Den Prozeß der Reizaufnahme, Verarbeitung und den Befehl zum Handeln, sowie die dabei auftretenden Lernprozesse nennen wir *sensomotorisches Lernen*.

Um gut gesteuerte Befehle erteilen zu können, müssen wir spüren und fühlen, was tatsächlich geschieht. Je mehr Aktionen wir ganz bewußt beeinflussen können, um so besser. Selbstverständlich kommen wir nicht umhin, gewisse Automatismen zu entwickeln, doch sollte das Bewußtsein (Yi) eine übergeordnete Instanz darstellen, die immer und überall erfolgreich eingreifen kann. Aus diesem Grunde sollten wir die *wache Aufmerksamkeit* in unseren Übungen und in unserem täglichen Leben stark betonen.

## Übungsanweisungen (Beine)

### Ausgangsposition:

Die Ausgangsposition ist dieselbe wie in fast allen unseren Übungen, d.h., die Füße stehen etwa schulterbreit auseinander, die Fußinnenkanten sind parallel. Die Knie sind gut, aber nicht zu tief gebeugt, die Stellung darf uns nicht anstrengen. Die Wirbelsäule ist locker aufgerichtet, der Blick geht entspannt in die Ferne. Wir legen die Handflächen in die Leistenbeuge.

### X-Beine und O-Beine:

Wir führen jetzt mehrmals die Knie zusammen, so daß X-Beine entstehen, und dann wieder auseinander, so daß O-Beine entstehen, wobei die Fußinnenkanten unbedingt parallel bleiben müssen.

Diese Bewegung wird in den Hüftgelenken gemacht! Viele von uns glauben, sie könnten die Knie durch eine Aktion in der Gegend des Kniegelenkes einwärts und auswärts führen, was aber nicht der Fall ist. Wir können nämlich in den Kniegelenken nicht viel mehr als beugen und strecken. (Selbstverständlich kann man in den Knien noch einige andere Bewegungen durchführen, dies ist aber für die folgenden Überlegungen ohne Bedeutung.) Jeder Versuch, in den Kniegelenken andere Bewegungen, wie etwa das eben erwähnte Einwärts- und Auswärtsführen zu machen, bringt Fehlbelastungen und Verspannungen mit sich und kann im Laufe der Jahre die Kniegelenke irreparabel schädigen.

Es muß uns also bewußt sein, daß die genannten Bewegungen durch Aktionen der Hüftgelenke zustandekommen. Dies bedeutet, daß wir an einer Stelle unseres Systems (Hüfte) aktiv werden, und an einer recht weit entfernten anderen Stelle (Knie, Füße) sehen wir dann die Auswirkungen. Wir müssen also unsere Hüftgelenke aktivieren; sie befinden sich ungefähr dort in der Tiefe, wo wir gerade unsere Handflächen in der Leistenbeuge liegen haben (siehe Abb. 26). Nach meiner Erfahrung lokalisieren viele Leute die Hüftgelenke viel höher oben und weiter außen.

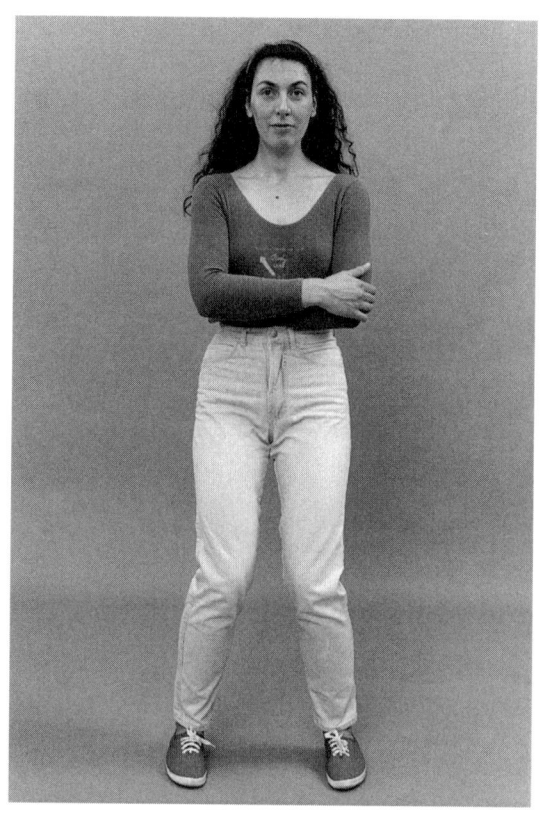

Abb. 27: X-Beine, Belastung auf den Fußinnenkanten (Um einen freien Blick auf die Hüftgelenke zu ermöglichen, wurden für die Aufnahme die Arme vor die Brust genommen.)

Wenn wir nun die Knie mehrfach deutlich nach innen und nach außen bringen, haben wir mit dieser Übung folgendes erreicht:

– Wir verstehen, daß Vorgänge in den Hüftgelenken unsere Knie einwärts und auswärts bewegen.
– Wir lernen, welche Aktionen dafür nötig sind.
– Wir spüren, wo sich die Hüftgelenke befinden; die Hände in der Leistenbeuge helfen uns dabei.

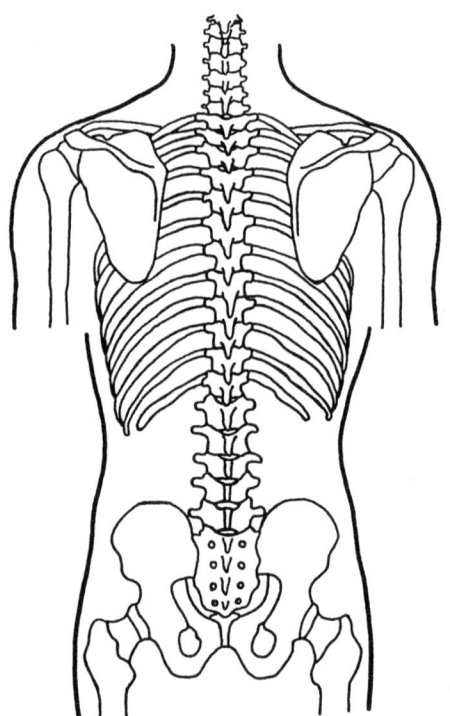

Abb. 26: Lage der Hüftgelenke

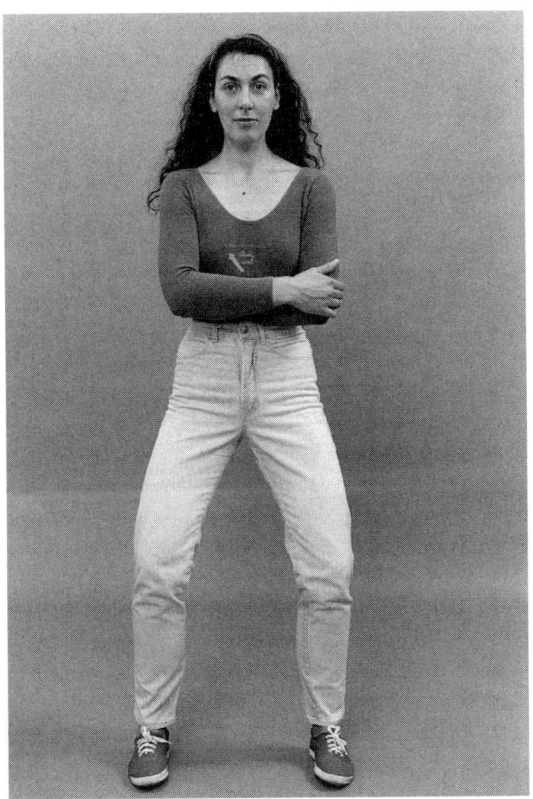

*Abb. 28: O-Beine, Belastung auf den Fußaußenkanten (Um einen freien Blick auf die Hüftgelenke zu ermöglichen, wurden für die Aufnahme die Arme vor die Brust genommen.)*

### Fußaußenkanten, Fußinnenkanten:

Es wird Ihnen sicherlich aufgefallen sein, daß beim Bewegen der Knie (mit hoffentlich parallelen Fußinnenkanten!) die Füße abwechselnd auf die Außenkanten und auf die Innenkanten kamen. Das bedeutet nun nichts anderes, als daß uns die Belastung auf den Fußsohlen Auskunft gibt über die Stellung der Knie und weiterhin darüber, was wir in den Hüftgelenken gemacht haben.

Wir dürfen nie vergessen, daß die Fußsohlen uns beim Stehen, beim Gehen und vielen anderen Verrichtungen unschätzbare Informationen über die Belastung und in weiterer Folge über unser Gleichgewicht liefern. Wir massieren unter anderem deshalb Yongquan, um unsere Sensibilität in den Fußsohlen zu verbessern.

Um nun eine optimale Beinstellung zu erreichen, sollten wir die Knie von den Hüftgelenken her so plazieren, daß das Körpergewicht genau in der Mitte zwischen Fußaußenkante und Fußinnenkante liegt. Dies können wir am besten erreichen, indem wir zuerst leichte X-Beine machen und die Belastung auf den Innenkanten spüren und dann leichte O-Beine mit der Belastung auf den Außenkanten. Zwischen diesen beiden Werten können wir die Mitte finden.

Stehen die Füße richtig (Fußinnenkanten parallel), dann sollten die Knie am Schluß dieser Übung in dieselbe Richtung zeigen wie die Zehen. Da erfahrungsgemäß die meisten von uns aus Gewohnheit viel zuviel Gewicht über den Innenkanten haben, wird man möglicherweise als Zwischenlösung so arbeiten müssen, daß eher die Außenkanten etwas stärker belastet sind.

Bitte bedenken Sie, daß sich das erreichte Ergebnis sehr ungewohnt und möglicherweise falsch anfühlen wird, obwohl Sie sich auf dem richtigen Weg befinden. In diesem Zusammenhang verweise ich auf das Kapitel »Wie korrigiert man Fehler?«.

### Richtung der Zehen:

Immer wieder haben Sie in den Übungsanweisungen gelesen, daß die Fußinnenkanten parallel stehen sollen, und möglicherweise bei sich selbst entdeckt, daß doch häufig eine Tendenz besteht, die Zehen nach außen zeigen zu lassen. Mittlerweile wissen Sie jedoch, daß wir auch in diesem Falle in den Hüftgelenken etwas verändern müssen.

Wir drehen das gesamte Bein auf der Ferse mehrmals einwärts und auswärts und spüren die Veränderung in der Leistenbeuge und in den Hüftgelenken. Dann versuchen wir, die Fußinnenkanten parallel zu stellen, wobei wir den

Blick nach wie vor in die Ferne gerichtet haben. Durch einen Kontrollblick nach unten überzeugen wir uns vom Ergebnis unserer Bemühungen. Zeigen die Zehen jetzt noch immer nach außen, dann stimmen Vorstellung und Realität nicht überein, und wir müssen in weiterer Folge wohl oder übel mit einer Vorstellung und einem Gefühl arbeiten, als ob die Zehen *deutlich* einwärts stehen würden. Das wird sich mit zunehmender Übungserfahrung nach und nach legen.

*Häufige Fehler:*
Das Auswärts- und Einwärtsdrehen der Füße soll durch Muskeln im Hüftbereich bewirkt werden und nicht durch ein Vor- oder Zurückschwingen des gesamten Körpers.

## Vorne und Hinten:
Nachdem wir die Richtung der Füße und die Gewichtsverteilung zwischen Fußinnen- oder -außenkante geklärt haben, wollen wir unser Gewicht mehrmals nach vorne über die Ballen und nach hinten über die Fersen verlagern.
Wieder bilden die Fußsohlen unsere »Meßgeräte«, und wir versuchen auch hier, die Mitte zu finden, d.h., daß wir gleich viel Gewicht über den Ballen spüren wie über den Fersen.

## Auf und Ab:
Mit unserem neu erworbenen Wissen können wir nun z.B. die Beinbewegung üben, die wir für die aktivierenden Übungen 1 und 3 (Öffnen und Schließen) brauchen.
Wir gehen also aus der Ausgangsposition mehrmals auf und nieder, wobei sich das Gefühl in den Fußsohlen *keinesfalls* verändern darf. Wenn Sie genau beobachten, werden Sie aber bemerken, daß es in den Fußsohlen zu fühlbaren Gewichtsverlagerungen gekommen ist. Diese entstehen meistens durch Blockaden in den Fuß-, Knie- und Hüftgelenken sowie eine fehlerhafte Aufrichtung der Wirbelsäule.

Stellen wir z.B. fest, wenn wir nach unten gehen, daß die Knie nach innen knicken und dadurch die Fußinnenkanten stärker belastet werden, so wissen wir nun, daß wir in den Hüftgelenken etwas stärker öffnen müssen, um diesen Fehler zu vermeiden. Geht das Gewicht zu stark nach vorne auf die Ballen, dann liegt es meistens an blockierten Hüftgelenken, die wir stärker hätten beugen müssen, wohingegen eine überstarke Belastung der Fersen auf blockierte Kniegelenke hinweist.
Diese Blockaden können beseitigt werden, wenn
– man spürt, daß etwas nicht in Ordnung ist (z.B. falsche Belastung der Fußsohle),
– weiß, wo der Grund dafür liegt (z.B. blockiertes Hüftgelenk),
– weiß, wie man es besser machen kann (Lösen der gedanklichen Blockade, siehe Stufe D).

Bitte lesen Sie nun weiter auf Seite 78.

---

## STUFE D

### Allgemeines:
Lösen wir uns von dem Gedanken, daß wir »einfache« Tätigkeiten wie Gehen, Sitzen, Stehen oder Sprechen gut beherrschen, weil wir sie vielleicht schon seit Jahrzehnten ausüben. Hören wir zu einem ähnlichen Thema den Spitzenkoch Vincent Klink (*Der Spiegel* 1, 1995:59): »Gutes Essen und Genuß kann man lernen. Die meisten Menschen glauben, weil sie von Geburt an gegessen und getrunken haben, sie könnten es. Stimmt nicht.« Aus diesem Grunde sollten wir alle diese gewohnten Tätigkeiten neu in einer verbesserten Form erlernen, was meine Erachtens aber das Leben ungeheuer spannend macht, da es von nun an keine Routinetätigkeit mehr gibt.

### Blockaden:
Die im folgenden geschilderten Blockaden und deren Auflösung beziehen sich auf sämtliche

Arten von Blockaden (Konzentration, Atmung, Qi, Geist) und nicht nur auf die geschilderten Gelenksblockaden.

Es gibt Blockaden von Gelenken; man vergleicht sie sehr gerne mit einer verklemmten Schublade, wo man manchmal die Hilfe eines Arztes benötigt, um die Funktion wiederherzustellen.

Es gibt aber auch noch andere Gelenksblockaden, die ihren Sitz in unserem Gehirn und seiner Vorstellungswelt haben. Wir delegieren nämlich in dem sicheren Wissen, daß eine Bewegung z.B. im Hüftgelenk nicht möglich ist, diese Anforderungen an andere, meist schlechter geeignete Gelenke, obwohl das Hüftgelenk für die gestellte Aufgabe voll funktionsfähig gewesen wäre. Der Veränderungsprozeß muß hier also im Gehirn stattfinden! In *Manuelle Medizin* von Lewit, K./Sachse, J./Janda, V. (1987:269) lesen wir: »[…] erinnern wir uns, daß die zentrale Fehlsteuerung und Fehlbelastung eine der Hauptursachen von Funktionsstörungen der Wirbelsäule ist.«

Wenn wir also in die Knie gehen und sie dabei nach innen knicken, wodurch die Füße sich nach außen drehen und auf den Innenkanten belastet werden, so ist das ein Produkt eines fehlerhaften Einsatzes des Hüftgelenks. Die Übungen der Stufe C helfen nun unserem Gehirn, die Möglichkeiten, die im Hüftgelenk gegeben sind, wahrzunehmen und die richtigen Steuerungsimpulse für einen besseren Gebrauch zu geben. Wie bereits erwähnt, muß das Gehirn dafür möglichst genaue Rückmeldungen über den Ist-Zustand erhalten, wissen, was für diesen Zustand verantwortlich ist und wissen, wie es besser gemacht werden könnte.

### Befreien der Wege (Nachgeben oder Widerstand leisten):

Auf der Stufe C haben wir die praktische Übung »Auf und Ab« kennengelernt.

Geht man in die Knie, so wird meist folgendes passieren: Man läßt die Schwerkraft wirken, unternimmt in den Beingelenken nichts und wartet so lange, bis der von oben wirkende Druck die Gelenke zur Bewegung zwingt und buchstäblich deren Widerstand bricht. Sie werden jetzt vielleicht einwenden, daß Ihnen bei sich selber noch nie aufgefallen ist, daß Widerstände gebrochen würden. Sie haben recht: Es ist Ihnen noch nie aufgefallen, aber nur, weil Sie sich im Laufe der Jahre daran gewöhnt haben.

Stellen Sie sich vor, Sie hätten eine schwere Last zu befördern und müßten diese in einem Haus durch mehrere Zimmer bis auf den Dachboden tragen. Alle Türen im Haus sind geschlossen, und so müssen Sie nun mit gewaltigen Verrenkungen jeden Türgriff mit dem Ellbogen betätigen und sich schwerfällig durch jede Tür zwängen. Haben Sie jedoch einen Helfer, der sämtliche Türen aufhält, dann sinkt Ihr Arbeitsaufwand ganz beträchtlich. Wie setzen wir dieses Bild nun um?

Bringen wir den Baihui gut in Richtung Himmel, und lassen wir die Schwerkraft in Huiyin und in den Yongquans wirken, dann dehnen wir unser gesamtes System leicht und machen alle Gelenke weit und durchlässig.

Wenn wir nun in die Knie gehen und die Schwerkraft wirken lassen, dürfen wir nicht von unten her Widerstand leisten, sondern weichen mit den Knien nach vorne aus. Wir öffnen also, um beim vorherigen Vergleich zu bleiben, die Tür, und warten nicht, bis sie aufgesprengt wird.

Wir werden nur dann erfolgreich sein, wenn wir weiterhin, trotz unseres Sinkens, den Baihui zum Himmel streben lassen. Dies ist eine Verwirklichung des Prinzips von Yin und Yang, wie es schon im Kapitel »Die Wirbelsäule …« geschildert wurde, diesmal aber auf eine Bewegung angewandt. Was vorher ein einseitiges »Alles nach unten« war, erhält nun die ausgleichende Kraft nach oben und damit die Möglichkeit, nach vorne-hinten und links-rechts die fehlenden zwei

Dimensionen zu erschließen. Nützt man also die uns von der Natur gegebenen Möglichkeiten aus, wird aus einem quälenden Niedersinken mit Knirschgeräuschen in allen Gelenken plötzlich ein müheloses Gleiten.

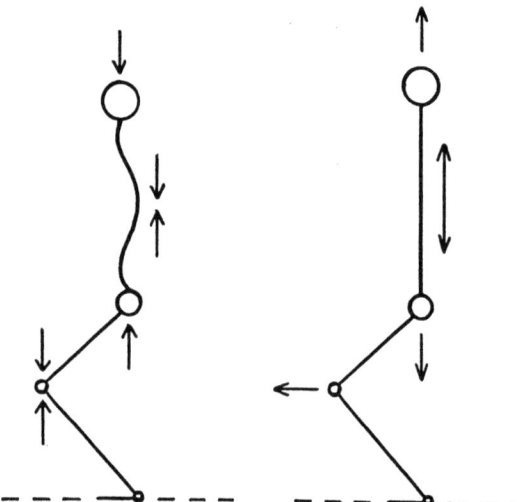

*Abb. 29 (links): Kampf mit der Schwerkraft*
*Abb. 30 (rechts): Die Schwerkraft als Freund*

In der Ausscheidungsübung 1 (Oben) habe ich auf der Stufe C die Anwendung dieses Prinzips beschrieben. Im Kapitel »Qi« finden wir auf der Stufe D ebenfalls diesen grundlegenden Gedanken des Freimachens der Wege, des Öffnens der Türen, angewandt auf das Leiten von Qi.
Abschließend möchte ich Sie auf das Einrichten von Baihui senkrecht über Huiyin erinnern. Stellen Sie sich eine gut geölte Stange vor, die senkrecht durch Sie hindurchgeht. Entlang dieser Stange können Sie nun mühelos auf und ab gleiten.

**Verwurzelung:**
»Was fest verwurzelt ist, kann nicht ausgerissen werden«, sagt Laozi im 54. Spruch des Daodejing (Lao Tse [1985:o.S.]) und hebt damit die Wichtigkeit dieser Verbindung besonders hervor. Verwurzelt zu sein, eine gute Verbindung mit dem

Boden zu haben, ist nicht nur im Qigong, sondern auch im Alltag eine wünschenswerte Eigenschaft. Wie wir bereits im Abschnitt »Befreien der Wege …« gehört haben, darf man sich dazu nicht schwer machen, weil dies zuviel Druck auf unsere Wirbelsäule und die Gelenke ausüben würde.
Wir brauchen also die aufrichtende, in Baihui wirkende Kraft, und lassen uns von der Schwerkraft entspannt zur Erde ziehen. Wir versuchen ein Gefühl herzustellen, als ob von den Fußsohlen Wurzeln in den Boden wachsen und uns unverrückbar mit diesem verbinden. Dabei müssen wir jedoch vollkommen gelöst und entspannt bleiben und dürfen keinesfalls versuchen, mit erhöhter Muskelanspannung zu arbeiten. Hat man zuviel Spannung im oberen Bereich, etwa in den Schultern oder weil man die Brust zu weit vorgewölbt hat, wird der Stand instabil und verliert die Verwurzelung.
Es ist wohl am besten, den Vergleich mit einem Baum zu wählen, der tief verwurzelt und gut in der Erde verankert ist, aber von dort weg hoch aufgerichtet zum Himmel strebt. Wind, ja sogar Sturmböen, können ihm nichts anhaben, da er immer weich nachgibt, um sich dann wieder aufzurichten.

**Die Knochen und ihre Ausrichtung (die innerste Schicht):**
Wir erinnern uns, daß gemäß den fünf Wandlungsphasen unser Organismus aus fünf Schichten aufgebaut ist, die von außen nach innen lauten: Haut, Blutgefäßschicht, Muskelfleisch, Sehnen und Gelenke sowie als innerste Schicht die Knochen.
Sind Muskeln zu sehr verspannt, dann zwingt eine weiter außen liegende Schicht der innersten Schicht ihre Ordnung auf. Die Strukturierung müßte aber von innen nach außen geschehen, da die Knochen Bestandteil des Funktionskreises Niere sind und daher einen engen Bezug zum

primären Qi haben, das unser gesamtes Wesen prägt.

Entspannte Muskeln ermöglichen nun den Knochen, die gemäß ihrer Struktur optimale Position zu finden, welche natürlich für jeden Menschen verschieden ist. Ich möchte hier daran erinnern, daß Entspannung nichts mit Erschlaffung zu tun hat, wo die Muskeln schwer an den Knochen hängen und diese wiederum in unnatürliche Lagen zwingen.

Auf der Stufe D unserer Standübungen finden Sie praktische Hinweise zu diesem Thema, da das schwierige Ausrichten der Knochen zunächst besser mit einer statischen Übung kennengelernt werden kann. In weiterer Folge wäre es natürlich von Vorteil, die gewonnenen Erkenntnisse in allen Übungen umzusetzen.

## Übungsanweisungen (Arme)

### Ausgangsposition:
Wir nehmen die uns bereits vertraute Ausgangsposition ein.

### Bewegung der Schultern und Arme:
Am Beispiel der aktivierenden Übung 1 (Öffnen) wollen wir nun versuchen, den Gebrauch der Schultern und der Arme zu verbessern. Es geht uns dabei im Moment nicht um die aktivierende Wirkung, sondern um das Verbessern von Abläufen, die wir dann in sämtliche Übungen integrieren können.

Wir wollen ganz bewußt wahrnehmen, wie sich während des gesamten Bewegungsablaufs die Schulterblätter mit Leichtigkeit bewegen. Es ist ein ganz natürlicher Vorgang, daß beim Heben der Arme die Schultern etwas nach oben kommen. Dies sollte man nicht zu unterdrücken versuchen. Das Problem hat seine Ursachen woanders.

Durch unsere Lebensweise sind wir sehr kopflastig geworden und haben bedingt dadurch meist stark verspannte Nacken- und Schultermuskeln. Leider werden diese Muskeln auch oft dann aktiv, wenn sie es nicht oder nur in geringerem Ausmaße sein sollten. Das zeigt sich in einem zwanghaften Hochziehen der Schultern, wann immer wir mit Händen und Armen aktiv sind. Häufig werden auch die Arme durch Vorwölben der Lendenwirbelsäule (Hohlkreuzbildung) angehoben.

Wir sollten nun versuchen, das Heben der Arme nicht durch ein Hochziehen der Schultern einzuleiten, sondern von den Beinen bzw. von Dantian aus zu initiieren. Das bedeutet im Sinne von Yin und Yang, daß wir unten etwas tun müssen, wenn wir oben etwas erreichen wollen. Nur dann haben wir in unserem System einen harmonischen Ausgleich. Selbstverständlich setzen wir dafür die Vorstellungskraft Yi ein.

Eine weitere Hilfe besteht darin, die Schultern in die Weite zu führen; damit bleiben sie beweglich. Dies bedeutet, daß wir versuchen sollten, beim Auseinanderführen der Arme die Schulterblätter etwas voneinander zu entfernen und dadurch die Schultern in die Weite und etwas nach vorne zu führen.

Gelingt es uns jetzt noch, beim Sinkenlassen der Arme zunächst die Schultern zu senken (und sei es nur ein klein wenig), dann befinden wir uns schon auf dem richtigen Weg. Sind die Hände schon ganz unten, können wir die Schultern durch das Gewicht der Arme noch etwas nach unten ziehen lassen.

Beinahe noch wichtiger, als sich auf das Senken der Arme zu konzentrieren, ist es, das bewußte Sinken des Brustkorbes wahrzunehmen, wie es in den Atmungsanweisungen beschrieben wird. Selbstverständlich soll man auch das Heben des Brustkorbes erlauben und spüren, aber das Sinken ist weitaus wichtiger.

Das Umlernen kann, es sei hier offen gesagt, viele Jahre dauern, und Sie dürfen in Ihren Bemühungen nicht nachlassen, wenn Sie wirklich etwas verbessern wollen.

# Weitere Hinweise

**Drei äußere Entsprechungen (Waisanhe):**
Es entsprechen sich Hand und Fuß, Ellbogen und Knie sowie Schultern und Hüften. Das bedeutet, daß wir in unseren Übungen versuchen sollten, diese Verbindungen zu spüren und zu entwikkeln. Wie immer übernimmt Dantian als Steuerungszentrale die Vermittlerrolle.

Man beginnt damit, auf derselben Seite die Verbindung zu spüren, also etwa zwischen rechter Hüfte und rechter Schulter. Später versucht man, linke Hüfte und rechte Schulter sowie rechte Hüfte und linke Schulter zu verbinden. Dadurch wird ein Gefühl für das Zusammengehören aller Teile entwickelt, die trotz aller wünschenswerten Beweglichkeit immer auch Rücksicht auf die anderen Teile des Systems nehmen.

In den Standübungen lassen sich diese Entsprechungen zunächst leichter üben, und erst im Laufe der Zeit wird es uns gelingen, die notwendigen Verbindungen auch in den Bewegungen herzustellen.

Die Entsprechungen basieren auf den »korrespondierenden Meridianen« (siehe Kapitel »Meridiane …«, Stufe C). Auf die inneren Entsprechungen (Neisanhe) kann ich im Rahmen dieses Buches leider nicht eingehen.

Bitte lesen Sie nun weiter auf Seite 78.

# Lockern

| STUFE A | STUFE B |
|---|---|

## STUFE A

**Allgemeines:**
Da die Übungen neu und ungewohnt sind, werden wir zunächst sicherlich zuviel Spannung anwenden. Unser erklärtes Ziel ist es jedoch, uns gut zu entspannen, deshalb werden wir uns immer wieder lockern, wobei wir zwei Bereiche besonders berücksichtigen: die Beine sowie den Oberkörper mit Kopf und Armen.

**Lockern der Beine:**
Wir stehen auf einem Bein und schütteln das andere mehrmals locker aus.

*Häufige Fehler:*
Es handelt sich hier um keinen Wettkampf! Das Bein soll wirklich leicht und unverkrampft und nicht zu schnell bewegt werden.

**Lockern von Oberkörper, Kopf und Armen:**
Wir stehen auf beiden Beinen und beugen den Oberkörper *etwas* nach vorne. Dann schütteln wir abwechselnd die linke und die rechte Schulter, so daß sich die Schultermuskulatur entspannen kann. Die Arme lassen wir dabei locker und entspannt baumeln.

**Atmung:**
Wir atmen leicht und ohne Atempausen durch die Nase ein und aus.
Bitte lesen Sie nun weiter auf Seite 79.

## STUFE B

**Lockern der Beine:**
Beim Lockern der Beine sollten wir an den Hüften keine geistige Grenze ziehen, sondern im Gegenteil unsere gesamte Seite bis zum Kopf als zum Bein gehörig betrachten. Die Muskulatur, die über das Hüftgelenk zieht, gehört sowohl zum Rumpf als auch zum Bein und will ebenfalls gelockert werden!

**Lockern von Oberkörper, Kopf und Armen:**
Beim Lockern geht es in erster Linie darum, mögliche Spannungen, die sich während des Übens in den Muskeln aufgebaut haben, zu lösen. Ein Muskel, den wir kraftvoll bewegen, kann sich nicht lockern. Für den Oberkörper bedeutet das, daß sich z.B. die Schultern nur dann entspannen können, wenn wir sie ausschütteln, ohne dabei Kraft in den Schultern aufzuwenden. Wie tut man dies? Man nimmt die Kraft, die benötigt wird, um den Oberkörper zu schütteln, einfach aus den Beinen!
Genauer betrachtet kann das so funktionieren: Wir beugen den Oberkörper nach vorne, entspannen die Muskulatur von Oberkörper, Hals und Nacken und beginnen langsam, das eine Bein ein wenig zu beugen und das andere zu strecken – etwa so, als wollten wir radfahren. Durch dieses »Strampeln« mit den Beinen wird der Oberkörper rhythmisch geschüttelt.

**Atmung:**
Die Atmung sollte keinesfalls angehalten werden; denken Sie also daran, immer wieder gut auszuatmen. Wir atmen durch die Nase ein und aus.
Bitte lesen Sie nun weiter auf Seite 80.

### Lockern der Beine:

Versuchen Sie, das Lockern des Spielbeines durch deutliches Auf- und Abgehen im Standbein zu initiieren. Die Impulse für das Lockern kommen also aus dem Standbein, was dem Spielbein ermöglicht, sich vollständig zu entspannen. Außerdem wäre es kontraproduktiv, ein Bein lockern zu wollen und das andere starr und steif zu halten.

### Lockern von Oberkörper, Kopf, Hals, Nacken und Armen:

Die meisten von uns haben es sich zur Gewohnheit gemacht, den Blick ständig auf etwas zu richten bzw. die dazu notwendige Stellung des Kopfes beizubehalten, selbst wenn sie gar nichts betrachten wollen. So ist es immer wieder zu beobachten, daß meine Schüler beim Lockern zwar den Oberkörper schütteln, den Kopf jedoch mittels der Hals- und Nackenmuskulatur fixieren und den Boden zwischen ihren Füßen betrachten. Das sollte nicht sein!

Der Kopf sollte den Schüttelbewegungen des Oberkörpers folgen dürfen, was nur möglich ist, wenn die Muskulatur des Hals-Nackenbereiches dies auch erlaubt. Und nichts wirkt dem so wirkungsvoll entgegen wie ein mehr oder weniger gerichteter Blick, ja selbst ein starrer Blick ins Leere kann ausreichen, um den Kopf unwillkürlich zu fixieren.

### Atmung:

Während des Lockerns verteilt sich sowohl die Ein- als auch die Ausatmung über mehrere Wippbewegungen, wodurch sie leicht stoßweise erfolgt. Sie sollten sich aber auf jeden Fall um eine kontinuierliche Atmung bemühen und keine Pausen eintreten lassen. Wie bereits erwähnt, wird dabei durch die Nase ein- und ausgeatmet.
Bitte lesen Sie nun weiter auf Seite 81.

### Allgemeines:

Das Lockern zwischen Übungen oder Übungssätzen und auch im hektischen Alltag sollte eine liebe Gewohnheit werden! Auch Fortgeschrittenen passiert es immer wieder, sich im Verlauf des konzentrierten Übens ein wenig zu verspannen. Daher sollte unsere Aufmerksamkeit voll auf das Lockern unserer Glieder gerichtet sein, das für sich alleine schon eine gute und wichtige Übung darstellt.

### Atmung:

Beim Lockern achten wir auf eine ruhige, regelmäßige Atmung, die natürlich durch die Schüttelbewegungen ein wenig stoßend stattfinden wird. Dabei versuchen wir, unser Zwerchfell zu spüren und es ebenfalls gut zu enspannen.
Bitte lesen Sie nun weiter auf Seite 82.

# *Aktivierung der Energiezentren Laogong, Baihui und Huiyin*

## Aktivierung von Laogong

**Allgemeines und Lokalisation:**
Nach dem Energiezentrum Dantian im Unterbauch befassen wir uns nun mit den Laogong-Zentren (sprich: laogung) in den Handflächen. Laogong liegt unter der Handflächenquerfalte zwischen dem dritten und vierten Mittelhandknochen (siehe Abb. 31). Macht man eine Faust, liegt Laogong genau unter der Spitze des Ringfingers.

Laogong ist nicht nur ein Energiezentrum, sondern auch ein in der Akupunktur therapeutisch nutzbarer Punkt (Pericardmeridian No. 8, auch P 8 oder KS 8).

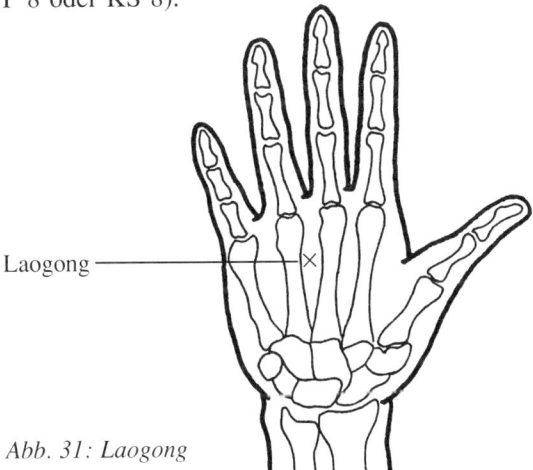

Laogong

*Abb. 31: Laogong*

**Ausgangsposition:**
Die Ausgangsposition entnehmen wir dem Kapitel »Übungsablauf«.

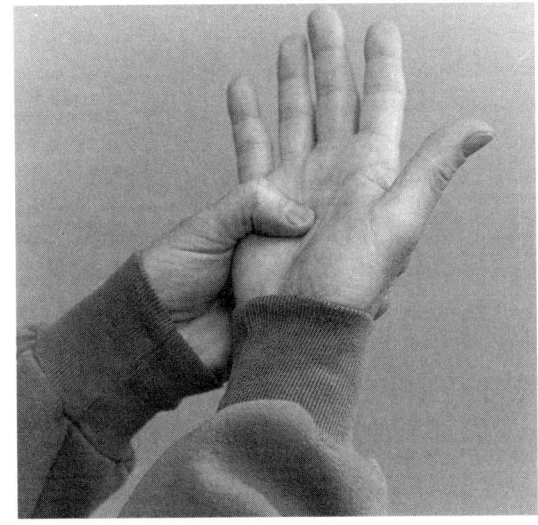

*Abb. 32: Massage von Laogong*

**Massage:**
Wollen wir unseren rechten Laogong massieren, dann legen wir den rechten Handrücken auf die nach oben weisende linke Handfläche. Die Kuppe des linken Daumens wird über Laogong gelegt (siehe Abb. 32), und wir massieren kreisend dreimal nach links, dreimal nach rechts, usw. Zirka eine halbe Minute Massagedauer auf jeder Seite ist ausreichend.

**Atmung:**
Wir sollten nicht vergessen, ruhig und ohne Atempausen zu atmen. Es kommt nämlich immer wieder vor, daß man während starker Konzentration die Luft anhält. Es wird durch die Nase ein- und ausgeatmet.

Bitte lesen Sie nun weiter auf Seite 85.

# Aktivierung von Laogong, Baihui und Huiyin

### Allgemeines und Lokalisation (Laogong):

Laogong bedeutet »Palast der Arbeit« und liegt ungefähr eine halbe Daumenbreite in der Tiefe. Wenn wir Laogong massieren, tun wir das üblicherweise in der Handfläche. Auch bei der Akupunktur wird Laogong von der Handfläche her genadelt.

Laogong projiziert sich also in die Handfläche; wir sprechen vom *inneren Laogong* (Nei Laogong), mit dem wir fast immer in unseren Übungen arbeiten. In einigen Ausnahmefällen, wie etwa der harmonisierenden Übung 2 (Vorwärts), wenn wir unsere Handrücken über Mingmen halten, arbeiten wir auch mit dem *äußeren Laogong* (Wai Laogong), der sich auf den Handrücken projiziert.

### Allgemeines und Lokalisation (Baihui und Huiyin):

Baihui und Huiyin sind eigenständige Energiezentren, werden aber für die Übungen dieses Buches immer gemeinsam aktiviert und daher hier zusammen besprochen.

Baihui bedeutet »Einhundert Zusammenflüsse« und liegt am höchsten Punkt des Kopfes, vorausgesetzt, wir halten unsere Wirbelsäule korrekt. Wenn wir die höchsten Punkte unserer Ohrmuscheln verbinden, befindet sich Baihui genau dort, wo diese Linie die Mittellinie schneidet (siehe Abb. 33). Baihui liegt in den tiefen Gewebsanteilen der Kopfhaut, jedoch nicht im Knochen.

Huiyin bedeutet »Zusammenfluß des Yin« und liegt am tiefsten Punkt des Rumpfes, bei Frauen zwischen Anus und dem Hinterrand der Vagina, bei Männern zwischen Anus und Hoden (siehe Abb. 34). Huiyin befindet sich zirka eine halbe bis eine Daumenbreite in der Tiefe.

Baihui und Huiyin sind neben ihrer Eigenschaft als Energiezentrum auch therapeutisch verwendbar. Baihui ist der 20. Punkt am Lenkergefäß (LG 20), Huiyin ist der erste Punkt am Dienergefäß (DG 1).

### Ausgangsposition (Laogong und Baihui und Huiyin):

Die Ausgangsposition entnehmen wir dem Kapitel »Übungsablauf«.

### Massage (Laogong):

Massiert man z.B. den linken Laogong, ist es wichtig, den gesamten linken Arm völlig zu

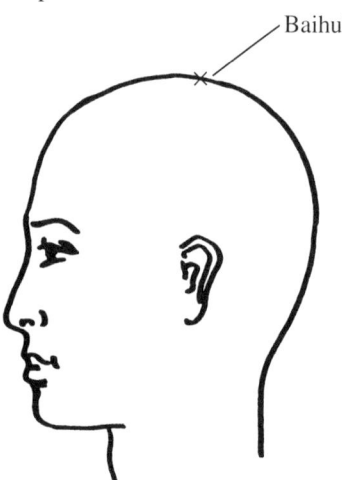

*Abb. 33: Baihui*

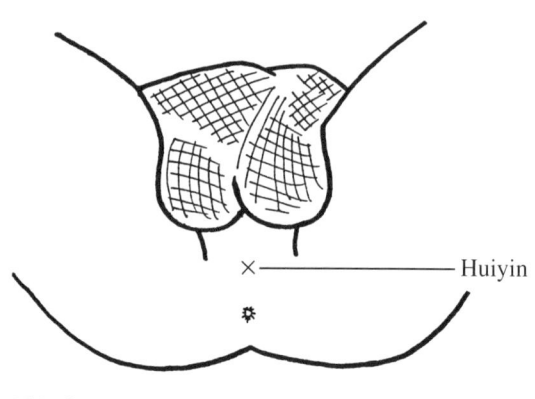

*Abb. 34: Huiyin*

entspannen und mit vollem Gewicht in der rechten Handfläche ruhen zu lassen. Auch die linke Schulter wird von dieser Maßnahme profitieren. Ähnlich wie schon bei Dantian, beginnen wir unsere Kreise mit sehr leichter, kaum merklicher Berührung, die wir allmählich verstärken, wodurch wir dann mehr Tiefenwirkung erzielen.

*Häufige Fehler:*

Den Blick nicht auf Laogong richten, sondern mit freundlichem Gesichtsausdruck gelöst in die Ferne blicken. Dadurch wird die so notwendige Aufrichtung unserer Wirbelsäule erleichtert.

## Massage (Baihui und Huiyin):

Wir verwenden die Zeigefingerkuppe der rechten oder der linken Hand und massieren kreisend dreimal nach links, dreimal nach rechts, dreimal nach links usw. Ähnlich wie schon bei Laogong beginnen wir unsere Kreise mit sehr leichter Berührung, die wir allmählich vrstärken.
Direkter Hautkontakt wäre bei der Massage wünschenswert, was im Falle von Huiyin aber sicher nur im privaten Rahmen angezeigt ist.
Wir eröffnen die Massage damit, Baihui eine halbe Minute lang zu massieren, und gehen dann bei gleicher Massagedauer zu Huiyin über.

*Häufige Fehler:*

Den Blick sollen wir mit freundlichem Gesichtsausdruck gelöst in die Ferne richten.

## Atmung (Laogong, Baihui und Huiyin):

Wir versuchen jetzt, etwas langsamer zu massieren, so daß sich auch unsere Atmung ganz natürlich etwas verlangsamt und vertieft. Die Atemzüge sollen leicht und ohne Pause ineinander übergehen.

## Vorstellung (Laogong, Baihui und Huiyin):

Wir stellen uns vor, daß durch die Massage der jeweilige Bereich angeregt und aktiviert wird. Bitte lesen Sie nun weiter auf Seite 86.

# Aktivierung von Laogong, Baihui und Huiyin

### Allgemeines und Lokalisation (Baihui und Huiyin):

In den Anweisungen für die Ausgangsposition finden Sie einige Informationen, wie der Kopf optimal gehalten werden soll. Denn nur in dieser Haltung ist Baihui wirklich der höchste Punkt auf unserem Kopf. Wird der Kopf hingegen »normal« gehalten – d.h., das Kinn ist zu weit oben und vorne – dann ist ein Punkt, der vor Baihui liegt, der höchste.
Wie bereits im Kapitel »Unsere Mitte …« (Stufe C) erwähnt, bezeichnet man den Bereich um und unterhalb von Baihui in einigen daoistischen Schulen als oberes Dantian. Entsprechend dazu wird der Huiyin-Bereich manchmal unteres Dantian genannt und der Bereich unterhalb des Nabels, den wir in diesem Buch als unteres Dantian bezeichnen, mittleres Dantian.

### Ausgangsposition (Laogong, Baihui und Huiyin):

Die Ausgangsposition entnehmen wir dem Kapitel »Übungsablauf«.

### Massage (Laogong):

Beim Massieren sollten wir auf gut entspannte Schultern achten. Dies erreichen wir am besten, indem wir die Schultern und vor allem die Ellbogen einfach sinken lassen, ohne sie allerdings bewußt nach unten zu drücken.
Wie wir bereits wissen, beginnt die Massage mit ganz leichter Berührung, erst allmählich verstärken wir den Druck und gehen in die Tiefe. Dabei versuchen wir, die unterschiedlichen Gewebestrukturen zu spüren und uns von ihnen zum Laogong leiten zu lassen.
Wenn Sie möchten, können Sie – ähnlich wie

bei der Aktivierung von Dantian – versuchen, die Massage mit der Atmung zu koordinieren. Informationen hierzu finden Sie im Kapitel »Aktivierung der Energiezentren Dantian und Mingmen«.

*Häufige Fehler:*
Das Sinkenlassen der Ellbogen sollte unsere Atmung nicht beeinträchtigen.

## Massage (Baihui und Huiyin):
Wenn wir beim Massieren die Kuppe des Mittelfingers auf den Nagel des Zeigefingers legen, können wir gegen Ende der Massage stärkeren Druck ausüben, bzw. wir entlasten die Gelenke des Zeigefingers.

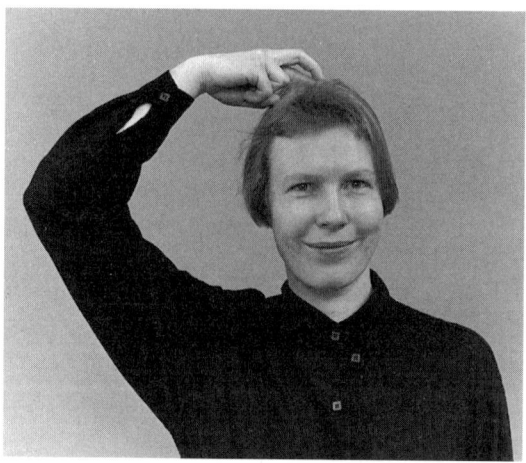

*Abb. 35: Fingerhaltung beim Massieren*

Wie wir bereits wissen, sollen wir unsere Massage mit ganz leichter Berührung beginnen und erst allmählich den Druck verstärken und in die Tiefe gehen. Während wir dies nun tun, versuchen wir, die unterschiedlichen Gewebestrukturen zu spüren und uns von ihnen zu unseren beiden Energiezentren leiten zu lassen.
Wenn Sie möchten, können Sie – ähnlich wie bei der Aktivierung von Dantian – versuchen, die Massage mit der Atmung zu koordinieren. Infor-

mationen hierzu finden Sie im Kapitel »Aktivierung der Energiezentren Dantian und Mingmen«.

## Vorstellung (Laogong, Baihui und Huiyin):
Analog zu der immer tiefer gehenden Massage dringt auch unsere Konzentration immer tiefer und genauer zentriert zum jeweiligen Punkt vor. Wir nehmen die Aktivierung in Form eines leichten Pulsierens wahr. Eine gute Konzentration ohne abschweifende Gedanken wird immer wichtiger.

## Qi (Laogong):
Die Massage bewirkt eine Aktivierung von Qi im Bereich von Laogong und *öffnet* diese Energiezentren. Qi kann nun wesentlich leichter von außen her in unser System einfließen bzw. aus dem System abgegeben werden. Selbstverständlich läßt sich Qi jetzt auch besser in den Laogongs konzentrieren.

## Qi (Baihui und Huiyin):
Im Prinzip gilt das soeben für Laogong gesagte. Während aber die Möglichkeit der Aufnahme und Abgabe von Qi bei den Laogong-Zentren fast immer erwünscht ist, wird man davon bei Baihui und Huiyin nur in speziellen Fällen Gebrauch machen.
Bitte lesen Sie nun weiter auf Seite 89.

---

### STUFE D

---

### Allgemeines und Lokalisation (Laogong):
Lao bedeutet Arbeit, Gong (sprich: gung) bedeutet Palast. Die menschliche Hand ist unser wichtigstes Werkzeug bei der Arbeit, der Punkt liegt wie ein Palast im Zentrum der Hand.
Laogong ist ein Ying-Punkt, einer der antiken Punkte des Pericardmeridians. In den Ying-Punkten beginnt das Qi, wie in einer Quelle oder einem kleinen Bach zu fließen.

Traditionelle Schulen lokalisieren Laogong zwischen dem dritten und vierten Mittelhandknochen. Auf diese Weise liegt Laogong tatsächlich im Zentrum der Hand. Heute ist in der chinesischen Akupunktur zumeist eine Lokalisation zwischen dem zweiten und dritten Mittelhandknochen üblich.

Vielleicht werden Sie sich jetzt fragen, wo er nun wirklich liegt. Die eventuell unbefriedigende Antwort lautet, daß die Frage in dieser Form keine Gültigkeit hat. Auch wenn es zwei verschiedene Lokalisationsangaben geben mag, so ist der Punkt doch immer *präzise* lokalisiert, und zwar entweder nach der einen oder der anderen Angabe; beide führen zum gewünschten Resultat!

## Allgemeines und Lokalisation (Baihui und Huiyin):

Bai bedeutet »hundert«, Hui bedeutet »zusammenfließen«. In diesem Fall ist das chinesische Schriftzeichen dasselbe wie bei Huiyin.

Im Baihui treffen sich, einer Lehrmeinung zufolge, alle Yang- Meridiane, was man mit »hundertfaches Zusammenfließen« ausdrücken möchte. Außerdem sollten wir bedenken, daß Baihui als höchster Punkt unseres Systems starke Yang-Qualität hat und sein Name das Zusammenfließen von Yang aus allen Richtungen symbolisiert.

Hui bedeutet Zusammenfließen, Yin kann einerseits das Yin aus Yin/Yang sein, andererseits im übertragenen Sinn auch Anus und die Geschlechtsorgane bezeichnen. Huiyin wird in der Akupunktur als Punkt auf dem Dienergefäß gezählt, jedoch kreuzen sich in diesem Punkt auch das Lenkergefäß und das Chong-Gefäß (die deutsche Bezeichnung »Gefäß des Aufstoßens« liebe ich des humoristischen Wertes wegen, nicht aber wegen ihres Informationsgehalts). Analog zu dem schon bei Baihui gesagten stellt Huiyin als tiefster Punkt des Rumpfes eine Art Vertiefung dar, in der alles Yin zusammenfließen kann.

Für die Aufrichtung der Wirbelsäule ist sowohl das Heben von Baihui zum Himmel als auch das Ausrichten von Huiyin genau senkrecht unter Baihui unverzichtbar (siehe Kapitel »Die Wirbelsäule …«, Stufe C).

## Massage (Laogong):

Bei der Massage sollte der Daumen nicht über die Haut streichen, sondern das Areal der Haut unter der Daumenkuppe zusammen mit dem tiefer liegenden Gewebe kreisförmig bewegt werden.

Wie wir wissen, bleibt dabei der eine Arm vollständig entspannt und ruht mit seinem ganzen Gewicht in der Handfläche des zweiten Armes. Dieser ist selbstverständlich etwas angespannt. Dadurch entsteht in unserem System eine leichte *Asymmetrie*, die wir bewußt wahrnehmen wollen. Massieren wir dann den Laogong auf der anderen Seite, verlagert sich die Asymmetrie dorthin.

Wir wollen uns bei dieser Gelegenheit klarmachen, daß die Asymmetrie eine der besten Möglichkeiten ist, im Leben Unterschiede wahrzunehmen und dadurch zu lernen.

Vielleicht erinnern Sie sich daran, daß kleine Kinder, wenn sie beispielsweise gehen lernen, mit einer Seite immer geschickter sind als mit der anderen, was vielen Eltern (meist unnötigerweise) schlaflose Nächte bereitet. Aus diesem unterschiedlichen Beherrschen einer Situation können wir enorm viel lernen, und im Falle von Kindern gleichen sich die Unterschiede nach einer gewissen Lern- und Anpassungszeit von selbst aus.

Wir lernen somit nicht sosehr, indem wir einen Idealzustand herstellen, sondern dadurch, daß wir um den Idealzustand oszillieren, also immer wieder über die optimale Form hinausschießen.

## Massage (Baihui und Huiyin):

Wie wir soeben gehört haben, hat Baihui starke Yang-Qualität. Daher können wir bei einem energetisch schwachen Zustand (Yin) für die Massage den linken Zeigefinger (links ist Yang) verwenden. Wollen wir harmonisieren, nehmen wir den rechten Zeigefinger (rechts ist Yin).

Dasselbe gilt für Huiyin. Für einen hyperaktiven Zustand (Yang) nehmen wir den rechten Zeigefinger (Yin), für eine ausgleichende Wirkung den linken (Yang).

Bei der Massage sollte der Zeigefinger nicht über die Haut streichen, sondern das Areal der Haut unter der Fingerkuppe zusammen mit dem tiefer liegenden Gewebe kreisförmig bewegt werden.

## Vorstellung (Laogong, Baihui und Huiyin):

Das Öffnen unserer Energiezentren birgt selbstverständlich auch die Gefahr ungewollter Qi-Verluste. Deshalb ist ein korrektes Abschließen von Qigong-Übungen bedeutsam. Wir sollten also in der Lage sein, einen für unser gesamtes System überzeugenden Endpunkt zu setzen und die Übung nicht noch im Kopf automatisch weiterlaufen zu lassen, wenn wir schon längst bei anderen Tätigkeiten sind. Denken wir daran, daß die Vorstellung das Qi lenken soll.

## Qi (Laogong):

Die beiden Laogong-Energiezentren zählen zusammen mit den Yongquans und unserem Gesicht zu den wichtigsten Stellen für Aufnahme und Abgabe von Qi. Nach langjährigem Üben können Zentren wie Laogong so gekräftigt werden, daß sie Dantian für Spezialzwecke ersetzen können.

Die Möglichkeit, über Laogong Qi abzugeben, wird von Qigong-Meistern in der Heilung von Krankheiten verwendet. Dieses Waiqi Liaofa (Methode, um mit äußerem Qi zu heilen) wird heute in vielen Spitälern Chinas erfolgreich angewandt. Es gibt sogar eigene Studienrichtungen, um diese ungewöhnliche Heilmethode zu erlernen.

## Qi (Baihui und Huiyin):

Man kann über Baihui ausgezeichnet Qi vom Himmel (Himmels-Qi oder Yang-Qi) aufnehmen und über Huiyin Qi von der Erde (Erd-Qi oder Yin-Qi). Nach langjährigem Üben können diese Zentren so gekräftigt werden, daß sie Dantian für Spezialzwecke ersetzen können.

Für die Ausrichtung unserer Wirbelsäule, somit unseres gesamten Systems und des *gesamten Qi-Flußverhaltens* ist die Beziehung zwischen Huiyin und Baihui von entscheidender Bedeutung!

Bitte lesen Sie nun weiter auf Seite 92.

---

## ALLTAGSANWENDUNG

Wenn wir unter kalten Händen leiden, empfiehlt sich die wiederholte Massage von Laogong, der zwar dafür nicht der ideale Akupunkturpunkt ist, aber doch seine Wirkung hat. Durch regelmäßiges Üben von Qigong werden Sie allerdings unter diesem Problem nicht mehr oft zu leiden haben. Tragen Sie im Winter, wo die Gefahr von Qi-Verlusten am größten ist, immer Handschuhe.

Eine gute Aufrichtung unserer Wirbelsäule ist nur möglich, wenn wir den Hals lockern und Baihui nach oben streben lassen. Gleichzeitig sollte Huiyin nach unten sinken, so daß die Wirbelsäule zwischen diesen beiden Punkten locker gestreckt wird und unsere Bandscheiben entlastet werden. Auf diese Weise können sich die bei so vielen Menschen verspannten Muskeln von Nacken und Rücken endlich einmal lockern. Interessant zu beobachten ist ja, daß eine richtig durchgeführte Aufrichtung nicht zu einer verstärkten Anspannung, sondern im Gegenteil zu einer größeren Entspannung der Rückenmuskeln führt.

Wenn wir angestrengt geistig arbeiten müssen, können wir durch eine Massage von Baihui unsere Leistungsfähigkeit verbessern. In diesem Fall wird man allerdings etwas länger massieren (zirka zwei Minuten).

# Qigong

**Allgemeines:**

Sie haben jetzt schon ein wenig praktisch geübt, und es ist an der Zeit, Ihnen einiges über Qigong zu erzählen.

Im Wort Qigong (sprich: tschigung) steckt das uns schon vertraute Qi, die Lebensenergie, und Gong, was soviel wie »intensiv üben« heißt. Wir erhalten somit intensives Üben mit Qi, wobei vereinbarungsgemäß immer das menschliche Qi gemeint ist. Es geht also um Übungen, die vorwiegend unser eigenes Qi beeinflussen.

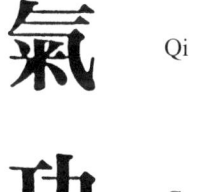

Qi

Gong

*Abb. 36: Die chinesischen Schriftzeichen für Qigong*

Es gibt in China zirka 2000 Jahre alte Abbildungen von Qigong-Übungen und knapp 2500 Jahre alte Textstellen, die die Kenntnis von speziellen Atem-, Meditations- und Bewegungsübungen beweisen. Was vorher war, kann man bestenfalls vermuten, aber zumindest derzeit noch nicht belegen. Dennoch spricht einiges dafür, daß bereits vor 3000 bis 4000 Jahren Qigong praktiziert wurde. Die Verwendung des Begriffes Qigong im heutigen Sinne, also vorwiegend im Zusammenhang mit Gesundheitsübungen, ist übrigens ein Produkt unseres Jahrhunderts.

**Heilen mit äußerem Qi (Waiqi liaofa):**

In diesem Buch befassen wir uns hauptsächlich mit unserem eigenen Qi und den Möglichkeiten, es zu beeinflussen. Qi kann aber natürlich auch von Mensch zu Mensch übertragen werden, was sich selbstverständlich therapeutisch nutzen läßt. Man spricht dann von Waiqi liaofa (Methode, um mit äußerem Qi zu heilen).

In China gibt es inzwischen viele Therapeuten, die zum Teil auch in Spitälern mit dieser Methode arbeiten. Manchmal gibt es bei diesen Behandlungen spektakuläre Erfolge, deshalb kann man immer wieder im chinesischen Fernsehen Heiler bei ihrer Arbeit beobachten. Die Therapeuten können das Qi ihrer Patienten nicht nur beeinflussen, sondern auch wahrnehmen, und sind somit in der Lage, Mängel oder Überschüsse auszugleichen.

Da das Qi des Therapeuten durch die Behandlung geschwächt wird, muß dieser es wieder durch Qigong-Übungen aufbauen. Manchmal geschieht dies mit Hilfe von Bäumen, vor denen spezielle Übungen gemacht werden.

In den letzten Jahren hat man in chinesischen Forschungsinstituten sogar versucht, diese Therapeuten durch Maschinen, die Qi aussenden, zu ersetzen. Ich weiß ehrlich gesagt nicht, was ich davon halten soll!

**Einsatzmöglichkeiten von Qigong:**

Es wird viel zuwenig beachtet, daß Qigong ein Überbegriff ist, der fast jede Tätigkeit mit menschlichem Qi einschließt. Zur Orientierung scheint eine Aufteilung in vier Kategorien hilfreich, obwohl vielfache Überschneidungen existieren.

So können wir also unterscheiden in:

1. Qigong, das der Erhaltung der Gesundheit und der Verlängerung des Lebens dient
2. Qigong zur Therapie von Krankheiten
3. Qigong in der Meditation und religiöses Qigong
4. Qigong in den Kampfkünsten

## Fünf Regulationen:

Welche Faktoren machen nun aus einer Übung, die, von außen betrachtet, vielleicht wie westliche Gesundheitsgymnastik aussieht, richtiges Qigong? Die folgende Auflistung wird Ihnen einen ersten Überblick verschaffen.

Im modernen Qigong unterscheidet man zumeist drei Kategorien:

1. Regulation des Körpers (Tiaoshen)
2. Regulation der Atmung (Tiaoxi)
3. Regulation des Geistes (Tiaoshen; das chinesische Schriftzeichen für Shen/Geist ist ein anderes als für Shen/Körper)

Traditionelle Schulen ergänzen entsprechend der Lehre der fünf Wandlungsphasen, auf die ich in einem eigenen Kapitel eingehen werde, noch zwei weitere Kategorien, nämlich:

4. Regulation von Bewußtsein und Vorstellung (Tiaoxin)
5. Regulation des Qi (Tiaoqi)

All dies gilt es also in einer Qigong-Übung zu beachten. Da wir in diesem Buch stufenweise vorgehen, wird versucht, den Schwierigkeitsgehalt und die Anforderungen jeder einzelnen Kategorie langsam zu steigern. Jedem dieser Regulationsbereiche wird ein eigenes Kapitel gewidmet. Zwar ist keine dieser Kategorien verzichtbar, dennoch wird man in der Praxis diese oder jene Kategorie intensiver üben, da ein gleichzeitiges Berücksichtigen aller Komponenten den Übenden am Anfang überfordern würde. Bitte lesen Sie nun weiter auf Seite 94.

## Medizinisches Qigong:

Wie ich an anderer Stelle (Kapitel »Traditionelle chinesische Medizin«, Stufe C) noch genauer ausführen werde, haben die Chinesen schon sehr früh die theoretischen Grundlagen ihres Medizinsystemes erarbeitet. Einer der zentralen Begriffe ist das Qi, und die Ursache von Krankheiten sieht man in Imbalancen des Qi-Haushaltes. Je größer nun das Wissen um Qi, sein Verhalten und seine Beeinflussung durch Medikamente, Akupunktur und Massage wurde, umso klarer zeigte sich auch, auf welche Art und Weise man durch Übungen regulierend auf das Qi einwirken könnte.

So haben Ärzte vor 2000 bis 3000 Jahren Übungen und Übungssysteme entwickelt, mit denen sie Therapien sinnvoll ergänzten. Da in der chinesischen Medizin auch die Prophylaxe immer vorrangig gesehen wurde, dienten viele Übungen nicht nur der Therapie verschiedener Krankheiten, sondern vor allem auch dem Erhalten der Gesundheit.

Im Rahmen ihrer Forschungen dürften die Ärzte entdeckt haben, daß Qi sehr gut durch gezielte Bewegungen beeinflußt werden kann, und so finden wir in diesem alten »medizinischen Qigong« viele Bewegungsübungen. Zudem geht man wohl recht in der Annahme, daß die Kranken, die sich vor 2000 Jahren einen Arzt leisten konnten, ein Luxusleben mit Bewegungsmangel führten.

Eines der bekanntesten Systeme aus der (dokumentierten) Frühzeit des Qigong ist das vom Arzt Hua Tuo (? bis 208 n.Chr.) entwickelte »Spiel der fünf Tiere« (Wuqinxi), wo die Bewegungen und das Verhalten von Hirsch, Affe, Bär, Vogel und Tiger imitiert werden.

Das heute in China recht populäre »Wildgans-Qigong« beruht in seinen Grundgedanken auf dem Spiel der fünf Tiere. Eine moderne Version der alten Übungen von Hua Tuo präsentieren Hu Yaozhen und Jiao Guorui. In China ist heute das System von Liang Shifeng am verbreitetsten, der allerdings die fünf Tiere anderen Wandlungsphasen zuordnet als Jiao Guorui.

Ordnet man die fünf Tiere den einzelnen Wandlungsphasen zu, erhält man die Möglichkeit, alle Zusammenhänge der fünf Wandlungsphasen in diesen Qigong-Übungen zu nutzen. So sieht Liang Shifeng eine Übungsabfolge Hirsch (Holz), Vogel (Feuer), Affe (Erde), Tiger (Metall) und Bär (Wasser) als günstig an, weil sie dem Zyklus der Hervorbringung in den Wandlungsphasen entspricht. Eine Abfolge Hirsch, Affe, Bär, Vogel und Tiger wäre negativ, weil sie dem hemmenden Zyklus der fünf Wandlungsphasen entspräche.

Aus der Tradition des medizinischen Qigong stammt auch Baduanjin (»Acht Edle Übungen«, »Brokatübungen«), die im Westen derzeit vermutlich am weitesten verbreitete Qigong-Methode. Dieses System läßt sich über einen Zeitraum von etwa 1000 Jahren dokumentieren.

**Qigong der Gelehrten und Philosophen:**

Während man also im medizinischen Qigong Übungen in Bewegung favorisierte, standen im Qigong der Gelehrten der konfuzianischen und daoistischen Schule andere Bedürfnisse im Vordergrund.

Auch ihnen waren Gesundheit und ein langes Leben wichtige und erstrebenswerte Güter. In ihrem Weltbild waren es innere krankheitserzeugende Faktoren wie Emotionen und die Unruhe des Geistes, die es zu bewältigen galt. Man praktizierte daher vorwiegend ein meditatives Qigong, um den Geist zu beruhigen und den negativen Einfluß der Emotionen zu schwächen. Diese Vorgehensweise kam den Bedürfnissen eines Gelehrten entgegen.

Über das »Sitzen und Vergessen« (Zuowang) finden wir bei Zhuangzi Chuang, C. [1969:95]:

»Er [Yen Hui] sagte: ›Ich bin zur Ruhe gekommen, und habe alles vergessen.‹

Kung Dsi sprach bewegt: ›Was meinst du damit, daß du zur Ruhe gekommen und alles vergessen?‹

Yen Hui sprach: ›Ich habe meinen Leib dahinten gelassen, ich habe abgetan meine Erkenntnis. Fern vom Leib und frei vom Wissen bin ich Eins geworden mit dem, das alles durchdringt. Das meine ich damit, daß ich zur Ruhe gekommen bin und alles vergessen habe.‹

Kung Dsi sprach: ›Wenn du diese Einheit erreicht hast, so bist du frei von allem Begehren; wenn du dich so gewandelt hast, so bist du frei von allen Gesetzen und bist weit besser als ich, und ich bitte nur, daß ich dir nachfolgen darf.‹«

Diese schöne, aber doch kaum genauer erklärte Textstelle, veranlaßte den bekannten chinesischen Schriftsteller und Gelehrten Guo Moruo zur Annahme, daß diese Methode aus dem philosophischen Daoismus der alleinige Ursprung aller chinesischen Meditationsmethoden sei. Wie wir aber bald hören werden, ist der Einfluß des Buddhismus aber gerade in der Meditation unübersehbar.

Die Übungen der Gelehrten wurden meist im Sitzen oder Liegen unter Zuhilfenahme von Atemtechniken durchgeführt. Die erzielte Beruhigung und Entspannung ließ das Qi im Laufe der Zeit frei fließen, und eine stabile Gesundheit ermöglichte den Gelehrten ihre Studien ungestört zu betreiben.

**Religiöses Qigong:**

Im ersten nachchristlichen Jahrhundert kam der Buddhismus vom Westen her nach China, und mit ihm natürlich eine Fülle von Meditations- und Yogatechniken.

Erleichtert wurde die Verbreitung des Buddhismus dadurch, daß die Sutren (Lehrsprüche) unter Verwendung daoistischer Termini übersetzt wurden, was dazu führte, daß man den Buddhismus zunächst als eine Spielart des Daoismus sah. Etwas vor dieser Zeit hatte sich aus dem philosophischen Daoismus (Daojia) und mehreren anderen Schulen (auch der Schule der fünf Wandlungsphasen) sowie schamanistischen Religionen der religiöse Daoismus (Daojiao) gebildet.

Die Suche nach der Erleuchtung und das Streben nach dem Nirwana (Buddhismus) oder der Unsterblichkeit (religiöser Daoismus) verlangt nach geeigneten Techniken, um den Geist (Shen) zu stärken. Nur wenn der Geist auf höchster Stufe ist, können die genannten Ziele verwirklicht werden. Da das Alltagsleben zu viele Ablenkungen bot, schlossen sich Menschen, die diesen Weg einschlagen wollten, Mönchsgemeinschaften an oder zogen sich in die Einsamkeit der Berge zurück, um ihre Energien auf ihre Ziele zu konzentrieren.

Im religiösen Qigong wurden die Techniken der Meditation verfeinert und auf höchstes Niveau gebracht. Die in diesen Schulen und Zirkeln entwickelten Techniken waren meist geheim und außerdem überaus schwierig zu erlernen. Erfreulicherweise wurde aber doch manches publiziert und damit einem weiteren Interessentenkreis zugänglich gemacht.

**Qigong in den Kampfkünsten:**
Geheimhaltung war, aus verständlichen Gründen, auch in den Qigong-Übungen der Kampfkunstschulen üblich.

Der wohl bekannteste Übungssatz aus dem Kampfkunstbereich ist das »Yijinjing« (Klassiker vom Umwandeln der Sehnen). Angeblich sollen diese zwölf Übungen von Bodhidharma (Damo), dem Begründer des Zen-Buddhismus chinesischer Prägung, im sechsten nachchristlichen Jahrhundert entwickelt worden sein. Die Übungen dienten dazu, den schwächlichen Gesundheitszustand der Mönche im Shaolin Kloster, dessen Abt Bodhidharma war, zu verbessern. Das Kloster und seine Mönche erlangten in den folgenden Jahrhunderten aufgrund der dort gepflegten Kampfkunsttradition Berühmtheit.

Die ursprünglichen Übungen haben sich bis zum heutigen Tage erhalten und nichts von ihrer Wirksamkeit eingebüßt. Trotzdem entwickelte man in den letzten Jahren Qigong-Systeme, die denselben Namen tragen, aber mit dem Original nicht übereinstimmen. 1988 konnte ich z.B. während eines meiner Studienaufenthalte in Beijing (Peking) das Yijinjing-System von Chang Weizhen kennenlernen, das in der Zwischenzeit auch in einer deutschsprachigen Publikation zugänglich ist.

Zurück zur Kampfkunst. Für Kämpfer war es von Bedeutung, Schläge ohne Verletzung ertragen zu können. Systeme wie das »Eisenhemd-Qigong« (Tiebushan) vermitteln diese Fähigkeiten. Kenntnisse der Medizin, und zwar insbesondere der Akupunkturpunkte, befähigten Kämpfer, besonders empfindliche Körperareale ihrer Gegner zu treffen und dadurch die Wirkung ihrer Techniken zu erhöhen. Diese Dianmai (Dim Mak) genannten Techniken erfordern jahrzehntelanges Training und zählen sicher zu den höchsten Stufen des Qigong in der Kampfkunst. Zunächst muß die Lokalisation der Akupunkturpunkte perfekt beherrscht werden, und dann muß man noch wissen, mit welcher Stärke, mit welcher Schwingung, unter welchem Winkel und mit welchem Brennpunkt der Schlag zu führen ist. Auch die Uhrzeit spielt eine Rolle, da das Qi, abhängig von der Tageszeit, sein Maximum immer in einem anderen Meridian hat. Deshalb kann ein und dieselbe Technik den Gegner einmal nur ins Land der Träume schicken, ein anderes Mal sogar töten.

Die meisten dieser Übungen eignen sich auch gut zur Verbesserung der Gesundheit. Bei einigen Systemen hingegen wird von den Praktizierenden für die Stärkung ihrer Kampfkraft wissentlich ein Gesundheitsrisiko in Kauf genommen. Paradox? Ist nicht eine ähnliche Einstellung heute im Leistungssport auch gang und gäbe?

**Zusammenfassung:**

Wie schon in der Stufe A erwähnt, gibt es zahlreiche Überschneidungen zwischen den Methoden. Allen gemeinsam ist jedoch die Beschäftigung mit Qi, wobei man wohl sagen kann, daß das medizinische Qigong viel Wert auf das durch Bewegung erzeugte freie Fließen des Qi legte. Das Qigong der Gelehrten hingegen erzielte das freie Fließen von Qi eher durch Beruhigung der Emotionen und durch Klärung des Bewußtseins. Im Großen und Ganzen blieb aber das Qi-Niveau der Praktizierenden gleich, vorhandene Energien wurden lediglich besser ausgenützt.

Ganz anders im religiösen Qigong und in den Kampfkünsten. Hier wurden Methoden entwickelt, um das Qi gezielt zu vermehren. In den Kampfkünsten geschah dies vorwiegend in den Außenbereichen des Körpers und vor allem in den Armen und Beinen. Aufgrund dieser Betonung des Äußeren bezeichnet man diese Übungen gerne als »Äußeres Elixier« (Waidan).

Da häufig mit starker konzentrativer und muskulärer Anspannung geübt wird, spricht man in diesem Zusammenhang auch von »hartem Qigong«. Es ist noch nicht allzu lange her, daß Chinesen den Ausdruck Qigong vor allem mit dieser Art des Qigong verbanden, das einen Meister befähigt, Eisenstangen mit bloßen Händen zu verbiegen, Stapel von Ziegelsteinen zu zerschlagen und mit allen Körperteilen mächtige Schläge unverletzt abzufangen.

Im religiösen Qigong erzielte man die Vermehrung des Qi durch innere Übungen (»Inneres Elixier«, Neidan). Das solcherart erzeugte Qi dient als Nahrung und Stärkung des Geistes, um dem angestrebten Ziel der Unsterblichkeit näherzukommen. Da die Übungen im allgemeinen körperliche Entspannung fördern, spricht man von »weichem Qigong« und faßt unter diesem Begriff auch alle Übungen des medizinischen und Gelehrten-Qigong zusammen, solange diese nicht mit starker Anspannung arbeiten.

Eine große Zahl der Methoden aus den genannten vier Bereichen kann wirkungsvoll zum Erhalt der Gesundheit und zur Lebensverlängerung beitragen. Falsch angewandt und unrichtig eingesetzt sind einige Übungen aus dem Kampfkunst-, aber auch aus dem religiösen Qigong in der Lage, die körperliche und geistige Gesundheit zu schädigen. Will man derartige Techniken lernen, muß man sich in die Hände eines kompetenten und vertrauenswürdigen Lehrers begeben.

Bitte lesen Sie nun weiter auf Seite 96.

## STUFE C

**Qigong heute – Tradition und Moderne:**

Gegen Ende des Kaiserreiches (die letzte Dynastie endete 1911) wandten sich chinesische Intellektuelle mit Freuden dem moderneren Westen und seinen Segnungen zu. Alte Methoden wie das Qigong wurden als religiöser Aberglaube angesehen, und trotz einiger vielgelesener Publikationen (etwa von Jiang Weiqiao, der sitzende Meditation empfahl) war Qigong einige Jahrzehnte lang kein Thema.

Das sollte sich erst in den 50er Jahren ändern, als Liu Guizhen (1920 bis 1983) mehrere Qigong-Kliniken mit großem Erfolg leitete. (Die Methoden von Liu Guizhen sind in »Gesundheit durch Qigong« von Masaru Takahashi und Stephen Brown gut und ausführlich dargestellt.) Die Kulturrevolution (1966 bis 1976) setzte dann dem aufkeimenden Interesse für traditionelle und als feudalistisch empfundene Heilmethoden ein jähes Ende.

Guo Lin, eine Schauspielerin, startete dann 1970 einen Boom, der bis heute anhält und seine Grenzen noch lange nicht erreicht haben dürfte. Sie litt selbst an Gebärmutterkrebs und war nach mehreren Operationen so gut wie am Ende. In ihrer Kindheit hatte sie von ihrem Großvater Qigong erlernt, es aber seither nicht mehr betrieben. Mit den letzten Resten ihrer Kraft begann sie nun wieder zu üben und konnte sich heilen, obwohl sie als hoffnungsloser Fall bereits aufgegeben worden war.

Daraufhin begann sie, in den Parks von Beijing ihre Qigong-Methode zu unterrichten, und half damit einer großen Anzahl von Krebskranken. Ihr »Neues Qigong« (Xinqigong) verbreitete sich durch Radio und Fernsehen im ganzen Land, und Qigong wurde als Krebstherapie etabliert. Dazu eine Passage aus *Das Tao der Selbstheilung* von Josephine Zöller (1984:315): »Seitdem wird in verschiedenen Krebsforschungs-Instituten, z.B. in dem für Lungenkrebs in Peking, die Wirkung des ›Neuen Qi Gong‹ untersucht. Aus einem Bericht dieses Instituts geht hervor, daß mit Qi Gong Vorbehandelte die Operation und die anschließende, aus der westlichen Medizin übernommene Bestrahlungs- und Chemotherapie kraftvoller überstehen, und daß die nachteiligen Wirkungen der Nachbehandlung bedeutend geringer sind, als man erwarten mußte.« Später erweiterte Guo Lin ihre Methode auf die Behandlung unterschiedlichster Krankheiten.

Ein weiterer Schritt zur Verbreitung des Qigong in ganz China war das 1980 eingeführte Kranich-Qigong (Hexiangzhuang). Es wurde von Pang Heming entwickelt und von seinem Nachfolger Zhao Jinxiang popularisiert. Im Kranich-Qigong werden die Übenden ermutigt, nach dem Absolvieren von fünf Übungssequenzen sich frei dem Fließen des Qi zu überlassen, was zu unbeabsichtigten, tranceartigen Körperbewegungen führen kann. Zeitungen, Radio und Fernsehen waren voll von Berichten über diese Art des Qigong und seine positive Wirkung. (Eine gelungene Darstellung des Kranich-Qigong wurde von Astrid Schillings und Petra Hinterthür verfaßt.)

Seit den 70er Jahren wurden, basierend auf alten Schriften und Dokumenten, neue Übungssysteme entwickelt. Man besann sich in China also

der Tradition und versuchte, alte Techniken der Gesundheits- und Lebenspflege wiederzubeleben.

Ein Dilemma bleibt aber bis heute ungelöst, und zwar der Einfluß der Religion. Man kann nämlich die alten Systeme kaum ohne Qualitätsverlust aus ihrem religiösen und religiös-philosophischen Kontext herauslösen. Obwohl heute in China die Religionsausübung weitgehend frei ist, sehen Parteifunktionäre Qigong doch lieber als Mittel zur Gesunderhaltung der Massen und weniger als Mittel, die Werktätigen in die Arme von Daoismus und Buddhismus zu treiben.

Erfreulicherweise haben sich auch alte Schulen erhalten, deren Meister im kleinen Kreis unverwässertes, traditionelles Qigong an ihre Schüler weitergeben.

## Übungsarten des modernen Qigong:

Im modernen Qigong werden heute der äußeren Form nach gerne drei Kategorien unterschieden:
1. Übungen mit beabsichtigter Körperbewegung
2. Übungen mit unbeabsichtigter Körperbewegung
3. Übungen in Ruhe

## Übungen mit beabsichtigter Körperbewegung:

Die bekannteste dieser Übungen ist das »chinesische Schattenboxen« (Taijiquan), das seit den 60er und 70er Jahren einen Siegeszug um die gesamte Welt angetreten hat. Die langsam fließenden Bewegungen und der meditative Charakter des Taiji scheinen ein, auch im Westen vorhandenes, tiefes Bedürfnis nach Ruhe in der Bewegung angesprochen zu haben.

Taiji war vermutlich auch der Wegbereiter für die meisten anderen Qigong-Übungen, die in weiterer Folge von China aus den Westen erreichten. Es ist fachlich korrekt, ein gesundheitsorientiertes Taijiquan dem Überbegriff Qigong zuzuordnen. Es darf aber nicht vergessen werden, daß Taiji ursprünglich eine Kampfkunst war und noch immer ist. Es zählt zusammmen mit Xingyi (Hsing I) und Bagua (Pa Kua) zu den sogenannten »inneren« Kampfkünsten, weil es die Entwicklung innerer Kräfte fördert. In meinem Lehrvideo über Taiji habe ich die unterschiedlichen Aspekte des Taiji von der Gesundheitsübung bis zur Kampfkunst dargestellt.

Fast alle Übungen dieses Buches zählen auch zur Gruppe der Übungen mit beabsichtigter Bewegung, stammen aber aus traditionellen, kampfkunstorientierten Systemen. Sie sind trotz ihrer Herkunft ausgezeichnete Gesundheitsübungen, die ihre Wirksamkeit schon oft bewiesen haben. Ich möchte Ihr Augenmerk an dieser Stelle auf die Tatsache lenken, daß wir unsere Übungen in Ruhe beginnen (Vorbereitung und Ausgangsposition), dann die eigentliche Übung durchführen und diese schließlich wieder in Ruhe (Konzentration des Qi in Dantian) beenden. Die an anderer Stelle schon erwähnten Baduanjin-Übungen gehören ebenfalls in diese Gruppe.

## Übungen mit unbeabsichtigter Körperbewegung:

Bei dieser Art von Qigong versucht man zunächst, das Qi durch spezielle Übungen zu stärken, um ihm dann sozusagen freien Lauf zu lassen. Das bedeutet, daß Übende zunächst in ihrem Körperinneren die Bewegungen des Qi spüren, manchmal als Zittern, manchmal als Hitze, als Pulsieren etc.

Es kann sein, daß sich diese innere Bewegung nach außen überträgt. Die unwillkürlichen Bewegungen des Übenden können mitunter heftig und unkontrolliert werden, er torkelt herum, verfällt in Zuckungen oder tranceartige Zustände. Die Ähnlichkeiten mit schamanistischen Ritualen sind unübersehbar (es sei an dieser Stelle daran erinnert, daß der religiöse Daoismus starke Wurzeln im Schamanismus hat).

Die Praktizierenden beschreiben die Wirkung dieser Übungen – man nennt sie »spontane Übungen« (Zifagong) – als befreiend und erleichternd. Vielfach wurde die Heilwirkung bei verschiedenen Krankheiten beschrieben. Für viele Menschen ist es sicher auch eine willkommene Möglichkeit, ein wenig »Dampf abzulassen«. Das wird wohl der Grund gewesen sein, daß Systeme wie das »spontane Spiel der fünf Tiere« (Zifa wuqinxi) und das Kranich-Qigong, dessen sechste Übung ebenfalls zu spontanen Bewegungen führt, eine Zeitlang in China so beliebt waren.

In der Zwischenzeit ist der Boom etwas abgeflaut. Zunächst dürfte den Parteifunktionären der Gedanke an Millionen in Trance versetzter Untertanen unheimlich geworden sein, und außerdem häuften sich bald die Berichte über Schäden. Manche Übenden verletzten sich bei Stürzen, sprangen in Trance aus dem Fenster oder von Brücken, weil sie sich wie Vögel (Kraniche) fühlten, und schließlich »brannten bei vielen die Sicherungen durch«, so daß ärztliche Behandlung und manchmal die Einweisung in eine Klinik notwendig wurde.

In Qigong-Kreisen mehrten sich auch die Stimmen, die Spontanbewegungen verurteilten. Im traditionellen Qigong kennt man das Phänomen Spontanbewegung, aber es gilt als eine Zwischenstufe, in der man nicht verweilen sollte. Ausgenommen davon sind nur Systeme mit stark schamanistischen Wurzeln, wo der Umgang mit derartigen Erscheinungen meist sicher beherrscht wird.

Wenn Sie eine Methode mit Spontanbewegungen versuchen wollen, sollten Sie zwei Dinge beachten: Sie selbst müssen in guter psychischer Verfassung sein und außerdem einen Lehrer finden, der über genug geistige Kraft verfügt, um Hilfe leisten zu können, wenn es Probleme geben sollte.

## Übungen in Ruhe:

Der große Vorteil von Übungen in Ruhe besteht darin, daß man den Bereichen Atmung, Vorstellung, Qi und der Entwicklung des Geistes mehr und ungeteilte Aufmerksamkeit widmen kann. Sie haben den stärksten meditativen Charakter, müssen aber keinesfalls richtige Meditation sein. Die äußerliche Ruhe bedeutet übrigens keineswegs, daß im Inneren ebenfalls Ruhe herrschen muß. Ganz im Gegenteil: Man kann jetzt das Qi in die verschiedensten Organe leiten und seine Wirkung dort beobachten.

Werden die Übungen im Liegen durchgeführt, eignen sie sich sehr gut für Kranke, die zu schwach zum Aufstehen sind, aber auf diese Weise trotzdem ihre Heilkräfte durch Qigong mobilisieren können.

Die häufigste Körperhaltung der Übungen in Ruhe ist jedoch das Sitzen, sei es mit verschränkten Beinen oder auf einem Sessel. Doch es gibt auch daoistische Meditationspraktiken (z.B. Lianqi, das »Schmelzen des Qi«), die im Liegen durchgeführt werden.

Das Stehen ist eine weitere mögliche und beliebte Haltung, derer wir uns in der zweiten aktivierenden Übung in drei Varianten bedienen. In der Standposition kann man Bereiche wie Verwurzelung oder das Ausrichten der Knochen leichter erlernen und dann später versuchen, das erworbene Wissen in den Bewegungsübungen umzusetzen. Dasselbe gilt auch für den kleinen himmlischen Kreislauf, der im Kapitel »Daoistische Meditation« (Stufe D) geschildert wird. Beherrscht man den Kreislauf in sitzender Position, kann man zur Standposition wechseln und dann weiter zu den Bewegungsübungen gehen. Im modernen Qigong bezeichnet man die Übung im Stehen gerne als »Zhanzhuanggong«, was »Stehen wie ein Pfahl« bedeutet.

Die Übungen in Ruhe sind ein guter und wünschenswerter Ausgleich für gestreßte und gehetzte Menschen. Denken Sie bitte daran, daß Sie die Abschlußübung, die auf jede unserer Übungen folgt, als stehende Meditation selbstverständlich auf die Dauer von mehreren Minuten verlängern können.

Bitte lesen Sie nun weiter auf Seite 98.

---

## STUFE D

### Wie geht es weiter?

Die Entwicklung, die das Qigong in den letzten Jahrzehnten in China genommen hat, ist erstaunlich. Techniken und Methoden, die auf eine über zweitausendjährige Geschichte zurückblicken und über Jahrhunderte nur von wenigen Berufenen betrieben wurden, entwickeln sich in China zum Volkssport.

Auf der einen Seite ist in den Chinesen das Gefühl für traditionelle Werte tief verwurzelt, auf der anderen Seite haben Naturwissenschaft und Marxismus-Maoismus Begriffe wie Seele und Unsterblichkeit nicht nur aus dem Vokabular, sondern oft auch aus dem Bewußtsein der Menschen gedrängt. So ist die Entwicklung im Qigong ein Ringen um neue Definitionen für traditionelle Werte und Inhalte.

Bei uns im Westen besteht sichtlich ein Bedarf für Qigong, da seine Möglichkeiten mit unseren schulmedizinischen Methoden kaum abgedeckt werden können. Es ist daher zu begrüßen, daß fortschrittliche Ärzte versuchen, Therapien unter Einbeziehung von Qigong zu entwickeln, und daß Qigong-Lehrer diese interessanten Methoden einer breiteren Öffentlichkeit zugänglich machen. In diesem Sinne finde ich es auch erfreulich, daß manche Krankenkassen neuerdings die Krankheitsvorbeugung mit Qigong finanziell unterstützen.

Wir stehen mitten in einem dynamischen Prozeß des Kennenlernens, Vergleichens und Umwandelns, denn es muß hier deutlich gesagt werden, daß die kritiklose Übernahme von Qigong-Techniken in unseren Kulturkreis Gefahren in sich trägt. Die Bedürfnisse und Anforderungen sind im Westen anders als in China, westliche Menschen denken anders, fühlen anders und handeln anders als Chinesen. Gelingt es uns jedoch, Qigong so zu modifizieren, daß es auf unsere Bedürfnisse abgestimmt ist, ohne seine tiefen Inhalte und Prinzipien zu verletzen, dann haben wir einen Schritt in die Zukunft getan.

Bitte lesen Sie nun weiter auf Seite 100.

# Ausscheidungsübung 1 (Oben)

*Diese Übung kann, vor allem bei fehlerhafter Ausführung, schaden!* Wenn Sie an hohem Blutdruck leiden oder die Gefahr eines Herzinfarktes oder Schlaganfalles besteht, müssen Sie vorsichtig sein und eventuell sogar auf diese Übung verzichten. Das gleiche gilt für ältere, schwächliche und gesundheitlich instabile Personen sowie während der Schwangerschaft.

---

## STUFE A

---

## Ausgangsposition

Wir stellen – anders als im Kapitel »Übungsablauf« beschrieben – die Füße deutlich weiter als schulterbreit auseinander. Die Hinweise für Blick, Wirbelsäule und Fußstellung gelten natürlich weiterhin. Die Arme lassen wir locker hängen.

## Armbewegung

Aus der Ausgangsposition heben wir beide Arme gleichzeitig im Bogen nach vorne und oben, bis die Handgelenke etwa auf Höhe der Schädeldecke sind. In der mittleren Phase der Bewegung zeigen die Handflächen nach oben.
Die Ellbogen schwenken zur Seite, wodurch die Unterarme mit den Ellbogengelenken als Drehachse hereinklappen. Dabei sinken die Hände nach unten, die Handflächen weisen zu Boden, und die Fingerspitzen sehen zueinander.
Nunmehr führen wir die Arme bis auf Höhe von Dantian nach unten, und zwar so, daß die Daumen und Zeigefinger beinahe Gesicht, Brust und Oberbauch berühren. Das heißt, wir kommen sehr knapp vor dem Körper nach unten.
Bei Dantian angelangt, schwenken die Hände nach unten und außen und gelangen dadurch in die Endposition. Auch die Handflächen zeigen in der Endposition schräg nach unten und außen. Dann lassen wir die Arme sinken und kehren damit in die Ausgangsposition zurück.

## Atmung

Beim Heben der Arme atmen wir *durch die Nase* ein, beim Senken *durch den Mund* aus.

*Häufige Fehler:*
Nicht zu spät mit dem Ausatmen beginnen.

## Kompletter Ablauf

Wir bezeichnen einen Bewegungsdurchgang, bestehend aus einer Einatmung und einer Ausatmung, als einen Zyklus. Derzeit üben wir nur die Armbewegung.
Wir massieren Dantian, nehmen Kontakt mit unserer Atmung auf und sammeln uns. Dann nehmen wir die Ausgangsposition ein, atmen aus und beginnen den ersten Zyklus mit dem Anheben der Arme und den Einatmen. Ausatmend führen wir die Arme in die Endposition und kehren wieder in die Ausgangsposition zurück.
Bei dieser Übung ist es notwendig, nach jedem Zyklus eine kleine Pause zu machen. Wir atmen in der Pause durch die Nase ruhig ein und aus

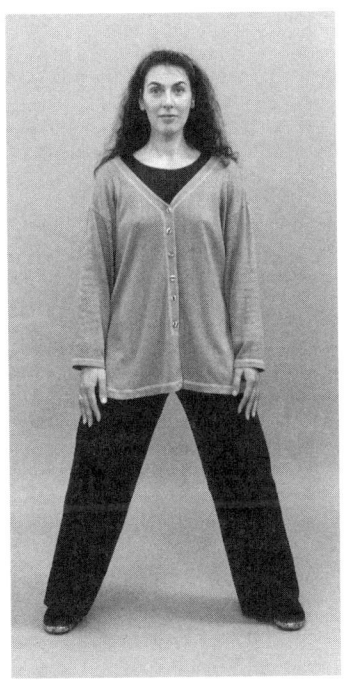
*Abb. 36: Ausgangsposition*

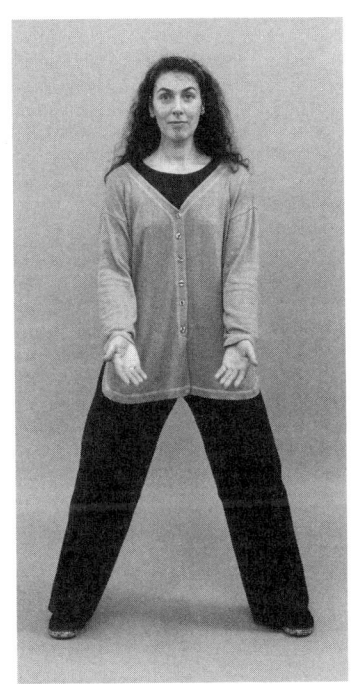
*Abb. 37: Phase 1, Anfang*

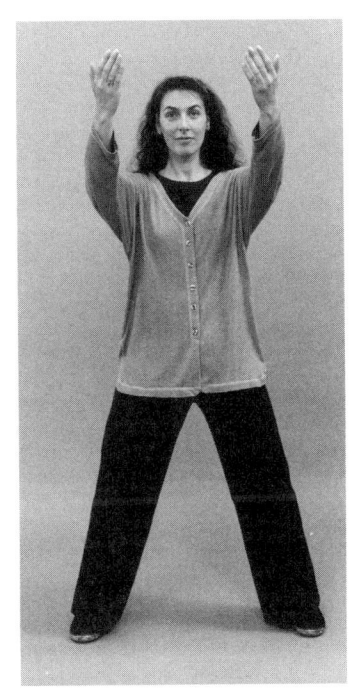
*Abb. 38: Phase 1, Ende*

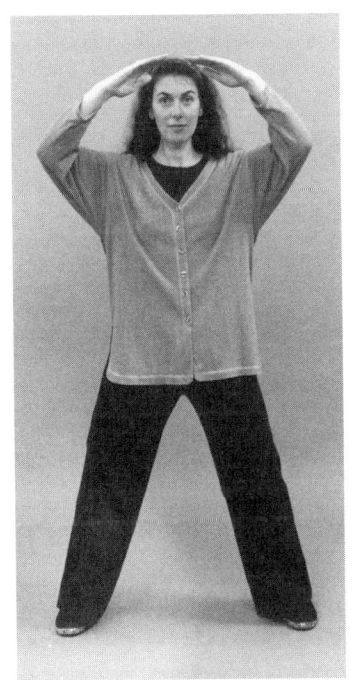
*Abb. 39: Phase 2*

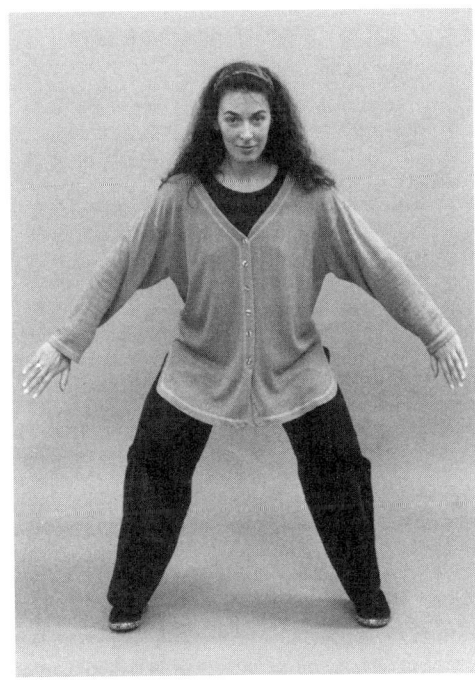
*Abb. 40: Phase 4*

und lockern Nacken und Schultern etwas, ohne aber dabei die Fußposition zu verändern.

Insgesamt machen wir drei oder sechs Zyklen, jeweils mit einer kurzen Pause. Nach dem letzten Zyklus enden wir mit der Abschlußübung, wie im Kapitel »Übungsablauf« beschrieben.

Wenn wir wollen, können wir jetzt noch Oberkörper und Beine lockern.

Bitte lesen Sie nun weiter auf Seite 104.

---

## STUFE B

---

# Beinbewegung

Zusätzlich zur Armbewegung, die später noch genauer besprochen werden wird, arbeiten wir hier mit folgender Beinbewegung: Sind die Hände beim Senken der Arme etwa auf Höhe des Solarplexus (Oberbauch), gehen wir in die Knie und bleiben nach beendeter Armbewegung noch kurz in dieser Position.

Der Oberkörper ist während des Einatmens und des ersten Teiles der Ausatmung aufrecht. Ab dem Moment, wo wir in die Knie gehen, beugen wir den Oberkörper etwas nach vorne, belassen aber die Wirbelsäule gerade, d.h., wir machen keinen Buckel.

Der Blick geht nach vorne und unten (etwa acht bis zehn Meter vor uns auf den Boden).

Durch eine Streckung in den Knien kehren wir wieder in die Ausgangsposition zurück, so daß die Wirbelsäule aufrecht steht, und der Blick wieder geradeaus in die Ferne gerichtet ist.

Die Arme locker hängen lassen.

*Häufige Fehler:*

Wenn wir in die Knie gehen, sollen diese nicht nach innen knicken und die Füße sich nicht nach außen drehen. Beim Aufrichten und Zurückkehren in die Ausgangsposition dürfen die Knie nicht vollständig durchgestreckt werden.

# Arm- und Beinbewegung

Um den Ablauf genauer beschreiben zu können, wollen wir nun die Übung in mehrere Phasen unterteilen.

**Ausgangsposition:**

Die Ausgangsposition entspricht der in Stufe A. Versuchen Sie zusätzlich, die Beine und das Gesicht zu entspannen, wie im Kapitel »Übungsablauf« beschrieben.

*Atmung:*

Wir haben ausgeatmet.

**Heben der Arme – Phase 1:**

Die Beinposition bleibt unverändert. Wir heben beide Arme gleichzeitig im Bogen nach vorne und oben, bis die Handgelenke etwa auf Höhe der Schädeldecke sind. In der mittleren Phase der Bewegung zeigen die Handflächen nach oben.

*Häufige Fehler:*

Das Heben der Arme soll nicht durch ein Anheben der Schultern eingeleitet werden, und wir dürfen dabei kein Hohlkreuz machen.

*Atmung:*

Wir atmen ein.

**Hereinklappen der Hände – Phase 2:**

Die Beinposition bleibt unverändert. Die Ellbogen schwenken zur Seite, wodurch die Unterarme mit den Ellbogengelenken als Drehachse hereinklappen. Am Ende der Phase stehen die Hände auf Stirnhöhe, die Handflächen zeigen schräg nach unten, die Fingerspitzen zueinander.

*Atmung:*

Wir beginnen auszuatmen.

96

**Beginn der Kniebeugung. Senken der Hände – Phase 3:**

Wir gehen etwas in die Knie und gegen Ende dieser Phase neigt sich der Oberkörper etwas nach vorne.

Wir führen die Arme bis auf Höhe von Dantian nach unten, und zwar so, daß die Daumen und Zeigefinger beinahe Gesicht, Brust und Oberbauch berühren. Wenn nun die Hände nach unten sinken, bleiben die Ellbogen höher als die Handgelenke. Man kann sich das so vorstellen, als ob die Hände einen Ball ins Wasser drücken würden. Die Handflächen weisen zu Boden und die Fingerspitzen sehen zueinander. Die Hände und Finger sollen weitestgehend in der Verlängerung der Unterarme liegen.

*Atmung:*
Wir atmen weiter aus.

**Ende der Kniebeugung, Hände nach außen und unten – Phase 4:**

Wir gehen noch tiefer nach unten, der Oberkörper neigt sich noch etwas stärker nach vorne.

Bei Dantian angelangt, schwenken die Hände nach unten und außen und gelangen dadurch in die Endposition. Auch die Handflächen zeigen in der Endposition schräg nach unten und außen. Die Hände stehen nun ungefähr seitlich der Kniegelenke.

*Atmung:*
Wir beenden die Ausatmung.

**Rückkehr in die Ausgangsposition – Phase 5:**

Wir richten uns wieder auf, lassen die Arme sinken und kehren dadurch in die Ausgangsposition zurück.

In der folgenden Pause, die zirka 15 Sekunden lang dauert und nicht Bestandteil des Zyklus ist, lockern wir Nacken und Schultern ein wenig, ohne aber dabei die Fußposition zu verändern.

*Häufige Fehler:*
Die Kniegelenke dürfen am Ende und während der Pause nicht durchgestreckt sein.

*Atmung:*
Wir atmen während des Aufrichtens ein. In der Pause atmen wir ruhig und natürlich mehrmals durch die Nase ein und aus.

## Atmung

Im Zyklus wird durch die Nase *nicht zu tief* eingeatmet und durch den Mund *hörbar, aber nicht zu laut* ausgeatmet. In der Pause atmen wir mehrmals ruhig und leicht durch die Nase ein und aus. Die Atemzüge sind nicht so tief wie während des Zyklus.

*Häufige Fehler:*
Nicht zu spät mit dem Ausatmen beginnen! Schon am Beginn des Hereinklappens die Ausatmung einsetzen lassen, da ein rechtzeitiges Ausatmen Qi-Staus in Kopf, Hals und Schulterbereich zu vermeiden hilft.

## Vorstellung

Bei dieser Übung wollen wir im *Ausatmen* schlechtes und verbrauchtes Qi aus unserem System entfernen, und zwar vor allem aus dem oberen Bereich (Kopf, Oberkörper).

Auf dieser Stufe ist es noch besser, wenn wir nicht versuchen, mit zuviel Druck auszuscheiden. Begnügen wir uns vorläufig damit, eher zu beobachten, um der Gefahr von Verlusten von gutem Qi vorzubeugen.

# Kompletter Ablauf

Ein ungefährer Anhaltspunkt für das Bewegungstempo wäre eine Zyklusdauer von zirka sechs bis neun Sekunden.

Wir massieren Dantian, nehmen Kontakt mit unserer Atmung auf und sammeln uns. Nachdem wir jetzt erstmals die Beinbewegung kennengelernt haben, wollen wir zunächst nur diese zirka eine Minute lang üben. Dann üben wir Arm- und Beinbewegung zusammen.

Wir nehmen dazu die Ausgangsposition ein, atmen aus und beginnen den ersten Zyklus mit dem Anheben der Arme und dem Einatmen. Ausatmend führen wir die Hände in die Endposition und kehren wieder in die Ausgangsposition zurück.

Bei dieser Übung ist es notwendig, nach jedem Zyklus eine kleine Pause zu machen, die zirka 15 Sekunden dauern sollte. Insgesamt machen wir drei oder sechs Zyklen. Nach dem letzten Zyklus beenden wir mit der Abschlußübung Laogong über Dantian.

Wenn wir wollen, können wir jetzt noch Oberkörper und Beine lockern.

Bitte lesen Sie nun weiter auf Seite 104.

---

## STUFE C

---

# Arm- und Beinbewegung

## Allgemeines zu Wirbelsäule und Beinbewegung:

Wenn wir bei dieser Übung in die Knie gehen und dann den Oberkörper nach vorne bringen, ist es wichtig, in den Fuß-, Knie- und Hüftgelenken beweglich zu sein. Das bedeutet, daß unsere Knie sich *nach vorne* bewegen und das Gesäß *nach hinten*, während der Oberkörper nach vorne kippt. Dies ist nur möglich, wenn unsere Fuß-, Knie- und Hüftgelenke frei arbeiten dürfen

und nicht blockiert werden. Das Knie und das Gesäß sollen also jeweils nach vorne und hinten *ausweichen* und dem Körper so ermöglichen, tieferzugehen. Auf diese Art nützen wir die Schwerkraft optimal für unsere Zwecke aus.

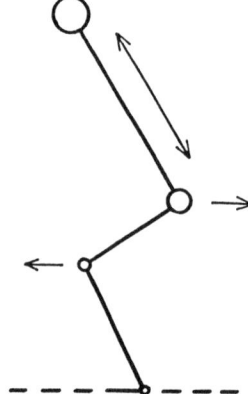

*Abb. 41: Das freie Arbeiten der Beingelenke bei aufgerichteter Wirbelsäule*

Die meisten Menschen würden mit übermäßiger Anspannung der Beinmuskulatur einen »Kampf gegen die Schwerkraft« führen; daß die dabei auftretenden Verspannungen als unangenehm und bedrückend empfunden werden, kann nicht verwundern. Die oben geschilderte Methode jedoch bringt *Leichtigkeit und Freiheit* in diesen Bewegungsablauf. Im Kapitel »Arme und Beine«, Stufe D, werden Sie im Abschnitt »Befreien der Wege« theoretische Überlegungen zu dieser Bewegung finden.

*Häufige Fehler:*

Oftmals bleibt das Gesäß zu hoch oben, und der Kopf geht zu tief nach unten – das ergibt zwar eine schöne Verneigung, aber eine schlechte Ausscheidungsübung. Man sollte den Kopf auch nicht hängenlassen.

## Allgemeines zur Armbewegung:

Während wir das Heben der Arme (Phase 1) und das Hereinklappen der Hände (Phase 2) noch relativ langsam durchgeführt haben, kommt es beim Senken der Hände (Phase 3) zu einer Beschleunigung der Bewegung, die dann am Ende der Phase 4 plötzlich abgestoppt wird.

Das Entfernen von schlechtem Qi wird um so besser gelingen, je *knapper* die beiden Hände vor den genannten Körperpartien nach unten geführt werden, ohne diese allerdings direkt zu berühren. Aus langjähriger Unterrichtspraxis weiß ich, daß auch Geübte immer wieder den Fehler begehen, die Distanz zu groß zu lassen. Es wäre aus diesem Grunde sicher eine gute Idee, einmal mitten in der Bewegung, z.B. auf Brusthöhe, *innezuhalten* und durch einen Kontrollblick den tatsächlichen Abstand zu ermitteln.

## Atmung

### Allgemeines:

Die Ausatmung durch den Mund erfolgt betonter und akzentuierter als die Einatmung und unterstützt damit das Ausscheiden von schlechtem Qi. Dasselbe Ziel verfolgt auch das hier mit der Ausatmung verbundene Geräusch.

### Heben der Arme – Phase 1:

Wir atmen durch die Nase ein, indem wir das Zwerchfell anspannen und die Bauchmuskeln lockern, wodurch die Bauchdecke nach vorne kommt. Desweiteren heben wir den Brustkorb leicht an.

*Häufige Fehler:*

Durch ein übermäßiges Betonen der Aufwärtsbewegung wird häufig viel zu tief eingeatmet.

### Hereinklappen der Hände – Phase 2:

Wir beginnen die Ausatmung durch ein lockeres Senken des Brustkorbes. Wir atmen durch den Mund aus.

*Häufige Fehler:*

Sehr häufig wird vergessen, schon am Beginn dieser Phase auszuatmen.

### Beginn der Kniebeugung, Senken der Hände – Phase 3:

Wir atmen weiter aus, lassen den Brustkorb weiter sinken und beginnen, die Bauchmuskeln etwas zu kontrahieren.

### Ende der Kniebeugung, Hände nach außen und unten – Phase 4:

Wir beenden die Ausatmung, indem wir die Bauchmuskeln noch etwas stärker anspannen. Dadurch wird das entspannte Zwerchfell nach oben geschoben.

### Rückkehr in die Ausgangsposition – Phase 5:

Während wir uns aufrichten, atmen wir leicht und frei durch die Nase ein. Dann lassen wir ein paar natürliche Atemzüge folgen, in denen wir durch die Nase ein- und ausatmen.

## Vorstellung und Qi

Bei dieser Übung wollen wir im Ausatmen schlechtes und verbrauchtes Qi aus unserem System entfernen, und zwar vor allem aus dem Bereich von Kopf, Hals, Nacken, Brust und Oberbauch.

Während unsere Hände knapp vor Kopf und Körper entlangstreifen, nehmen sie das verbrauchte Qi aus den genannten Bereichen auf. Dieses wird dann durch die Armbewegung entlang der Oberschenkel rasch und bestimmt von unserem Zentrum entfernt. Mit dem plötzlichen Abstoppen schleudern wir es von uns weg.

Die Einatmung dient in dieser Übung nicht so sehr der Aufnahme von frischem, unverbrauchten Qi, sondern eher als *Vorbereitung* für eine gute und wirkungsvolle Ausatmung mit Ausscheidungsfunktion.

Beim Ausscheiden des schlechten Qi müssen wir uns vorstellen, daß es sich, sobald es unser System verlassen hat, in Nichts auflöst. Dies bewirkt einerseits, daß der Platz, an dem wir üben, nicht belastet wird, und andererseits verhindert es, sollten wir in einer Gruppe üben, daß andere durch unser ausgeschiedenes Qi beeinträchtigt werden.

In der kurzen Pause zwischen den Zyklen wollen wir versuchen, die reinigende Wirkung dieser Übung wahrzunehmen. Auch hier gilt, daß man nichts mit Gewalt erzwingen soll, weil sonst die Gefahr zu groß wird, ebenfalls vermehrt frisches Qi auszuscheiden. Bemühen wir uns um eine wache, ungeteilte Aufmerksamkeit während jeder Phase der Übung, so wird dieses Problem allerdings nur selten auftauchen. Wenn wir also das Gefühl haben, nur sehr wenig verbrauchtes Qi ausscheiden zu können, sollen wir uns damit zunächst auf jeden Fall zufriedengeben.

## Kompletter Ablauf

Während wir in der Stufe B die Ausführungszeit für einen Zyklus mit sechs bis neun Sekunden angegeben haben, sollten wir nun eher eine Zeit von etwa neun Sekunden anstreben.

Wir massieren Dantian und sammeln uns, dann nehmen wir die Ausgangsposition ein, atmen aus und beginnen den ersten Zyklus mit dem Anheben der Arme und dem Einatmen. Bei der Abwärtsbewegung wird das verbrauchte Qi von unseren Händen aufgenommen und mit dem plötzlichen Abstoppen von uns weggeschleudert. Wir stellen uns vor, daß sich das ausgeschiedene Qi in Nichts auflöst. Aus der Endposition (Phase 4) kehren wir wieder in die Ausgangsposition zurück.

Nach jedem Zyklus machen wir eine kleine Pause, die zirka 15 Sekunden dauern sollte. In dieser Pause atmen wir ruhig, lockern Nacken und Schultern ein wenig, ohne aber dabei die Fußposition zu verändern.

Gute Konzentration auf die Bauchatmung, wache

Aufmerksamkeit, die Abgabe von verbrauchtem Qi und das Wahrnehmen der Wirkung sind wichtige Bestandteile der Übung.

Je nach Bedarf machen wir drei, sechs oder maximal neun Zyklen. Eine höhere Wiederholungszahl ist wegen der Gefahr von Qi-Verlusten meist nicht zu empfehlen. Nach dem letzten Zyklus konzentrieren wir uns mit Laogong über Dantian und beenden damit die Übung.

Wenn wir wollen, können wir jetzt noch Oberkörper und Beine lockern.

Bitte lesen Sie nun weiter auf Seite 105.

---

### STUFE D

---

## Arm- und Beinbewegung

**Allgemeines zu Wirbelsäule und Beinbewegung:**

Während wir in die Knie gehen und den Oberkörper vorbeugen (Phasen 3 und 4), muß die Wirbelsäule immer locker gestreckt bleiben, d.h., der Scheitelpunkt Baihui und der Dammpunkt Huiyin sollten möglichst weit voneinander entfernt sein. Der Hals wird dabei gerade und das Kinn nicht zu hoch gehalten. Das Aufrichten in der Phase 5 geschieht unter Führung des Scheitelpunktes Baihui und wird dadurch leicht und mühelos.

*Häufige Fehler:*

Einen erschlafften Oberkörper können die Beine nur mit viel Krafteinsatz nach oben schieben. Dies belastet die Beingelenke und die Wirbelsäule und gefährdet außerdem den Erfolg der Übung.

Wenn wir in die Knie gehen und den Oberkörper vorbeugen, dürfen wir kein Hohlkreuz machen. Dies gilt auch für das Heben der Arme in der Phase 1.

100

## Allgemeines zur Armbewegung:

Die Armbewegung, und zwar vor allem deren Abschluß, sollte mit absoluter Kontrolle durchgeführt werden. Es gibt also keine schlenkernden Bewegungen. Auch die Rückkehr in die Ausgangsposition erfolgt kontrolliert und konzentriert, da sie ebenfalls ein wichtiger Bestandteil der Übung ist.

Erst wenn wir wieder in der Ausgangsposition sind, lockern wir Hals, Nacken und Schultern ein wenig.

Das bewußte Sinken der oberen Anteile des Brustkorbes am Beginn des Hereinklappens der Hände (Phase 2) ist besonders wichtig.

Wie schon in Stufe B erwähnt, soll das Heben der Arme nicht durch ein Anheben der Schultern eingeleitet werden. Statt dessen heben wir sie mit unserer Vorstellung von Dantian her. Für die Bewegung der Schultern möchte ich auf Stufe D des Kapitels »Arme und Beine« verweisen.

## Atmung

### Einatmung:

Beim Heben der Arme in der Phase 1 beginnen wir die Einatmung mit einem Vorwölben der Bauchdecke, heben dann die unteren Rippen und schließlich gegen Ende der Einatmung noch etwas die oberen Rippen. Die Einatmung hat in dieser Übung gegenüber der Ausatmung eine dienende und nicht eine herrschende Funktion. Deshalb wollen wir nur etwa 65 bis 70% unserer maximalen Kapazität einatmen.

*Häufige Fehler:*
Atmen wir tiefer ein, haben wir die Gefahr von Staus im oberen Bereich und gefährden insgesamt die reinigende Wirkung in dieser Übung.

### Ausatmung:

Die Ausatmung beginnt am Anfang der Phase 2 (Hereinklappen der Hände) mit einem Senken der oberen Rippen. Beim Senken der Hände (Phase 3) sinken die unteren Rippen, und wir atmen weiter aus. Gegen Ende der Ausatmung in der Phase 4 verstärken wir durch ein Engerstellen der unteren Rippen und ein Anspannen der Bauchmuskulatur bewußt den Druck auf unsere Lunge und atmen dadurch *fast* komplett aus. Wie ein Strom, der sich gegen Ende verbreitert, fließt die Luft aus unserem halbgeöffneten Mund. Die Stimmritze ist geöffnet, was ein freies Gefühl im Hals ermöglicht.

*Häufige Fehler:*
Die Muskulatur des Unterkiefers sollte beim Ausatmen nicht verspannt, das begleitende Geräusch nur leicht sein. Bemühungen, es zu verstärken, führen unweigerlich zu Stauungen und Überanstrengungen im Hals.

### Pause zwischen den Zyklen:

Wir atmen in der Pause ruhig, leicht und unhörbar dreimal ein und aus.

## Vorstellung (Yi) und Qi

Jedesmal, wenn wir uns nach beendeter Ausatmung wieder aufrichten, versuchen wir wahrzunehmen, daß der Kopf klar wird und wir ein befreites und entspanntes Gefühl in Hals, Brust und Oberbauch haben.

Beim Einatmen versuchen wir, *ein wenig* frisches Qi über Laogong aus der Umgebung aufzunehmen. Diese geringen Mengen an frischem Qi verwenden wir als ›Magnete‹, um das schlechte, verbrauchte Qi aus unserem System herauszuziehen. Das Wegschleudern geschieht hauptsächlich mit den Fingern und Fingerspitzen.

Wir sollten uns darüber im klaren sein, daß die

Übung nicht nur unsere Vorderseite vom Kopf bis zum Oberbauch reinigt, sondern daß auch verbrauchtes Qi aus Hinterkopf, Nacken und oberem Rücken entfernt werden kann und soll. Unsere Vorstellung muß also korrekt arbeiten und gleichermaßen die Vorderseite (Innenseite, Yin) unseres Systems wie die Rückseite (Außenseite, Yang) berücksichtigen.

Schon in Stufe B habe ich darauf hingewiesen, daß beim Heben der Arme kein Hohlkreuz gemacht werden darf. Wir lassen also die Wirbelsäule locker aufgerichtet, konzentrieren das gute, unverbrauchte Qi in Dantian und heben leicht und mühelos die Arme. Würden wir der Versuchung nachgeben, ein Hohlkreuz zu machen, könnte das wertvolle Qi von Dantian in den Brustraum und sogar bis in den Kopf steigen. Es würde dann mit der Ausatmung entfernt werden, was uns natürlich stark schwächt.

*Häufige Fehler:*

Das auszuscheidende Qi soll der Bewegung unserer Hände folgen und wird nicht etwa durch die Handbewegung aus uns herausgeschoben.


# Kompletter Ablauf

In der Stufe D ist man sicher schon viel besser in der Lage, eine Übung auf die persönlichen Bedürfnisse abzustimmen. Dies gilt z.B. für das Ausführungstempo, das wir in der Stufe C mit zirka neun Sekunden angegeben haben. Wir können nun versuchen, die Übung noch langsamer zu machen bzw. auch den Unterschied zwischen dem aufnehmenden Teil (langsamer) und dem abgebenden Teil (schneller) zu vergrößern.

Wir massieren Dantian und sammeln uns.

Wie wir wissen, arbeiten wir normalerweise mit drei, sechs oder neun Zyklen, wobei neun im allgemeinen die höchste Wiederholungszahl darstellt, weil sonst bei nicht korrekter Ausführung

die Gefahr von Qi-Verlusten zu groß wird. Die Einatmung dient vor allem als Vorbereitung für eine gute und wirkungsvolle Ausatmung.

Mit Hilfe des über Laogong aufgenommenen Qi wird das verbrauchte Qi von unseren Händen bei der Abwärtsbewegung aufgenommen und mit dem Abstoppen von uns weggeschleudert, danach löst es sich in Nichts auf. Aus der Endposition kehren wir wieder in die Ausgangsposition zurück und nehmen in der folgenden Pause die Wirkung der Übung wahr. Nach dem letzten Zyklus beenden wir in guter Konzentration und wacher Aufmerksamkeit die Übung mit Laogong über Dantian.

Bitte lesen Sie nun weiter auf Seite 106.

## ALLTAGSANWENDUNG

Wir haben bisher immer davon gesprochen, daß wir schlechtes Qi in dieser Übung ausscheiden wollen. Dieses schlechte Qi kann nun verschiedene Formen haben, im Winter kann es Kälte sein, im Sommer Hitze. So entfernen wir z.B. sommerliche Hitze aus unserem System und versuchen nach jedem Zyklus die Wirkung in Form einer leichten Kühlung wahrzunehmen. Analog dazu scheiden wir im Winter die Kälte aus und versuchen, nach jedem Zyklus eine leichte Erwärmung zu spüren.

Sind wir nach einem harten Arbeitstag sehr gestreßt und angespannt, dann können wir uns durch die Ausscheidungsübung von Anspannung und Hektik befreien. Wir können damit natürlich auch eine Verspannung des Nackens oder oberen Rückens zu entfernen versuchen. Alles, was unangenehm ist und uns belastet, kann entfernt werden: ein Zusammenstoß mit dem Chef, die beunruhigende Aussicht, die Arbeitsstelle zu verlieren usw. Wir arbeiten dann mit der Vorstellung, daß die Unruhe aus unserem System geht und nehmen wahr, wie Ruhe und Gelassenheit sich in uns ausbreiten. Selbstverständlich können wir auch Müdigkeit auszuscheiden versuchen; die Wirkung ist in Form von Frische und leichter, angenehmer Aktivität wahrzunehmen.

Schließlich können wir auch mit einer Kombination von Akupressur und unserer Übung arbeiten. So könnten wir bei Kopfweh den Baihui sowie Yintang (Punkt zwischen den Augenbrau-en) und Taiyang (Punkte auf den Schläfen) jeweils eine Minute akupressieren und dann sechsmal die Übung machen. Dabei ist natürlich darauf zu achten, daß beim Einatmen kein Qi nach oben steigt.

Doch jetzt geraten wir bereits in den Bereich des therapeutischen Qigong, und dies ist nicht Thema unseres Buches.

# Daoismus

**Philosophischer Daoismus:**

Der Daoismus zählt wie der Konfuzianismus zu den bedeutendsten Geistesströmungen der chinesischen Kultur.

Von Daoismus spricht man im allgemeinen erst ab dem vierten oder dritten vorchristlichen Jahrhundert und meint damit den »philosophischen Daoismus« (Daojia). Die Wurzeln dieser Weltanschauung reichen sicherlich mehrere Jahrtausende zurück, doch macht das Fehlen schriftlicher Überlieferung eine genaue Rückverfolgung unmöglich. Die Hauptvertreter des philosophischen Daoismus sind Laozi (Lao-tzu), Zhuangzi (Chuang-tzu) und Liezi (Lieh-tzu).

Um die Grundlagen daoistischen Denkens und Handelns kennenzulernen, empfiehlt sich vor allem das Werk von Zhuangzi (zirka 369 bis 286 v.u.Z.), der nicht nur ein großer Philosoph, sondern auch ein begnadeter Schriftsteller war. Laozi (zirka 4. Jh. v.u.Z.) bezeichnet man als den Verfasser des Daodejing (Tao-te ching), des »Klassikers vom Weg und von der Kraft (Tugend)«, der allerdings erst im dritten vorchristlichen Jahrhundert entstanden sein dürfte. In insgesamt 81 kurz und prägnant gehaltenen Sprüchen werden hier Grundzüge des Daoismus dargelegt.

Das Daodejing ist wesentlich schwieriger zu verstehen als die anschaulichen Geschichten und Parabeln von Zhuangzi, da es sich eher um Meditationstexte handelt. Wie schwierig es sein muß, dieses Werk zu übersetzen, ersieht man auch daran, daß es neben der Bibel zu den meistübersetzten Werken der Weltliteratur zählt

und in jeder bedeutenden Kultursprache in vielen verschiedenen Versionen existiert.

Unter »Dao« (wörtlich »Weg«) versteht man im Daoismus ein allumfassendes und alles durchdringendes Grundprinzip, aus dem der gesamte Kosmos entsteht. Es ist die vollkommene Ordnung aller Dinge. Dao ist mit Mitteln der Ratio nicht erfaßbar, sondern erschließt sich nur mit Hilfe der Intuition aus meditativer Praxis.

Im ersten Spruch des Daodejing (Lao-tzu [1980:45]) finden wir:

> *»Der Weg, der zeigbar,*
> *ist nicht der beständige Weg,*
> *der Name, der nennbar,*
> *ist nicht der beständige Name:*
> *Das Namenlose ist des Himmels*
> *und der Erde Ursprung,*
> *das Namhafte der abertausend Geschöpfe*
> *Mutter.«*

Bitte lesen Sie nun weiter auf Seite 108.

**Religiöser Daoismus:**

Neben dem philosophischen Daoismus gibt es auch den religiösen Daoismus (Daojiao), der sich einerseits auch auf die Werke von Laozi und Zhuangzi stützt, andererseits über die Jahrhunderte schamanistische Elemente, alchemistische Lehren, philosophische Systeme wie das der »fünf Wandlungsphasen« und vieles andere mehr in sich aufnahm.

Dieser Integrationsprozeß fand in den ersten

nachchristlichen Jahrhunderten Ausdruck in daoistischen Massenbewegungen, die man als den eigentlichen religiösen Daoismus bezeichnet. Es gab allerdings nie eine daoistische »Einheitskirche« oder einheitliche Lehren. Im allgemeinen eint nur die Suche nach der Unsterblichkeit die verschiedenen Schulen des religiösen Daoismus.

Lange leben, nicht sterben (Changsheng busi) war das Ziel. Die Mittel zur Erlangung von körperlicher und spiritueller Unsterblichkeit waren vielfältig und reichten von Alchemie über Meditation bis zu Qigong, sexuellen Techniken, Atemübungen, usw. So befaßt sich die »Schule der himmlischen Meister« hauptsächlich mit Liturgie, die »Schule der vollkommenen Wahrheit« hat Askese und innere Alchemie zum Hauptinhalt. So sehr sich viele dieser Schulen auch voneinander unterscheiden mögen, berufen sich doch alle auf das Daodejing, das somit auch das Basiswerk des religiösen Daoismus bildet.

Begriffe wie Qi, Yin/Yang, De (Te) oder Dao (Tao) waren selbstverständlich allen philosophischen und religiösen Schulen Chinas vertraut, wurden aber unterschiedlich ausgelegt. So sahen die Anhänger des Konfuzius im Begriff De eher die Tugend, Daoisten hingegen die Kraft. Dao, das allumfassende Grundprinzip der Daoisten, wird von den Konfuzianern als Lebensweg im Sinne von moralischem Verhalten und sozialer Verantwortung interpretiert und von den Buddhisten als Weg zum Nirwana.

Der Daoismus hat den von Westen her nach China eindringenden Buddhismus stark beeinflußt. Die Ausbildung des Zen-Buddhismus ist ohne das Einwirken des Daoismus kaum denkbar. Andererseits hat der Buddhismus und seine Meditationspraktiken viele daoistische Schulen geprägt.

Bitte lesen Sie nun weiter auf Seite 111.

## STUFE C

**Daoistisches Handeln:**

Das Wasser ist ein Hauptsymbol daoistischen Denkens – Lao-tzu (1980:211), 78. Spruch:

>*»Auf der Welt ist nichts nachgiebiger*
>*und weicher als das Wasser –*
>*und dennoch greift es das Feste und Starke an,*
>*und nichts ist imstande, es zu bezwingen,*
>*weil es nichts gibt, wodurch es gewandelt wird.*
>*Das Schwache, das bezwingt das Starke,*
>*das Nachgiebige, das bezwingt das Unnachgiebige:*
>*Auf der Welt ist niemand, der das nicht weiß,*
>*und doch ist niemand fähig, danach zu handeln.«*

In der Kampfkunst des Taijiquan – wie auch in den Übungen dieses Buches – wird versucht, nach diesem Prinzip des Nachgebens zu handeln. Im Kapitel »Arme und Beine« finden wir auf der Stufe D im Abschnitt »Befreien der Wege« Überlegungen, die auf dem 78. Spruch des Laozi basieren. Auch das Konzept »Wuwei« ist meiner Meinung nach von den Grundgedanken des 78. Spruches beeinflußt. Eine häufige gehässige Mißinterpretation, meistens aus konfuzianischen Kreisen, sieht im Wuwei die wörtliche Übersetzung, nämlich »Nichts tun«. Doch eigentlich bedeutet Wuwei, nichts zu tun, was gegen die Ordnung der Dinge, was gegen das Dao verstößt. Dies ist nur möglich, wenn man sich frei von Begierden der Lenkung durch höhere Kräfte nachgebend anvertraut. »Man tut nichts – und dabei ist nichts nicht getan«, heißt es zum Wuwei im 48. Spruch des Daodejing (Lao-tzu [1980:149]).

Daoistisches Sein und Handeln besteht in einer ganzheitlichen Beziehung zum gesamten Universum, zu Himmel und Erde und den Jahres- und Tageszeiten. Der Mensch hat die Aufgabe, sich auf diese Kräfte und Rhythmen einzustimmen und ihnen entsprechend zu wirken. Es ist daher nicht verwunderlich, daß die Beschäftigung mit sich immer verändernden Jahres- oder Tageszeiten eine dynamische, auf dem Prinzip des Wandels basierende Weltsicht der Daoisten entstehen ließ, die den Wandel als Bewegung des Dao interpretiert. Nicht starre, unwandelbare Regeln und Gesetze bestimmen die daoistische Lebensphilosophie, sondern ein ewiges Werden und Vergehen, wie wir es etwa im Yin/Yang-Symbol oder im Zyklus der fünf Wandlungsphasen dargestellt finden. Die daraus entstehende geistige und körperliche Regsamkeit ließ Daoisten instinktiv steife Ordnungssysteme meiden. Mit großer Skepsis betrachteten sie die konfuzianische Sozialethik und wurden wegen ihrer Weigerung, Staatsämter zu bekleiden und soziale Verpflichtungen zu übernehmen, von den Konfuzianern oft als »verantwortungslose Einsiedler« bezeichnet.

In Qigong-Übungen finden wir häufig den Bezug zu Himmel (Yang) und Erde (Yin). Der Mensch befindet sich als drittes Element zwischen diesen polaren Kräften und muß versuchen sich ihnen und ihren Veränderungen unterzuordnen. Nach dem Grundgedanken von Yin und Yang darf er nie eine der beiden Kräfte auf Kosten der anderen bevorzugen. Im Kapitel »Die Wirbelsäule …« (Stufe C) finden Sie in der zweiten Grundannahme Überlegungen zur Frage, wie die Wirbelsäule den Einflüssen von Himmel und Erde optimal angepaßt werden kann.

Bitte lesen Sie nun weiter auf Seite 114.

## STUFE D

### Äußere und innere Alchemie:

Innerhalb daoistischer Schulen spielte Alchemie eine bedeutende Rolle. Zunächst war es die »äußere Alchemie« (Waidan, »äußeres Elixier«), in der versucht wurde, durch Einnahme spezieller Substanzen die Unsterblichkeit zu erreichen. Im Alchemistenkessel bereitete man das »Elixier«, wobei insbesondere der neunmal gereinigte Zinnober die Eigenschaft besitzen sollte, den Adepten zum Xian (Unsterblichen) zu machen.

Es stellte sich durch viele Versuche heraus, daß die Wirkungen, die man sich von der Einnahme von Unsterblichkeitsdrogen erhoffte, auch durch Atem- und Meditationsübungen erreicht werden konnten. Dies bezeichnete man als »innere Alchemie« (Neidan, »inneres Elixier«).

In der inneren Alchemie verwendete man zur Beschreibung der Übungen und Bewußtseinszustände die Fachausdrücke der äußeren Alchemie. Dies führte schließlich dazu, daß bei den klassischen Werken der alchemistischen Literatur, die in einer verschlüsselten esoterischen Sprache abgefaßt wurden, kaum mehr unterschieden werden kann, ob sie Methoden der äußeren oder inneren Alchemie darstellen. So ist es meist nicht mehr möglich festzustellen, ob es sich bei der angestrebten Unsterblichkeit um körperliche oder spirituelle Unsterblichkeit handelt.

Äußere und innere Alchemie bestanden zunächst gleichwertig nebeneinander. Im Verlauf der Jahrhunderte gewann aber die innere Alchemie die Oberhand und verdrängte schließlich während der Song-Dynastie (960 bis 1279) die äußere Alchemie.

Im Hinblick auf die innere Alchemie lesen wir bei Chung-Yuan Chang (1963:117): »Sich die geheime Kraft des makrokosmischen Universums für den menschlichen Mikrokosmos zunutze machen, bedeutet, ein inneres Elixier herzustellen.« Da der menschliche Mikrokosmos ein getreues Abbild des Makrokosmos darstellt, ist es das Ziel der Adepten, durch spezielle meditative Atemübungen das eigene Selbst mit den Kräften des Universums in Einklang zu bringen. Dabei entsteht im Unterbauch ein neues, reines Wesen, der »heilige Embryo« (Shengtai). Dieser heilige Embryo verläßt beim Tod den Körper des Adepten und wird ein Unsterblicher.

Die für das Entstehen des heiligen Emryo notwendige Transformation von Jing zu Qi und weiter zu Shen, wird in unserem Buch im Kapitel »Bewußtsein und Geist« (Stufe D) kurz dargestellt. Die Technik des kleinen und des großen himmlischen Kreislaufs ist für diese Arbeit unverzichtbar. Genaueres dazu finden Sie im Kapitel »Daoistische Meditation« (Stufe D). Dem Kapitel »Atmung« können Sie wichtige Informationen über die vorgeburtliche (embryonale) Atmung entnehmen.

Den heiligen Embryo bezeichneten die Daoisten auch oft als »Goldene Blüte«, die sich im Augenblick der Erleuchtung öffnet. Das »Geheimnis der Goldenen Blüte« war die erste (unvollständige) Übersetzung eines chinesischen alchemistischen Werkes in eine westliche Sprache. Die mit einem Vorwort von C.G. Jung versehene Übertragung durch Richard Wilhelm erregte bei ihrem ersten Erscheinen 1929 einiges Aufsehen. Aus dem Vorwort (1987:11): »Es ist aber gerade der Osten, der uns ein anderes, weiteres, tieferes und höheres Begreifen lehrt, nämlich das *Begreifen durch das Leben*.«

Bitte lesen Sie nun weiter auf Seite 116.

# Harmonisierende Übung 1 (Seitwärts)

## Ausgangsposition

Wir stellen – anders als im Kapitel »Übungsablauf« beschrieben – die Füße etwa eine Faustbreite auseinander. Die Hinweise für Blick, Wirbelsäule und Fußstellung gelten weiterhin. Die Arme lassen wir in dieser Stufe während der gesamten Übung locker hängen.

## Beinbewegung

**Allgemeines:**
Die folgende Schilderung bezieht sich auf die Beinbewegung nach links (siehe Abb. 42 und Abb. 43 bis 48).

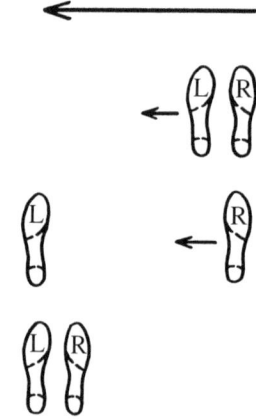

*Abb. 42: Schrittdiagramm*

**Gewichtstransfer – Phase 1:**
Wir wollen nun aus der Ausgangsposition einen kleinen Schritt mit dem linken Fuß zur Seite machen. Dazu drehen wir Hüften und Oberkörper etwas nach rechts und verlagern das auf beiden Füßen ruhende Gewicht auf den rechten Fuß. Der linke Fuß löst sich dabei, mit der Ferse beginnend, etwas vom Boden.

**Schrittansatz – Phase 2:**
Hüften und Oberkörper werden jetzt noch etwas weiter nach rechts gedreht und der linke Fuß unbelastet zur Seite geführt. Ein guter Richtwert für Anfänger ist etwa zwei Fußlängen Distanz zwischen dem rechten und dem linken Fuß, d.h., wir machen einen kleinen, bequemen Schritt.
Der Schrittansatz erfolgt beginnend von der großen Zehe über die Fußinnenkante, und es ist besonders wichtig, während des Schrittansatzes das Gewicht auf dem rechten Bein, dem Standbein, ruhen zu lassen.

**Großer Gewichtstransfer – Phase 3:**
Aus Gründen der Klarheit müssen wir die Phase drei in zwei Teile zerlegen. Der erste Teil reicht vom Ende der Phase 2 bis in die sogenannte Reiterstellung, der zweite Teil von der Reiterstellung bis zum Beginn der Phase 4.

*Teil 1:*

Erst wenn der linke Fuß flach am Boden ist, beginnen wir mit dem Gewichtstransfer in die Reiterstellung.
Hüften und Oberkörper drehen sich leicht nach links, bis sie wieder wie in der Ausgangsstellung nach vorne zeigen, und gleichzeitig wird das Körpergewicht allmählich zum linken Fuß hin verlagert.
In der Reiterstellung sind beide Füße gleich

belastet, das Körpergewicht ist in der Mitte, die Fußinnenkanten stehen parallel, die Knie sind gebeugt.

Die Schrittbreite richtet sich nach der Körpergröße und dem Können. Wie bereits in Phase 2 erwähnt, ist ein Maß von zwei Fußlängen für Anfänger günstig.

In der Reiterstellung kann man einen Augenblick verweilen, ehe man den nächsten Gewichtstransfer initiiert.

*Häufige Fehler:*

Die Fußinnenkanten sind nicht parallel, der Oberkörper kippt nach vorne oder hinten.

*Teil 2:*

Aus der Reiterstellung, die eigentlich nur eine Durchgangsphase ist, drehen wir Hüften und Oberkörper leicht nach links und verlagern das Körpergewicht weiter zum linken Fuß, bis sich die rechte Ferse fast vom Boden löst.

**Nachholen des Beines – Phase 4:**

Nun werden Hüften und Oberkörper etwas weiter nach links gedreht.

Die rechte Ferse löst sich als erstes vom Boden, und schließlich wird der rechte Fuß unbelastet zum linken Fuß herangeholt. Die Fußinnenkanten stehen parallel, der Abstand beträgt, wie in der Ausgangsposition, eine Faustbreite.

*Häufige Fehler:*

Der rechte Fuß darf jetzt noch nicht belastet werden.

**Wiederherstellen der Ausgangsposition – Phase 5:**

Erst wenn der rechte Fuß vollständig am Boden ruht, verlagern wir das Gewicht in die Mitte, so daß wir wieder in der Ausgangsposition sind. Beide Füßen stehen flach auf dem Boden und sind gleichmäßig belastet.

*Häufige Fehler:*

Die Füße sollen sich nicht berühren.

**Schrittfolge:**

Aus der Ausgangsposition setzen wir nun für einen neuerlichen Durchgang den Seitwärtsschritt wiederum nach links an und beginnen mit einer neuen Phase 1.

# Atmung

Für die Atmung siehe das Kapitel »Übungsablauf«.

# Kompletter Ablauf

Die Bewegungen erfolgen langsam. Als ungefähre Richtlinie kann dienen, daß man für sechs Zyklen 30 Sekunden benötigt.

Wir massieren Dantian, beobachten unsere Atmung und sammeln uns, dann nehmen wir die Ausgangsposition ein und machen zirka zwei Minuten lang komplette Zyklen, wobei wir die Übung nach jeder Seite gleich oft ausführen. Anschließend machen wir eine kleine Pause und lockern unsere Beine.

Nun üben wir wiederum zwei Minuten lang die Beinbewegung, gefolgt von einer Pause mit Lockern der Beine. Nach einem dritten Durchgang von zwei Minuten beenden wir mit der Abschlußübung, wie im Kapitel »Übungsablauf« beschrieben.

Wenn wir wollen, können wir jetzt nochmals die Beine lockern.

Bitte lesen Sie nun weiter auf Seite 119 bzw. 120.

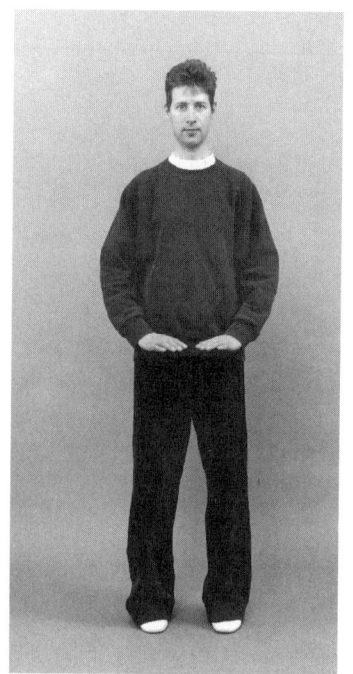

*Abb. 43: Ausgangsposition*

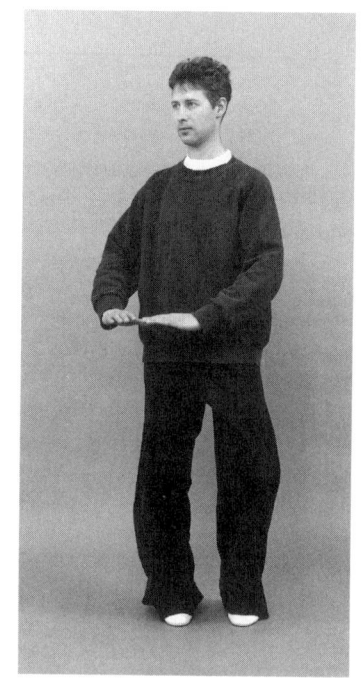

*Abb. 44: Phase 1*

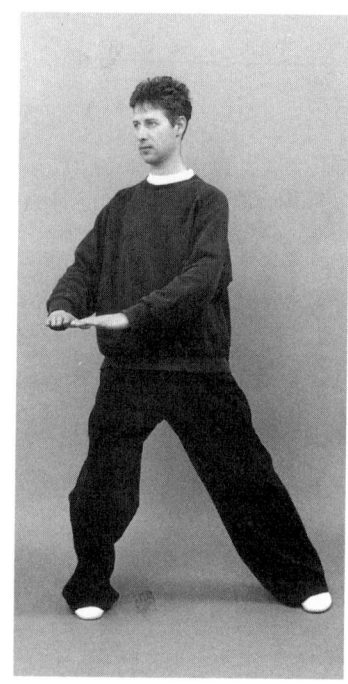

*Abb. 45: Phase 2*

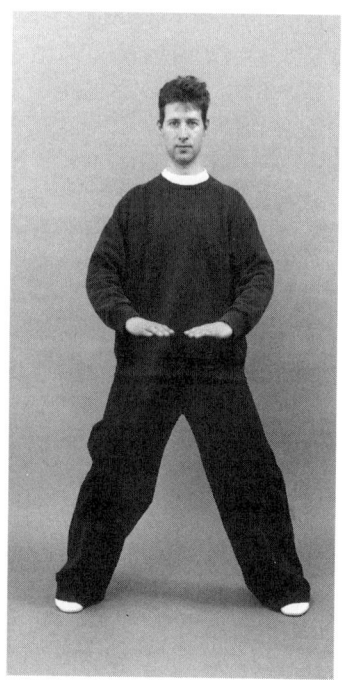

*Abb. 46: Phase 3, Ende Teil 1*

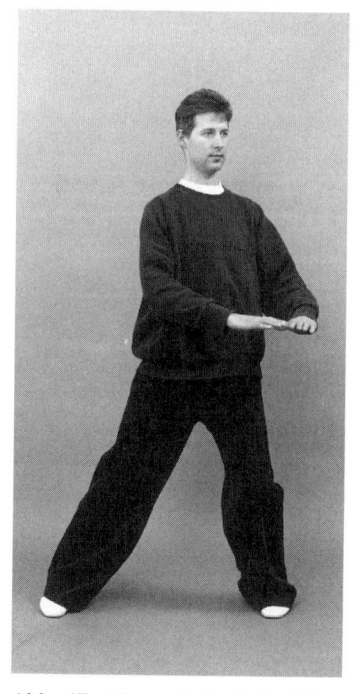

*Abb. 47: Phase 3, Ende Teil 2*

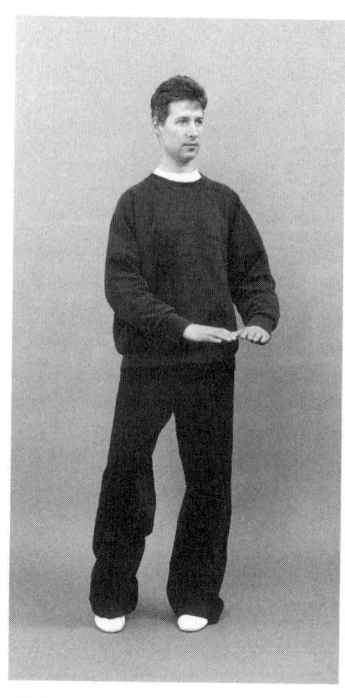

*Abb. 48: Phase 4*

# Beinbewegung

**Allgemeines:**
Im Prinzip entspricht die Beinbewegung auf dieser Stufe der Beschreibung für die Stufe A.

**Ausgangsposition:**
Für die Ausgangsposition orientieren wir uns am Kapitel »Übungsablauf« (Stufe B), stellen allerdings die Füße nur faustbreit auseinander.
In der Beinbewegung nach links legen wir den rechten Handrücken mit dem äußeren Laogong auf Mingmen und die linke Handfläche mit dem inneren Laogong auf Dantian (siehe Abb. 49). Dies gilt sowohl für Frauen als auch für Männer. Für die hier nicht explizit geschilderte Beinbewegung nach rechts werden linke und rechte Hand vertauscht.

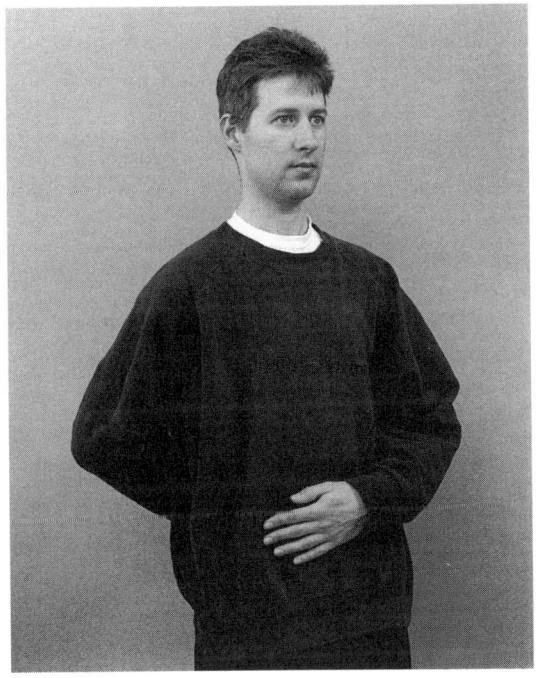

*Abb. 49: Armposition für das Üben der Beinbewegung*

**Gewichtstransfer – Phase 1:**
Beim Gewichtstransfer auf den rechten Fuß wird das rechte Knie etwas gebeugt (was nur möglich ist, wenn wir im Fußgelenk und im Hüftgelenk nachgeben). Damit sich der linke Fuß, beginnend mit der Ferse, vom Boden lösen kann, muß das linke Knie etwas nach vorne geführt werden.

*Atmung:*
Wir beginnen auszuatmen.

**Schrittansatz – Phase 2:**
Wir können den Seitwärtsschritt jetzt etwas weiter ansetzen, ein guter Richtwert für die Stufe B ist etwa zweieinhalb Fußlängen Distanz zwischen dem rechten und dem linken Fuß. Am Ende dieser Phase ruht der linke Fuß flach aber unbelastet am Boden. Die Fußinnenkanten stehen parallel.

*Häufige Fehler:*
Wie bereits erwähnt, sollten die Fußinnenkanten parallel stehen, häufig aber zeigen die Zehen nach außen. Zwar zeigen die Zehen des linken Fußes am Beginn der Kontaktaufnahme der großen Zehe mit dem Boden nach außen, die unbelastete Kontaktaufnahme mit dem Boden erfolgt aber so, daß am Ende die Fußinnenkanten wieder parallel stehen.

*Atmung:*
Wir atmen weiter aus.

**Großer Gewichtstransfer – Phase 3:**

*Teil 1:*
Wir versuchen, den Gewichtstransfer nicht abrupt, sondern allmählich geschehen zu lassen. Die Fußinnenkanten stehen nach wie vor parallel und etwa zweieinhalb Fußlängen voneinander entfernt.

Der Oberkörper sollte locker aufgerichtet sein (und nicht nach vorne oder hinten kippen), und seine Drehungen nach links und rechts sollen um eine senkrechte Achse erfolgen.

*Teil 2:*

Auch dieser Gewichtstransfer geht allmählich und nicht plötzlich vor sich.

*Wirbelsäule:*

Die Wirbelsäule wird locker aufgerichtet. Die Beine sollten einen weichen und beweglichen Eindruck machen, der Oberkörper Ruhe, Leichtigkeit und Gelassenheit ausstrahlen.

*Atmung:*

Teil 1: Wir beenden die Ausatmung.
Teil 2: Wir beginnen einzuatmen.

**Nachholen des Beines – Phase 4:**

Nun werden Hüften und Oberkörper allmählich etwas weiter nach links gedreht, wobei es überaus wichtig ist, das linke Knie gebeugt zu lassen. Die rechte Ferse löst sich langsam als erstes vom Boden, die große Zehe zuletzt, und schließlich wird der rechte Fuß unbelastet zum linken Fuß herangeholt. Hüft-, Knie- und Fußgelenke müssen hier ganz weich und beweglich sein. Die unbelastete Kontaktaufnahme des rechten Fußes mit dem Boden beginnt wieder mit der großen Zehe und setzt sich bis zur Ferse fort. Die Fußinnenkanten stehen parallel, der Abstand beträgt, wie in der Ausgangsposition, eine Faustbreite.

*Häufige Fehler:*

Der rechte Fuß darf jetzt noch nicht belastet werden.

*Atmung:*

Wir atmen weiter ein.

**Wiederherstellen der Ausgangsposition – Phase 5:**

Auch dieser Gewichtstransfer geht allmählich vor sich.

*Häufige Fehler:*

Die Füße sollen sich nicht berühren, sondern zirka eine Faustbreite auseinander und parallel stehen. Die Knie dürfen nicht einwärts knicken.

*Atmung:*

Wir beenden die Einatmung.

**Schrittfolge:**

Aus der Ausgangsposition setzen wir nun für einen neuerlichen Durchgang den Seitwärtsschritt wiederum nach links an und beginnen mit einer neuen Phase 1.

# Armbewegung

**Allgemeines:**

Die folgende Schilderung bezieht sich nur auf die Armbewegung, die zur nach links gehenden Beinbewegung gehört. Als kleine Hilfe sei erwähnt, daß die Hände von oben betrachtet eine etwa nierenförmige Bahn beschreiben und sich dabei fast immer auf derselben Höhe, nämlich der von Dantian, bewegen.

**Ausgangsposition:**

Für das Üben der Armposition nehmen wir die im Kapitel »Übungsablauf« beschriebene Ausgangsposition ein. Die Hände halten wir knapp vor Dantian, die Handflächen weisen zu Boden. Die Daumen zeigen zueinander, die anderen Finger schräg nach vorne. Die Spitzen der Daumen und Zeigefinger berühren einander fast (siehe Abb. 50). Diese Handhaltung wird im großen und ganzen während der gesamten Übung beibehalten.

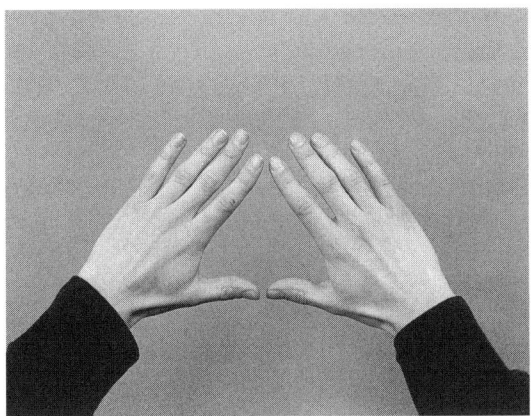

*Abb. 50: Stellung der Hände zueinander*

*Atmung:*
Wir haben eingeatmet.

**Drehen des Körpers nach rechts – Phase 1:**
Aus der Ausgangsposition drehen wir Hüften und Oberkörper leicht nach rechts. Die Hände bewegen sich ebenfalls leicht nach rechts, bleiben aber nahe am Körper und entfernen sich insgesamt nicht weit von Dantian.

*Atmung:*
Wir beginnen auszuatmen.

**Hände vom Körper wegbewegen – Phase 2:**
Wir bewegen nun die Hände, annähernd auf Dantian-Höhe bleibend, vom Körper weg.

*Häufige Fehler:*
Die Ellbogen dürfen dabei nicht durchgestreckt werden, der Oberkörper bleibt aufrecht.

*Atmung:*
Wir atmen weiter aus.

**Große Drehung nach links – Phase 3:**
Indem wir die Stellung der Arme weitestgehend wie am Ende der Phase 2 belassen, drehen wir Hüften und Oberkörper von rechts nach links.

*Häufige Fehler:*
Die Ellbogengelenke dürfen nicht durchgestreckt werden, der Oberkörper bleibt aufrecht.

*Atmung:*
Genau in der Hälfte der Phase 3, wenn wir geradeaus nach vorne schauen, beenden wir die Ausatmung. Ohne Pause beginnt dann im Teil 2 der Phase 3, während wir den Körper weiter nach links drehen, die Einatmung.

**Hände an den Körper zurück – Phase 4:**
Nun führen wir die Hände wieder nahe an den Körper heran; noch immer befinden sie sich etwa auf der Höhe von Dantian. Hüften und Oberkörper zeigen dabei schräg nach links.

*Häufige Fehler:*
Die Schultern sollten in dieser Bewegung nicht angehoben werden.

*Atmung:*
Wir atmen weiter ein.

**Zurück in die Ausgangsposition – Phase 5:**
Wir drehen Hüften und Oberkörper nach rechts, bis sie wieder nach vorne zeigen. Die Hände bewegen sich vor Dantian.

*Atmung:*
Wir beenden die Einatmung.

# Atmung und Vorstellung

Sowohl bei der Bein- als auch bei der Armbewegung gelten die Hinweise im Kapitel »Übungsablauf«.

# Kompletter Ablauf

Die Bewegungen erfolgen langsam. Als ungefähre Richtlinie kann dienen, daß man für sechs Zyklen 30 Sekunden benötigt.

Wir massieren Dantian, Mingmen, Laogong und Yongquan und sammeln uns, dann beginnen wir mit der Beinbewegung und üben anschließend die Armbewegung. Die Bewegungen sollten harmonisch erfolgen, und wir versuchen, alle Körperteile unter Führung von Dantian und Mingmen einzusetzen.

Für die Beinbewegung gehen wir in die oben beschriebene Ausgangsposition, atmen ein und beginnen ausatmend mit sechs Zyklen nach links. Dann führen wir ohne Pause sechs Zyklen nach rechts durch. Können wir aus Raumgründen nur drei Zyklen in eine Richtung erfolgen lassen, so machen wir die insgesamt zwölf Zyklen nicht in zwei Sechsergruppen, sondern in vier Dreiergruppen.

Für die Armbewegung nehmen wir die hüftbreite Ausgangsposition ein und beginnen ausatmend mit sechs Zyklen nach rechts. Dann führen wir ohne Pause sechs Zyklen nach links durch.

Diesen kompletten Ablauf bezeichnen wir als eine *Serie*. Nach dieser ersten Serie für Beine und Arme machen wir eine kleine Pause und lockern Oberkörper, Arme und Beine.

Nun machen wir eine neue Serie nach links und rechts (Beine) und rechts und links (Arme), wieder gefolgt von einer Pause mit Lockern der Glieder und des Oberkörpers. Eine dritte Serie mit Bein- und Armbewegung vervollständigt diese Übung. Wir beenden mit der Abschlußübung Laogong über Dantian.

Ggf. können wir jetzt nochmals lockern.

## Zeitbedarf:

Nehmen wir die oben erwähnten 30 Sekunden für sechs Zyklen als Basis, ergeben sich sechs Minuten für die drei Serien sowie weitere 30 Sekunden für die zwei Pausen mit dem Lockern und schließlich 30 Sekunden für die Abschlußübung, somit insgesamt sieben Minuten.

Bitte lesen Sie nun weiter auf Seite 119 bzw. 121.

---

## STUFE C

# Arm- und Beinbewegung

Es ist nun an der Zeit, daß wir versuchen, Arm- und Beinbewegung gemeinsam zu machen.

## Ausgangsposition:

Wir verbessern unsere Position, wie im Kapitel »Übungsablauf« geschildert, die Füße stehen allerdings in dieser Übung nur faustbreit auseinander. Die Hände sind vor Dantian, die Handflächen weisen zu Boden.

## Gewichtstransfer, Drehen des Körpers nach rechts – Phase 1:

Die Armbewegung ist in dieser Phase relativ gering. Die Ellbogen werden so gehalten, daß die Oberarme nicht am Körper anliegen und die Achselhöhlen frei sind. Allerdings darf man die Ellbogen auch nicht zu weit abspreizen, da sonst die Spannung in den Schultern übermäßig ansteigt. Bedingt durch die Haltung der Ellbogen, stehen die Innenkanten der Schulterblätter näher an der Wirbelsäule.

### *Häufige Fehler:*

Die Ellbogen dürfen nicht am Körper anliegen. Die Schultern sollten weder angehoben werden noch die Bewegung einleiten.

### *Atmung:*

Wir beginnen in dieser Phase auszuatmen und denken daran, daß zunächst der Brustkorb locker sinken soll.

Die Ausatmung muß wirklich am Beginn dieser Phase einsetzen, die Luft soll nicht angehalten werden.

## Schrittansatz, Hände vom Körper wegbewegen – Phase 2:

Die Hände bewegen sich vom Körper weg, was durch ein Auseinandergehen der Schulterblätter und eine leichte Streckung in den Ellbogengelenken ermöglicht wird.

Im Schrittansatz bringen wir das linke Knie etwas *nach vorne*, jedoch keinesfalls nach oben. Der linke Fuß hängt locker im Fußgelenk und wird ganz knapp über dem Boden nach links geführt. Schließlich kommt mit fortschreitender Streckung im linken Knie- und Hüftgelenk die große Zehe in Kontakt mit dem Boden. Noch nicht belastet, wird jetzt der gesamte linke Fuß, beginnend mit der großen Zehe über die Fußinnenkante bis zur Ferse, auf den Boden gesetzt.

*Häufige Fehler:*

Statt die Schulterblätter zur Seite und auseinandergehen zu lassen, also den Rücken breit zu machen, werden die Schultern angehoben, wodurch ein Gefühl des Eingeengtseins, das die Atmung und den Qi-Fluß behindert, entsteht.

*Atmung:*

Wir atmen weiter aus, lassen den Brustkorb weiter sinken und beginnen, die Bauchmuskeln etwas zu kontrahieren.

## Großer Gewichtstransfer, Drehung nach links – Phase 3:

Wir wollen die Belastung des linken Fußes auskosten und spüren, wie sie durch die Entlastung des rechten Fußes gespeist wird.

Die Phase 3 beginnt mit einem fast gestreckten linken Kniegelenk und einem gut gebeugten rechten Kniegelenk. Durch den Gewichtstransfer ist das Verhältnis am Ende genau umgekehrt. Wir finden einen Übergang von Yin auf Yang und von Yang auf Yin, wobei wir die Belastung mit Yang und die Entlastung mit Yin gleichsetzen.

Wir haben also einen Wechsel der Belastung vom rechten zum linken Fuß und einen Wechsel der Entlastung vom linken zum rechten Fuß. Diese beiden Prozesse finden gleichzeitig, aber gegenläufig statt, und wir können versuchen, durch Konzentration einmal auf die Belastung und einmal auf die Entlastung diese Vorgänge für uns bewußter und klarer herauszuarbeiten. Vor allem die Konzentration auf die Entlastung wird für die meisten von uns ungewohnt, aber deshalb um so lehrreicher sein.

Die Wirbelsäule bleibt locker und ohne Hohlkreuz gestreckt. Unsere Armbewegung wird gänzlich durch den stattfindenden Gewichtstransfer und die Rechtsdrehung des Dantian gesteuert.

*Häufige Fehler:*

Durch ein übermäßiges Strecken der Ellbogengelenke verspannen sich Schultern und Brustwirbelsäule, desweiteren kann ein zu starkes Strecken im rechten Kniegelenk zur Hohlkreuzbildung führen.

*Atmung:*

Die Bauchmuskeln werden jetzt etwas stärker angespannt, wir dürfen aber nicht den letzten Rest Luft aus unseren Lungen pressen. Ziemlich genau in der Mitte der Phase 3 beenden wir die in Phase 1 begonnene Ausatmung. Dann folgt ganz leicht und mühelos die Einatmung. Wir beginnen, das Zwerchfell anzuspannen und die Bauchmuskeln zu lockern, wodurch die Bauchdecke ganz leicht nach vorne kommt.

## Nachholen des Beines, Hände an den Körper zurück – Phase 4:

Indem sich die Schulterblätter in Richtung Wirbelsäule zurückbewegen und die Ellbogen leicht gebeugt werden, nähern sich die Hände wieder dem Körper.

*Häufige Fehler:*

Die Ellbogen werden zu weit nach hinten und zu nahe an den Körper geführt, wodurch es zu Verspannungen im Brustbereich kommt.

*Atmung:*

Wir atmen weiter ein, die Bauchdecke kommt weiter nach vorne.

## Wiederherstellen der Ausgangsposition – Phase 5:

Wiederum versuchen wir, den Belastungswechsel sehr bewußt auf uns wirken zu lassen.
Das Zurückkehren in die Grundposition gibt uns die Möglichkeit, Haltungsfehler, wie eine verkrümmte Wirbelsäule, hochgezogene Schultern und ähnliches, zu korrigieren.

*Atmung:*

Wir beenden die Einatmung durch ein leichtes Anheben des Brustkorbes und erinnern uns, daß diese nicht maximal sein soll.

*Häufige Fehler:*

Ein übermäßiges Anheben und Zurückführen unserer Schultern, um den Brustraum zu erweitern, ist zu vermeiden.

## Atmung, Vorstellung und Qi

Wir beachten die im Kapitel »Übungsablauf« gegebenen Hinweise.

## Kompletter Ablauf

Für den Ablauf in der Stufe C orientieren wir uns an dem für die Stufe B Gesagten. Allerdings ver-binden wir nun Arm- und Beinbewegung miteinander. Wir machen drei Serien (zu je 12 Zyklen), unterbrochen von Pausen zur Lockerung.

Mit dem Tempo können wir uns jetzt größere Freiheiten erlauben und versuchen, die Übung etwas schneller und vor allem auch etwas langsamer zu machen als bisher angegeben. Wenn Sie allerdings bei einem langsameren Tempo Schwierigkeiten mit der Atmung bekommen, können Sie selbstverständlich zügiger üben.

Eine weitere Freiheit betrifft die Übergänge zwischen den Phasen. Wir können jetzt, auf der Stufe C, beginnen, die einzelnen Phasen weich ineinander übergehen zu lassen. Dies darf allerdings nie auf Kosten der Genauigkeit gehen!

Wir achten darauf, die Bewegung aus den Beinen zu initiieren und lassen uns von der Schwerkraft helfen. Außerdem beobachten wir die Bewegungen unserer Schultern.

Gute Konzentration auf die Bauchatmung, wache Aufmerksamkeit, das Herstellen von Harmonie in uns, die Verbindung zur Umwelt sowie das Wahrnehmen der Wirkung (evtl. erst in der Abschlußübung) sind wichtige Bestandteile der Übung.

Bitte lesen Sie nun weiter auf Seite 119 bzw. 121.

---

## STUFE D

# Beinbewegung

Während des gesamten Bewegungsablaufes sollte das Becken parallel zum Boden geführt werden. In der harmonisierenden Übung 2 (Vorwärts) werden Sie dazu einige interessante Informationen erhalten. Versuchen Sie zwischenzeitlich, mit den Ihnen gegebenen Möglichkeiten zu üben, und kehren Sie, nachdem Sie die Vorwärts-Übung kennengelernt haben, wieder zu dieser Übung zurück, um das Gelernte hier zu integrieren.

116

**Phase 1:**

Während wir unser Gewicht auf den rechten Fuß verlagern, führen wir unser rechtes Knie nach vorne und senken dadurch den Körper etwas ab. (Wie dies am besten zu bewerkstelligen ist, erfahren Sie im Abschnitt »Befreien der Wege« des Kapitels »Arme und Beine«, Stufe D.) Im rechten Bein wird sich nun Spannung aufbauen, und das linke Bein kann sich gut entspannen, auch das linke Knie geht nach vorne.

Das Drehen des Körpers nach rechts erfolgt nicht so sehr in der Lendenwirbelsäule, sondern im rechten Hüftgelenk. Dadurch erreichen wir, daß unsere Mitte ruhig und weit bleiben kann. (Anatomisch gesehen kommt es zu einer Einwärtsrotation des rechten Beines.)

**Phase 2:**

Im Schrittansatz werden wir im linken Bein etwas Spannung brauchen, die aber sofort nachläßt, sobald der linke Fuß Kontakt mit dem Boden aufgenommen hat. Wir denken daran, daß die Fußsohle des rechten Standbeines gleichmäßig belastet sein soll und Baihui zum Himmel strebt.

*Häufige Fehler:*

Meinen Erfahrungen nach kommen hierbei fast alle erdenklichen Arten von Fehlbelastungen der Fußsohle vor; sie stören unsere Aufrichtung und auch das Fließen von Qi empfindlich.

**Phase 3:**

Wir versuchen, das langsame Anspannen des linken Beines und das langsame Entspannen des rechten Beines gut wahrzunehmen.

Das linke Knie bewegt sich nach vorne, wie wir es aus dem schon erwähnten »Befreien der Wege« kennen. Darüber hinaus achten wir darauf, unser Gewicht so zu verlagern, daß nunmehr die linke Fußsohle gleichmäßig belastet wird.

**Phase 4:**

Das rechte Knie geht nun nach vorne, und das entspannte rechte Bein wird langsam neben das linke geführt. Das linke Standbein ist gut verwurzelt.

Die Drehung des Körpers nach links ist hauptsächlich eine Aktion des Hüftgelenkes, diesmal auf der linken Seite (Innenrotation des linken Hüftgelenkes).

**Phase 5:**

Beim Verlagern des Körpergewichts in die Mitte spüren wir die leichte Zunahme der Spannung im rechten Bein und die allmählich stärker werdende Entspannung im linken Bein.

**Abschließend:**

Es wird Ihnen aufgefallen sein, daß ich immer wieder davon gesprochen habe, die *Knie nach vorne* zu bringen, wo man doch eher ein »nach oben« erwarten würde. Die Vorwärtsbewegung dient dem Befreien der Wege und macht unsere Meridiane durchlässig.

## Armbewegung

Auch für die Armbewegung legen wir unser Augenmerk auf den ständigen Wechsel von Anspannung und Entspannung.

In der Phase 1 versuchen wir, unsere Schultern so gut wie möglich zu entspannen, was uns besser gelingen wird, wenn wir die Ellbogen etwas sinken lassen, ohne dadurch aber ihre Weite einzuschränken. In der Phase 2 wird sich dann durch das Wegbewegen der Hände etwas Spannung in unseren Armen aufbauen. Diese Spannung wird in der Phase 3 annähernd gleich bleiben und sich in der Phase 4 wieder beträchtlich verringern können.

Wenn wir die Drehungen des Rumpfes hauptsächlich in den Hüftgelenken durchführen, kann unsere Mitte ruhig bleiben. Führen wir auch Baihui zum Himmel, hat unsere Mitte Raum. Dies bewirkt, daß die Armbewegung ein leichtes, müheloses Schweben wird, die in den traditionellen Schulen mit der Bewegung von Sonne und Mond verglichen wird.

## Atmung

Für die Atmung orientieren wir uns am Kapitel »Übungsablauf«. Ich möchte Ihr Augenmerk auf die Tatsache lenken, daß wir in der Phase 3, also mitten in einer durchlaufenden Bewegung, einen Übergang von Ausatmung auf Einatmung haben.

## Vorstellung (Yi) und Qi

Harmonisierende Übungen sollen ausgleichen. Die Übung »Seitwärts« hat zwar wie alle harmonisierenden Übungen eine Oben/Unten-Komponente (Baihui – Huiyin, Yongquan), ihre Hauptwirkung entfaltet sie aber für die Richtungen und den Ausgleich von Links nach Rechts sowie in den Diagonalen. Das bedeutet, daß wir die überaus wichtigen Verbindungen zwischen rechtem Bein und linkem Arm (linke Kopfseite) sowie zwischen linkem Bein und rechtem Arm (rechte Kopfseite) entwickeln lernen.
Im Kapitel »Arme und Beine« finden Sie auf der Stufe D einen kurzen Abschnitt über die »drei äußeren Entsprechungen«, womit die Zusammengehörigkeiten gewisser Gelenke gemeint

sind. Die Seitwärtsübung ermöglicht uns, diese Zusammengehörigkeiten nun in den Diagonalen zu entwickeln.
Sie können ja einmal versuchen, ob es Ihnen gelingt, in der Phase 2 den linken Fuß und die rechte Hand, das linke Knie und den rechten Ellbogen sowie die linke Hüfte und die rechte Schulter in Ihrer Vorstellung zu verbinden. Auf diese Weise wird die Bewegung des linken Beines durch den rechten Arm ausgeglichen oder, wenn wir es von der anderen Seite betrachten wollen, die Bewegung des rechten Armes durch das linke Bein. Lassen Sie sich dabei viel Zeit, und seien Sie geduldig. Der Aufwand lohnt sich. Diese Übung wirkt übrigens besonders gut auf das sogenannte Gürtelgefäß (Daimai).

## Kompletter Ablauf

Für den Ablauf in der Stufe D orientieren wir uns an den Hinweisen in Stufe C.
Wir können uns jetzt größere Freiheiten mit der Gestaltung der Übung erlauben. Eine Serie besteht zwar nach wie vor aus 12 Zyklen, wir können aber, wenn wir wollen, auch zwei Zyklen miteinander verbinden. Selbstverständlich können wir das Tempo variieren.
Versuchen Sie zunächst, einzelne Aspekte aus Stufe D getrennt zu realisieren. In dem Augenblick, wo Sie alles bisher Gesagte gleichzeitig umsetzen können, dürfen Sie von sich mit Recht behaupten, echtes Qigong zu betreiben.
Bitte lesen Sie nun weiter auf Seite 119 bzw. 121.

# Qi Gong für Frauen

VON ROSWITHA FLUCHER

## STUFE A UND B

### Historisches:

Die Frau hatte in der traditionellen chinesischen Gesellschaft nur eine untergeordnete Stellung. Zwar gab und gibt es auch Qigong-Meisterinnen, aber die Übungen wurden hauptsächlich von Männern praktiziert und an Männer weitergegeben. Dementsprechend finden sich bis heute in der Literatur eher wenig Hinweise auf spezifisch weibliche Themen.

### Menstruation:

Wahrscheinlich werden Sie auch während der Menstruation keine Probleme mit dem Üben von Qigong haben. Im Gegenteil: Durch Entspannung, Aufrichtung der Wirbelsäule und bewußtes Atmen werden eventuelle Schmerzen vor und während der Menstruation verringert und der Zyklus harmonisiert.

Bitte lesen Sie nun weiter auf Seite 120 (A) bzw. 121 (B).

## STUFE C UND D

### Menstruation:

Auch Störungen im Menstruationszyklus haben ihre Ursachen in Imbalancen von Qi. Sie können durch regelmäßiges Üben von Qigong teilweise oder ganz beseitigt werden.

Andrerseits kommt es mit zunehmender Übungspraxis zu einer starken Konzentration von Qi im Bereich des unteren Dantian und somit auch zu einer verstärkten Blutzufuhr im Unterbauch. Dies kann zu einer Verstärkung der Menstruationsblutung führen. Um einen großen Blutverlust (und damit auch Verlust von Qi) zu vermeiden, sollten sich Frauen daher kurz vor und während der Menstruation nicht auf das untere Dantian, sondern auf ein anderes Energiezentrum konzentrieren. Manche Autoren empfehlen, das mittlere oder obere Dantian einzusetzen. Dies kann allerdings zu einem unerwünschten Stau von Qi im Kopf- und Brustbereich führen und ist meiner Erfahrung nach nicht empfehlenswert. Als Alternative bieten sich Mingmen oder auch die beiden Yongquan-Punkte an. Auf Mingmen als Zentrum auszuweichen, kann unter Umständen ebenfalls zu einem verstärkten Blutandrang im Unterbauch führen. Allerdings gibt es große individuelle Unterschiede. Versuchen Sie daher selbst herauszufinden, welches Energiezentrum für Sie geeignet ist.

Bitte lesen Sie nun weiter auf Seite 121.

# *Erstes Kombinationsprogramm*

## STUFE A

Sie haben nun die Grundzüge von drei praktischen Übungen kennengelernt. Sicherlich sind viele Fragen aufgetaucht. Lassen Sie sich nicht entmutigen, es folgen weitere Informationen, die Ihnen helfen werden.

Wollen Sie nach einem anstrengenden Arbeitstag ein wenig Qigong machen, dann beginnen Sie mit der Ausscheidungsübung, setzen fort mit der aktivierenden Übung und beschließen Sie mit der harmonisierenden Übung. Es ergibt sich dafür beispielhaft folgender Übungsablauf:

## Kompletter Ablauf

Für unsere Zwecke genügt es vollkommen, Dantian nur vor der ersten Übung zu aktivieren. Wir massieren also Dantian, beobachten unsere Atmung und sammeln uns.

Dann nehmen wir die Ausgangsposition für die Ausscheidungsübung ein, atmen aus und beginnen mit drei Zyklen Ausscheidung, wie auf den Seiten 94ff. beschrieben. Danach machen wir eine kurze Pause und lockern uns.

Nun gehen wir in die Ausgangsposition für die aktivierende Übung und machen dreimal zirka zwei Minuten lang die Armbewegung und eine Minute lang die Beinbewegung (siehe Seiten 61ff.) Danach lockern wir jeweils Arme und Beine.

Dreimal zwei Minuten der harmonisierenden Übung, wie auf den Seiten 108ff. beschrieben, beschließen unser Programm.

Wir enden mit der Abschlußübung, die im Kapitel »Übungsablauf« erläutert ist.

Bitte lesen Sie nun weiter auf Seite 121.

# Schmerzen beim Massieren von Energiezentren

**Massageverbot:**
Selbstverständlich massieren wir keine Tumore, offenen Wunden, Knochenbrüche, Krampfadern, Hautausschläge oder ähnliches. Sollten Sie Medikamente zur Herabsetzung der Blutgerinnung nehmen oder Gerinnungsstörungen haben, darf ebenfalls nicht massiert werden.

**Allgemeines:**
Es kann, auch wenn keine offensichtliche Erkrankung vorliegt, der Fall sein, daß das Massieren eines Energiezentrums schmerzt. Dieser Schmerz besagt lediglich, daß in diesem Bereich, entlang des zugehörigen Meridians oder überhaupt im betreffenden Funktionskreis irgend etwas nicht in Ordnung ist. Ob es sich nun um eine massive Störung handelt oder nur um eine Kleinigkeit, läßt sich für einen Laien meist kaum beurteilen.

Fest steht, daß die Massage (Akupressur) eines schmerzenden Punktes sich positiv auf die vorhandene Störung auswirkt, welcher Art auch immer sie sein mag. Wichtig ist aber, auf welche *Weise* wir uns dem Schmerz nähern.

Wie Sie bereits bei der Aktivierung von Energiezentren erfahren haben, verwenden wir am Beginn einer Massage immer sehr leichten Druck. Daher wird es uns wohl kaum einmal passieren, daß wir uns beim Massieren einen unerwartet starken Schmerz zufügen können.

Wir sollten nun so vorgehen, daß wir die Massage leicht beginnen und versuchen, mit einem eventuell auftretenden Schmerz leicht und einfühlsam Kontakt aufzunehmen. Dann verstärken wir *langsam* den Massagedruck, bis wir eine Schmerzintensität erreichen, wo der Schmerz zwar deutlich fühlbar, aber keinesfalls unerträglich ist. Versuchen Sie unter keinen Umständen, heldenhaft zu sein, es geht hier nicht um den Beweis, wieviel Schmerz man aushält! Eine Überstimulation könnte nämlich die bestehende Störung negativ beeinflussen.

Wir massieren insgesamt so lange, wie für die betreffende Übung angegeben.

Bitte lesen Sie nun weiter auf Seite 122 (A) bzw. Seite 123 (B).

**Massagedauer und -intensität:**
Nachdem wir jetzt schon mehr Erfahrung haben, könnten wir im Falle eines schmerzenden Punktes auch länger massieren, wobei im allgemeinen eine Dauer von zwei Minuten das Maximum darstellen dürfte. Statt noch länger zu massieren, macht man besser zwei bis drei Durchgänge über den Tag verteilt.

Was die Intensität der Massage anlangt, gilt alles im oberen Abschnitt Erwähnte unverändert.

Sollten Sie an therapeutischen Hinweisen interessiert sein, möchte ich auf die Literaturliste im Anhang verweisen (Akupressur, chinesische Medizin).

Bitte lesen Sie nun weiter auf Seite 124 (C) bzw. Seite 125 (D).

# Aktivierende Übung 2 (Standübungen)

## Standposition Mitte (Mensch)

**Allgemeines:**

In einigen daoistischen Schulen, auch in der von mir vertretenen, wird diese Position »Krugtragen« genannt. Da aber auch andere Namen für diese sehr weitverbreitete Übung verwendet werden, habe ich auf diese Bezeichnung verzichtet.

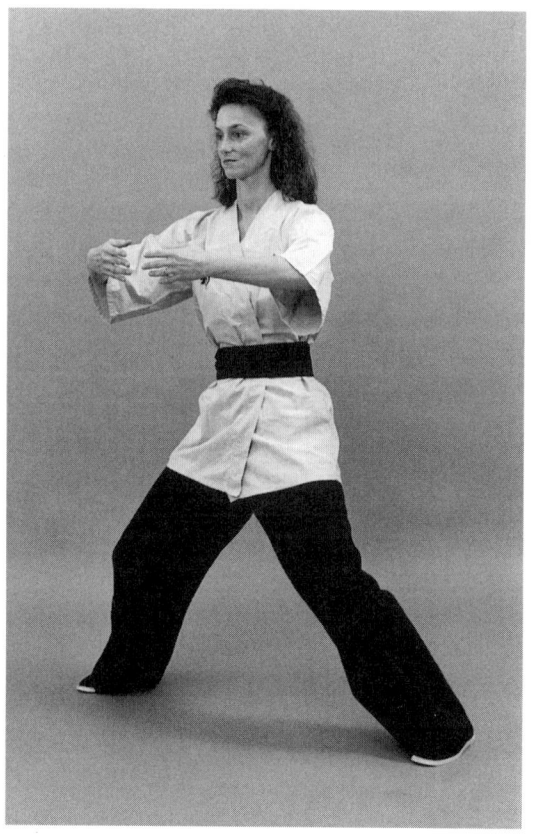

*Abb. 51: Standposition Mitte (Mensch)*

**Position:**

Wir nehmen die Ausgangsposition ein, die im Kapitel »Übungsablauf« beschrieben wurde.
Die Arme stehen gekurvt vor der oberen Brust. Die Handflächen weisen zum Körper, die Fingerspitzen zueinander. Wir haben etwa eine Faustbreite Distanz zwischen den Spitzen der Mittelfinger.
Insgesamt stehen wir so, als ob wir einen großen Krug umfassen würden (siehe Abb. 51).

## Atmung

Es gelten die Hinweise im Kapitel »Übungsablauf«.

## Kompletter Ablauf

Wir massieren Dantian, beobachten unsere Atmung und sammeln uns. Dann nehmen wir die Position ein und halten sie zirka eine Minute lang. Anschließend machen wir eine kleine Pause und lockern Oberkörper, Arme und Beine.
Nun üben wir wiederum eine Minute lang, gefolgt von einer Pause mit Lockern von Oberkörper, Armen und Beinen. Nach einem dritten Durchgang von insgesamt einer Minute enden wir mit der Abschlußübung, wie im Kapitel »Übungsablauf« beschrieben.
Wenn wir wollen, können wir uns jetzt nochmals lockern.
Bitte lesen Sie nun weiter auf Seite 129.

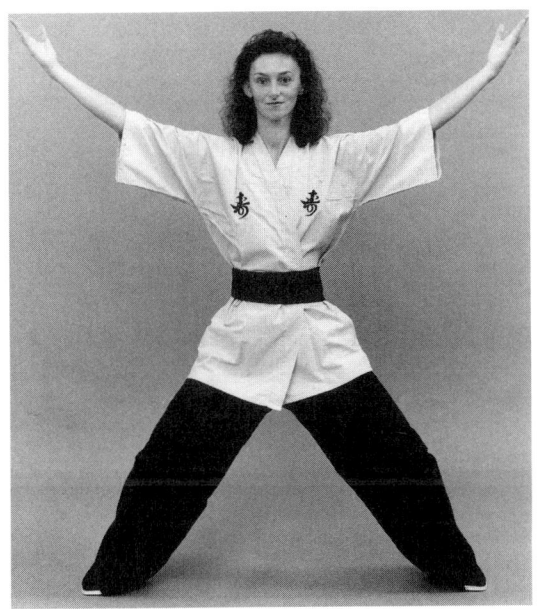

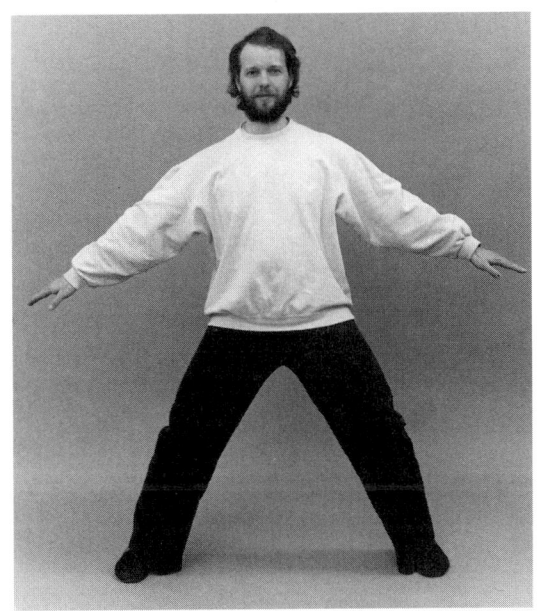

*Abb. 52: Standposition Oben (Himmel)*     *Abb. 53: Standposition Unten (Erde)*

---

## STUFE B

---

### Standposition Oben (Himmel)

**Position:**

Die Beinposition ist dieselbe wie in der Standposition Mitte, die auf Stufe A beschrieben wurde. Wir verbessern die Beinhaltung anhand der im Kapitel »Übungsablauf« im Abschnitt »Ausgangsposition« gegebenen Hinweise.

Die Arme werden locker gekurvt nach oben seitlich ausgestreckt. Die Handflächen weisen schräg nach innen und oben zum Himmel. Die Hände liegen in einer Ebene, die sich deutlich vor dem Körper befindet.

*Häufige Fehler:*

Die Wirbelsäule soll locker aufgerichtet sein, wir dürfen kein Hohlkreuz machen.

Die Schultern nicht nach hinten nehmen; dies würde die Hände zu weit nach hinten bringen und zu großen Verspannungen führen.

### Standposition Unten (Erde)

**Position:**

Die Beinposition ist dieselbe wie in der eben geschilderten Standposition Oben.

Die Arme zeigen schräg zur Seite und nach unten. Die Schultern sind in dieser Position etwas weiter hinten als in der Standposition Oben. Die Handflächen weisen zu Boden, die Finger zeigen schräg nach hinten, d.h., nicht in die gleiche Richtung wie die Arme.

*Häufige Fehler:*

Die Wirbelsäule soll locker aufgerichtet sein, wir dürfen kein Hohlkreuz machen.

Zwar stehen die Schultern jetzt weiter hinten als in der Standposition Oben, sie dürfen aber trotzdem nicht mit zuviel Kraft nach hinten genommen werden. Es geht hier nicht darum, daß die Arme nach hinten zeigen, sondern daß wir die

123

Hände in den Handgelenken so drehen, daß die Finger nach hinten weisen können.

## Atmung und Vorstellung

Wir beachten die im Kapitel »Übungsablauf« gegebenen Hinweise.

## Kompletter Ablauf

Wir massieren Dantian und Laogong und sammeln uns. Dann nehmen wir die Position Oben ein und halten sie zirka eine Minute lang, wobei wir beim Einatmen frisches Qi aufnehmen und es beim Ausatmen zu Dantian führen und dort sammeln. Danach machen wir eine kleine Pause und lockern Oberkörper, Arme und Beine.

Nun üben wir eine Minute lang die Position Unten, gefolgt von einer Pause mit Lockern von Oberkörper, Armen und Beinen. Nach einer weiteren Minute in der Position Mitte beenden wir mit der Abschlußübung Laogong über Dantian. Wenn wir wollen, können wir uns jetzt nochmals lockern.

Bitte lesen Sie nun weiter auf Seite 129.

---

### STUFE C

---

## Position

**Allgemeines:**
Einer der Vorteile der Standpositionen ist, daß wir dem Problem der Entspannung mehr Aufmerksamkeit schenken können, da wir nicht durch Bewegungen und Balanceprobleme abgelenkt werden.

**Allgemeines zu Wirbelsäule und Beinstellung:**
Die Position der Beine und wie sie uns mit der Erde verbinden ist von überaus großer Bedeutung. Man spricht hier auch gerne von »Verwurzelung«. Im Kapitel »Arme und Beine«, Stufe C, finden Sie genauere Angaben zum Gebrauch der Hüft- und Beingelenke.

Darüber hinaus wollen wir versuchen, in unseren Standübungen mit *geringstmöglicher* Spannung zu stehen. Dies gilt für den gesamten Körper, ich weiß aber aus Erfahrung, daß gerade die Beine gerne vergessen werden.

Die Wirbelsäule soll unbedingt gerade und locker aufgerichtet sein, d.h., der Oberkörper darf weder nach vorne noch nach hinten kippen.

Die Füße behalten guten Kontakt zum Boden (Yongquan), und Baihui strebt dem Himmel entgegen.

**Allgemeines zur Armhaltung:**
Es wurde schon erwähnt, daß man in den Positionen die Arme nicht zu weit nach hinten bringen darf, weil dies die Schultern und den oberen Rücken verspannt. Insbesondere gilt das natürlich für die Standposition Unten. Wir sollten also versuchen, Armpositionen zu finden, die es dem Rücken ermöglichen, angenehm weit zu bleiben, und die auch den Schultern ein gewisses Maß an entspannter Weite erlauben.

## Atmung

Wir beachten die Hinweise zur Atmung im Kapitel »Übungsablauf«.

## Vorstellung und Qi

**Vorteil von Übungen in Ruhe:**
Der große Vorteil von Übungen in Ruhe besteht darin, daß man den Übungsbereichen Atmung,

Vorstellung, Qi usw. mehr und ungeteiltere Aufmerksamkeit widmen kann. Wir können uns also neben dem Wahrnehmen der Aktivierung, das im Kapitel »Übungsablauf« beschrieben ist, noch auf die Verwurzelung konzentrieren.

Mit der Verwurzelung versuchen wir ein Gefühl herzustellen, als ob von den Fußsohlen Wurzeln in den Boden wachsen und uns unverrückbar mit diesem verbinden. Wir müssen jedoch vollkommen gelöst und entspannt bleiben und dürfen keinesfalls versuchen, mit erhöhter Muskelanspannung zu arbeiten.

### Qi von Himmel, Erde und Umgebung:

Wie wir bereits wissen, wollen wir bei jeder Einatmung frisches, unverbrauchtes Qi mit dem gesamten Körper aus der Umgebung aufnehmen. Bei der Ausatmung wird dieses soeben aufgenommene Qi dann aus allen Körperregionen in Richtung Dantian gelenkt.

Die Aufnahme des Qi erfolgt während der Standübung Oben vom Himmel, während der Standübung Unten von der Erde und schließlich während der Standübung Mitte aus der Umgebung.

## Kompletter Ablauf

Wir massieren Dantian, Mingmen, Laogong und Yongquan und sammeln uns. Dann nehmen wir die Position Oben ein und halten sie zirka zwei Minuten lang, wobei wir immer beim Einatmen frisches Qi aufnehmen und es beim Ausatmen zu Dantian führen und dort sammeln.

Wir versuchen, uns gut mit dem Boden zu verwurzeln und achten auf eine gute Entspannung sämtlicher Teile unseres Körpers. Gute Konzentration auf die Bauchatmung, wache Aufmerksamkeit und das Wahrnehmen der Wirkung des frisch aufgenommenen Qi sind wichtige Bestandteile der Übung.

Danach machen wir eine kleine Pause und lockern Oberkörper, Arme und Beine.

Nun üben wir zwei Minuten lang die Position Unten, gefolgt von einer Pause mit Lockern von Oberkörper, Armen und Beinen. Nach weiteren zwei Minuten in der Position Mitte enden wir mit der Abschlußübung Laogong über Dantian. Wenn wir wollen, können wir uns jetzt nochmals lockern.

Wenn das zweiminütige Ausharren in jeder Position für Sie zu anstrengend ist, können Sie selbstverständlich die Zeiten verkürzen.

Bitte lesen Sie nun weiter auf Seite 129.

---

## STUFE D

# Position

### Wirbelsäule:

Die Aufrichtung der Wirbelsäule kann in den Standpositionen optimal geübt werden. Lesen Sie bitte deshalb die Hinweise im Kapitel »Übungsablauf« besonders sorgfältig durch.

### Herstellen von Weite:

Bedingt durch die verschiedenen Armstellungen (oben, unten, in der Mitte), müssen die Schultern und Schulterblätter in verschiedenen Positionen sein. Worum wir uns bemühen sollten, ist das Gefühl von Weite im Rücken und in den Schultern (die Schulterblätter entfernen sich voneinander) und von Länge in der Wirbelsäule. Auch in den Armen versuchen wir ein Gefühl von lockerer Weite herzustellen. Um dies möglich zu machen, haben wir viel Konzentration in den Fingerspitzen.

### *Häufige Fehler:*

Die Weite darf nicht durch ein völliges Strecken in den Ellbogengelenken hergestellt werden.

**Ausrichten der Knochen:**

Noch einmal sei auf die Wichtigkeit der Entspannung hingewiesen. Gerade die Standpositionen ermöglichen uns, unsere innerste Schicht, nämlich die Knochen, wahrzunehmen. Das Ausrichten der Knochen nach den Energiefeldern zwischen Himmel und Erde ist ein überaus wichtiger Vorgang, der im Rahmen unserer neun Übungen durch die Standpositionen zunächst am besten erlernt werden kann.

Stimmt die innerste Schicht, was nur möglich ist, wenn wir gut entspannt sind, dann finden die äußeren Schichten eine solide Basis, auf der sie sich ebenfalls in optimaler Form einrichten können. Oft wird bei Problemen zuviel an Äußerlichkeiten oder Symptomen und zuwenig am Kern gearbeitet.

Von Dantian (Position Unten und Mitte) bzw. Mingmen (Position Oben und Mitte) aus versuchen wir, die Arme und die Beine zu positionieren. Die Beinübungen aus dem Kapitel »Arme und Beine«, Stufe C, helfen uns beim Lockern und Ausrichten der Beine, öffnen die Hüftgelenke und versetzen uns in die Lage, die Knie besser zu positionieren.

Wir bemühen uns um äußerste Leichtigkeit und Entspannung. Gerade die Beine werden dabei oft übersehen und haben mehr Spannung, als sie für das Tragen unseres Körpergewichts tatsächlich brauchen. Diese Spannung verhindert, daß wir eine stabile Verbindung mit der Erde herstellen und uns verwurzeln können.

In den Armen und Schultern sollten wir den Eindruck haben, daß sie sich von selbst tragen. Die Bauchmuskeln und der Bereich zwischen den unteren Enden der Schulterblätter können uns dabei helfen.

*Häufige Fehler:*

In dieser Übung darf ein Anheben der Schultern nie der erste Schritt sein, um die Arme in die betreffende Position zu heben oder dort zu halten.

Die Arme dürfen nicht zu weit nach hinten genommen werden, weil dadurch die Schulterblätter zu nahe aneinander rücken, sich Schultern und Brustkorb verkrampfen und die Gefahr eines Hohlkreuzes besteht.

# Atmung

Wir beachten die Hinweise im Kapitel »Übungsablauf«.

# Vorstellung (Yi)

**Allgemeines:**

Himmel, Erde und Mensch sind grundlegende Begriffe im Daoismus, wobei die Position des Menschen keinesfalls eine gleichberechtigte ist, sondern dieser die Aufgabe hat, sich zwischen den polaren Kräften Himmel (Yang) und Erde (Yin) einzufügen.

Die Standübung Oben dient der Kontaktaufnahme mit dem Himmel, die Standübung Unten der Kontaktaufnahme mit der Erde, und die Übung Mitte dient der Zentrierung.

Es wäre nun nicht günstig, diese Ausrichtungen eindimensional zu sehen und z.B. in der Standübung Oben sich ausschließlich Richtung Himmel zu konzentrieren. Man würde dadurch buchstäblich den Boden unter den Füßen verlieren.

**Standübung Oben (Himmel):**

Der gute Kontakt der Füße (Yongquan) zum Boden und die Ausrichtung von Huiyin zur Erde geben uns die solide Basis für unsere Ausrichtung zum Himmel, wobei es vor allem der Scheitelpunkt Baihui und die beiden Laogong-Zentren sind, die den Kontakt herstellen.

**Standübung Unten (Erde):**

Nunmehr konzentrieren wir uns in Richtung Erde, wobei ein aufwärtsstrebendes Baihui und auch die Ausrichtung der äußeren Laogongs (Handrücken) zum Himmel verhindern, daß wir in der Erde versacken. Der Kontakt zur Erde erfolgt über die Zentren Yongquan, Laogong und Huiyin.

### Standübung Mitte (Mensch):

Wichtigstes Thema dieser Position ist die Zentrierung, die aber nur möglich ist, wenn wir unserer Mitte Raum geben können. Indem wir in der Position Huiyin und Yongquan zur Erde sinken und Baihui zum Himmel streben lassen, ermöglichen wir unserer Mitte, sich auszudehnen. Dadurch geben wir ihr die dringend benötigte Entfaltungsmöglichkeit, die meist leichtfertig entweder durch allgemeines Zusammensacken oder durch steifes Aufrichten verhindert wird.

# Qi

### Qi von Himmel, Erde und Umgebung:

In den drei Positionen können wir mit verschiedenen Arten der Vorstellung und des Qi-Flusses arbeiten. Die erste haben wir bereits kennengelernt. Wir versuchen, beim Einatmen mit dem gesamten Körper Qi von Himmel, Erde und Umgebung aufzunehmen und beim Ausatmen dieses aufgenommene Qi zu Dantian zu führen.

### Aufnahme von Qi über Energiezentren:

Eine andere wichtige Möglichkeit ist, das frische belebende Qi über verschiedene Energiezentren aufzunehmen:

– In der Standposition Oben nehmen wir einatmend über Baihui und Laogong Qi vom Himmel auf und führen es ausatmend zu Mingmen.
– In der Standposition Unten nehmen wir einatmend über Huiyin, Laogong und Yongquan Qi von der Erde auf und führen es ausatmend zu Dantian.

– In der Standposition Mitte führen wir einatmend Qi aus der Umgebung direkt zu Dantian und Mingmen und sammeln es ausatmend in diesen beiden Zentren.

### Wirkung auf Lenkergefäß und Dienergefäß:

Die Position in der Standübung Oben ist so gewählt, daß das Lenkergefäß, das in der Mittellinie über den gesamten Rücken und den Kopf verläuft, geöffnet wird. Das Himmels-Qi kann somit von den Laogong-Zentren und von Baihui über das Lenkergefäß zu Mingmen abfließen.

In der Standübung Unten wird das Dienergefäß geöffnet, was dem Erd-Qi eine positive Einflußnahme ermöglicht.

In der Standübung Mitte sollte man versuchen, beide Gefäße offen zu halten, um dadurch dem Qi in diesen wichtigen Energiespeichern freie Zirkulationsmöglichkeiten zu bieten.

Bedient man sich auf höherer Könnensstufe der Technik des »kleinen himmlischen Kreislaufes« (Kapitel »Daoistische Meditation«, Stufe D), kann man das Qi kreisen lassen und rhythmisch frisches Qi einspeisen.

### *Häufige Fehler:*

Es ist von größter Wichtigkeit, das bewußte Sinken des Brustkorbes wahrzunehmen, wie es in den Atmungsanweisungen beschrieben wird, da sonst Stauungen von Qi beinahe unvermeidlich sind.

# Kompletter Ablauf

Wir versuchen nun, in jeder unserer drei Standpositionen zwei Minuten lang zu verharren. Im Unterschied zur Stufe C machen wir nun zwischen den einzelnen Positionen keine Pause. Haben wir aber den Eindruck, daß dies zu anstrengend ist, dann können wir selbstverständlich die Zeiten verkürzen.

Wir massieren Dantian, Mingmen, Laogong, Yongquan, Baihui und Huiyin und sammeln uns. Dann nehmen wir die Position Oben ein und halten sie zirka zwei Minuten lang. Anschließend gehen wir für zwei Minuten in die Position Unten und am Ende noch für weitere zwei Minuten in die Position Mitte.

Beim Einatmen versuchen wir, frisches Qi vom Himmel, von der Erde und von der Umwelt aufzunehmen und dieses ausatmend zu Dantian bzw. Mingmen zu lenken, wie im Kapitel »Qi« beschrieben.

Wir achten darauf, uns gut mit dem Boden zu verwurzeln und sämtliche Teile unseres Körpers gut zu entspannen, was unseren Knochen ermöglicht, quasi von selbst in die passende Stellung zu gehen. Der Rücken sollte sich angenehm lang und weit anfühlen, und auch die Schultern sollten in die Weite streben (keinesfalls nach hinten). Dadurch öffnen sich unsere Gelenke und die Meridiane, und das Qi kann ungehindert fließen.

Gute Konzentration auf die tonisierende Bauch-Flanken-Brustatmung, Kontakt zu Himmel, Erde und Umwelt, wache Aufmerksamkeit und Wahrnehmen der Wirkung des frisch aufgenommenen Qi sind wichtige Bestandteile der Übung.

Mit der Abschlußübung Laogong über Dantian enden wir.

Wenn wir wollen, können wir jetzt Oberkörper, Arme und Beine lockern.

Bitte lesen Sie nun weiter auf Seite 129.

# *Probleme – Was tun gegen negative Effekte?*

## STUFE A UND B

Vermutlich werden Sie in den Stufen A und B kaum negative Effekte in den Übungen verspüren.

Viele Schwierigkeiten entstehen dadurch, daß wir etwas erzwingen wollen. Lassen Sie sich daher immer viel Zeit, vermeiden Sie Überforderungen körperlicher und geistiger Natur, atmen Sie in den Übungen derzeit noch nicht zu tief, lockern Sie sich immer wieder, und versuchen Sie, mit Freude bei der Sache zu sein.

Bitte lesen Sie nun weiter auf Seite 132 (A) bzw. Seite 134 (B).

## STUFE C UND D

### Allgemeines:

An dieser Stelle möchte ich nochmals darauf hinweisen, daß alle Übungen und Hinweise dieses Buches der Erhaltung der Gesundheit und Verbesserung der Leistungsfähigkeit dienen und in der dargestellten Form nicht für therapeutische Anwendungen gedacht sind. Zwar sind die Übungen in den meisten Fällen auch sehr gut in der Therapie einzusetzen, doch brauchen Sie dazu eine individuelle Beratung durch qualifizierte Therapeuten.

Obwohl Qigong eine überaus gesunde Betätigung darstellt, können doch manchmal Probleme auftauchen, auf die ich jetzt kurz eingehen werde.

### Steifer Rücken:

Meistens haben wir schon vor den Übungen einen steifen Rücken, weil wir zu lange im Auto, am Schreibtisch oder vor dem Fernseher gesessen sind. Das korrekte Aufrichten der Wirbelsäule, die Ausscheidungsübung für den unteren Bereich, die Nierenmassage und immer wieder das Lockern werden uns helfen, mit diesem Problem fertigzuwerden.

### Kalte Hände, kalte Füße:

Neben einer Kreislaufschwäche sind oft Streß und ungenügende Entspannung die Gründe für kalte Hände und Füße.

Wir können Laogong und Yongquan massieren, Hände und Füße etwas durchkneten und versuchen, in den Übungen die Arme und Beine gut zu entspannen. Da Qigong durchblutungsverbessernd wirkt, sollte sich nach einiger Zeit eine Verbesserung feststellen lassen.

### Kurzatmigkeit:

Da wir uns in den Übungen gut konzentrieren sollen und auch viel neues auf uns einströmt, kann es vorkommen, daß wir die Luft unbewußt anhalten. Meist kommt es dann in der Folge zur Kurzatmigkeit. Weitere Gründe dafür sind, daß wir einerseits in den Übungen mit zu tiefen Atemzügen arbeiten oder andererseits zu hoch im Brustraum atmen. Versuchen Sie also, die genannten Ursachen zu vermeiden.

### Atemschwierigkeiten und Ruhelosigkeit:

Diese Probleme können durch erzwungene Tiefatmung hervorgerufen werden. Gehen Sie ein paar Schritte im Zimmer auf und ab, oder machen Sie einen kurzen Spaziergang, ohne dabei an die Atmung zu denken.

### Erschöpfung:

Es ist eine alte und bewährte Anweisung, bei akuten Erschöpfungszuständen kein Qigong zu betreiben. Dagegen ist es für Menschen mit chronisch schwacher Konstitution außerordentlich gut geeignet.

Ruhen Sie sich daher aus, schlafen Sie ein wenig, machen Sie einen kurzen Spaziergang in frischer Luft, und lassen Sie es sich bei einer Tasse Tee gutgehen. Dadurch gewinnen Sie etwas Energie, mit der Sie in die Übungen einsteigen können. Auf diesem Grundstein können Sie dann weiter aufbauen.

In den praktischen Übungen finden Sie häufig Hinweise darauf, daß Sie sich nicht überanstrengen sollen. Lassen Sie sich also immer Zeit, und überfordern Sie sich nicht, sondern pausieren Sie hin und wieder. Auch das oftmals empfohlene Lockern wirkt zuverlässig gegen Ermüdungserscheinungen unserer Muskeln.

Während oder nach langen und schweren Krankheiten kann man Qigong sogar im Liegen ausführen; dieser Themenbereich kann im Rahmen dieses Buches jedoch nicht abgedeckt werden.

### Herzklopfen:

Durch schlechtes Atmen und manchmal auch durch Verspannungen in den Bewegungen oder Positionen kann es zu Herzklopfen kommen. Man sollte daher versuchen, sich gut zu entspannen und die Atmung zu beobachten. Oft hilft es schon, wenn man die Tiefe der Atemzüge deutlich reduziert.

Zwingen Sie sich zu nichts, machen Sie eine Pause, bis sich das Herz wieder beruhigt hat, oder brechen Sie die Übung ab, und versuchen Sie es zu einem anderen Zeitpunkt wieder.

### Störungen oder Erschrecken während der Übungen:

Normalerweise wird man versuchen, die Übungen in einer ruhigen Umgebung zu machen. Treten plötzliche Störgeräusche auf (Hausglocke, Telefon, Fehlzündung eines Autos), kann es sein, daß man erschrickt und nicht mehr zur Ruhe kommt. Besonders groß ist diese Gefahr, wenn man Qigong-Übungen in einem Zustand des »Dahindämmerns« ausführt. Dagegen schützt uns der von mir immer wieder erwähnte und empfohlene Zustand einer wachen Aufmerksamkeit und Konzentration, da uns auch während der Übungen klar ist, daß wir uns in einer Welt bewegen, wo derartige Störungen eben vorkommen können. Ansonsten empfehle ich, sich möglichst gut zu entspannen, sowie die Massage von Dantian und die Konzentration auf diesen Bereich.

### Qi-Stauungen in Laogong oder Yongquan:

Durch die starke Konzentration in Laogong oder Yongquan kann sich dort Qi stauen.

Man hebt die Arme senkrecht und läßt das Qi wie Wasser aus den Laogong-Bereichen zu Dantian abfließen, bzw. man legt sich auf den Rücken, hebt die Beine locker senkrecht, so daß die Yongquans zum Himmel zeigen, und läßt wiederum das Qi zu Dantian oder Mingmen abfließen.

### Qi-Stauungen im oberen Bereich, Schwindel und Kopfschmerzen:

Diese Störungen entstehen meist durch einen Überschuß an Qi in den Bereichen Kopf, Hals und oberer Brustraum.

Beherrschen Sie die Technik des kleinen himmlischen Kreislaufes (Stufe D des Kapitels »Daoistische Meditation«) und der vorgeburtlichen Atmung (Stufe E des Kapitels »Atmung«), dann sollten derartige Probleme der Vergangenheit angehören.

Ansonsten können wir uns mit den nachfolgend beschriebenen Maßnahmen helfen. Wir legen die

Zungenspitze an den Gaumen (eine genaue Beschreibung finden Sie in der Stufe C des Kapitels »Daoistische Meditation«). Dann streifen wir neunmal mit den Kuppen von Zeigefinger, Mittelfinger und Ringfinger in der Mittellinie von Baihui nach unten bis zum Schambein. Anschließend streifen wir von Baihui neunmal nach hinten, ebenfalls in der Mittellinie bis zum Steißbein (dies entspricht weitestgehend den Verläufen von Lenker- und Dienergefäß, die wir in der Stufe B des Kapitels »Meridiane …« bereits kennengelernt haben). Mit diesem Ausstreifen wollen wir eine Abflußmöglichkeit für das Qi schaffen. Gegebenenfalls kann man zusätzlich vom Schambein über die Vorderseite der Beine bis zu den Füßen streifen bzw. vom Steißbein über die Hinterseite der Beine zu den Füßen.

In besonders hartnäckigen Fällen streifen wir zuerst die Beine aus, dann Unterbauch und unteren Rücken, gefolgt von Brust und oberem Rücken und erst zuletzt Kopf und Hals. Auf diese Weise öffnen wir die Abflußwege von der anderen Seite her. (Dieses Konzept finden wir im Kapitel »Qi«, Stufe D, im Abschnitt »Wie leitet man Qi« genauer dargestellt.)

Eine gute Aufrichtung der Wirbelsäule und ein lockeres, weites Hängenlassen der Schultern erleichtern ebenfalls das Abfließen des Qi nach unten. Bei der Atmung bedenken wir, daß die Ausatmung durch ein Entspannen des oberen Brustbereiches eingeleitet werden soll. In der Stufe D des Kapitels »Atmung« finden Sie in der Beschreibung der nachgeburtlichen Bauch-Flanken-Brustatmung in den Abschnitten »Wirbelsäule« und »Qi« wichtige Hinweise zum Vermeiden von Staus im oberen Bereich.

Bei Stauungen führt man das überschüssige Qi mit dem Ausatmen vom Kopf über den Rücken zu Mingmen. Dabei müssen die Schultern leicht nach vorne gehen, um den Rücken zu öffnen und das Abfließen zu ermöglichen. Meistens wird versucht, das Qi mit dieser Bewegung über die Körpervorderseite nach unten zu leiten, was aber selten gelingt, da die Vorderseite sich gerade schließt. Beherrscht man hingegen die vorgeburtliche Atmung (Kapitel »Atmung«, Stufe E), kann man das Qi vom Kopf über die Vorderseite zu Dantian sinken lassen.

Auch unsere Vorstellung spielt natürlich eine große Rolle, da sie in der Lage ist, unser Qi zu lenken. So haben wir neben der Möglichkeit, Qi zu Dantian oder Mingmen fließen zu lassen, auch noch eine »Hintertür« in den Punkten Yongquan, wohin wir das Qi ableiten können. Daß die Vorstellung dabei dem Qi immer vorauseilen und nicht »von hinten schieben« sollte, wurde bereits im Kapitel »Qi« (Stufe D, Abschnitt »Wie leitet man Qi?«) erläutert.

### Zusammenfassung:

Lassen Sie sich Zeit, versuchen Sie nichts zu erzwingen!

Atmen Sie nicht zu tief, atmen Sie ohne Pausen, und beginnen Sie die Ausatmung immer mit der Entspannung des oberen Brustraumes.

Häufiges Lockern und gute Technik helfen uns bei der so wichtigen Entspannung.

Durch Massage und Einnahme einer erhöhten Position unserer Arme oder Beine können wir Abflußwege für gestautes Qi freilegen.

Mit Hilfe der Vorstellung versuchen wir, Qi zu Dantian oder Mingmen abfließen zu lassen. Fallweise verwenden wir auch Yongquan.

Bei Stauungen von verbrauchtem Qi helfen natürlich die drei ausscheidenden Übungen, bei Energiemangel die aktivierenden und bei Fließproblemen eher die harmonisierenden.

Ein kurzer Spaziergang, eine Tasse Tee und etwas Schlaf sowie die Fähigkeit, aufzuhören und es am nächsten Tag noch einmal zu versuchen, sind manchmal Wundermittel gegen Probleme jeglicher Art.

Bitte lesen Sie nun weiter auf Seite 136 (C) bzw. Seite 137 (D).

# Ausscheidungsübung 2 (Unten)

*Diese Übung kann, vor allem bei fehlerhafter Ausführung, schaden!* Wenn Sie an hohem Blutdruck leiden oder die Gefahr eines Herzinfarktes oder Schlaganfalles besteht, müssen Sie vorsichtig sein und eventuell sogar auf diese Übung verzichten. Das gleiche gilt für ältere, schwächliche und gesundheitlich instabile Personen sowie während der Schwangerschaft. Auch Ödeme oder Krampfadern sind ein Grund, bei dieser Übung vorsichtig zu sein.

---

## STUFE A

---

## Ausgangsposition

Wir nehmen die im Kapitel »Übungsablauf« beschriebene Ausgangsposition ein, strecken die Knie aber in dieser Übung etwas mehr durch, jedoch nicht vollständig.
Die Hände stehen auf der Höhe des Solarplexus (dort, wo das Brustbein endet). Die Handflächen zeigen nach oben und die Fingerspitzen zueinander, wobei sich die Mittelfinger fast berühren (siehe Abb. 54).

## Körper- und Armbewegung

Aus der Ausgangsposition drehen wir die Handflächen nach unten. Dann beugen wir den Oberkörper etwas vor und streifen dabei mit den Daumenseiten der Hände knapp vor dem Bauch und den Oberschenkeln nach unten, bis zirka auf Kniehöhe. Die Handflächen sehen während der gesamten Bewegung nach unten (siehe Abb. 55 und 56).

Auf Kniehöhe angekommen, führen wir die Hände von den Knien weg nach vorne und drehen dann die Hände so, daß die Handflächen nach oben zeigen und die Fingerspitzen nach wie vor zueinander weisen (siehe Abb. 57 und 58).
Nun richten wir den Oberkörper wieder auf und bringen dabei die Hände nach oben, wobei der Abstand zu den Oberschenkeln für einen mittelgroßen Mann zirka 20 cm beträgt. Während der gesamten Aufrichtbewegung zeigen die Handflächen nach oben.
Auf der Höhe des Solarplexus befinden wir uns dann wieder in der Ausgangsposition.

*Häufige Fehler:*
Der Oberkörper sollte nicht nach vorne fallen, sondern bewußt geführt werden.
Besonders ältere Menschen müssen sich mit dieser Übung Zeit lassen und sollten sich keinesfalls anstrengen. Beim geringsten Anzeichen von Unwohlsein empfiehlt es sich, sofort abzubrechen.

## Atmung

Beim Vorbeugen des Oberkörpers atmen wir *durch den Mund* aus und beim Aufrichten des Oberkörpers *durch die Nase* ein.

*Häufige Fehler:*
Nicht zu spät mit dem Ausatmen beginnen.

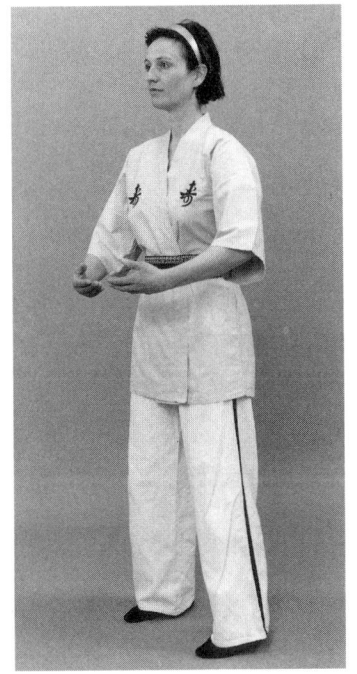
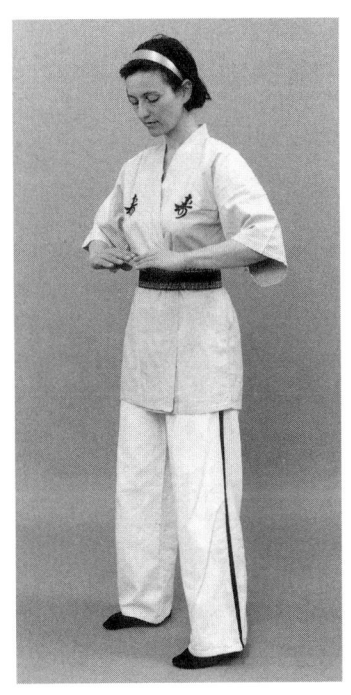

*Abb. 54: Ausgangsposition*     *Abb. 55: Phase 1*

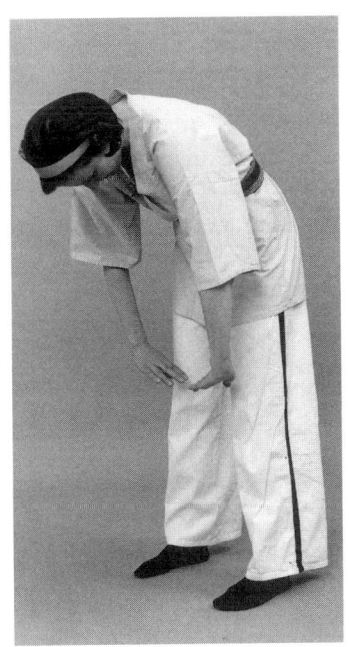
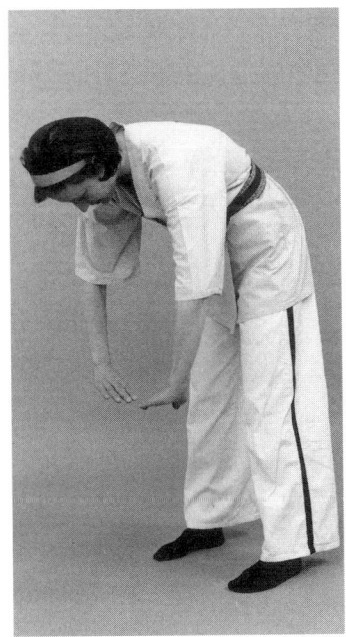
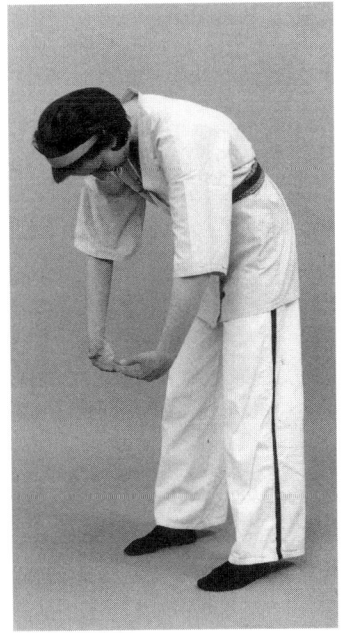

*Abb. 56: Phase 2*     *Abb. 57: Phase 3*     *Abb. 58: Phase 4*

*In den Stufen C und D kann man sich auch tiefer nach unten beugen, als hier dargestellt.*

# Kompletter Ablauf

Wir bezeichnen einen Bewegungsdurchgang, bestehend aus einer Ausatmung und einer Einatmung, als einen Zyklus.

Wir massieren Dantian, nehmen Kontakt mit unserer Atmung auf und sammeln uns. Dann gehen wir in die Ausgangsposition, atmen ein und beginnen den ersten Zyklus mit Drehen der Hände nach unten sowie Vorbeugen des Oberkörpers und Ausatmen.

Insgesamt machen wir drei oder sechs Zyklen. Nach dem letzten Zyklus enden wir mit der Abschlußübung, wie im Kapitel »Übungsablauf« beschrieben.

Wenn wir wollen, können wir jetzt noch Oberkörper und Beine lockern.

Bitte lesen Sie nun weiter auf Seite 141.

---

**STUFE B**

# Körper- und Armbewegung

**Ausgangsposition:**
Die Ausgangsposition ist wie in der Stufe A. Versuchen Sie zusätzlich, die Beine und das Gesicht zu entspannen, wie im Kapitel »Übungsablauf« beschrieben.

*Häufige Fehler:*
Die Wirbelsäule sollte locker aufgerichtet sein, ein Hohlkreuz ist zu vermeiden.

*Atmung:*
Wir haben eingeatmet.

**Drehen der Handflächen nach unten – Phase 1:**
Wir drehen die Handflächen nach unten und kommen mit den Daumen ganz knapp an die Bauchdecke.

*Atmung:*
Wir beginnen auszuatmen.

**Vorbeugen des Oberkörpers. Führen der Hände nach unten – Phase 2:**
Wir beugen den Oberkörper etwas nach vorne und streifen mit den Daumenseiten der Hände knapp vor dem Bauch und genau vor den Oberschenkeln nach unten, bis etwas unter Kniehöhe. Die Handflächen sehen dabei nach unten.

Die Hände gehen so nach unten, daß die Bahn der beiden Laogongs genau vor der Mitte beider Oberschenkel und der Knie nach unten verläuft. Dadurch entfernen sich die Spitzen der Mittelfinger, die sich in der Ausgangsposition fast berührt hatten, etwas voneinander.

Richteten wir in der Ausgangsposition den Blick geradeaus in die Ferne, so folgt er jetzt der Bewegung der Hände. Um ein Anstarren der Hände zu vermeiden, wollen wir gelöst durch sie hindurchsehen.

*Häufige Fehler:*
Wir sollten nun beim Ausatmen etwas tiefer gehen als in der Stufe A. *Allerdings nur, wenn wir dazu leicht in der Lage sind!* Die Wirkung der Übung ist beinahe gleich gut, wenn man nicht tiefer nach unten geht und die Vorstellungskraft gut arbeitet.

Die Knie dürfen nicht gebeugt werden, wenn der Oberkörper nach unten geht.

Der Oberkörper sollte nicht nach vorne fallen, sondern bewußt geführt werden.

*Atmung:*
Wir atmen weiter aus.

**Hände von den Beinen wegbewegen – Phase 3:**
Unter Kniehöhe angekommen, führen wir die Hände von den Schienbeinen weg nach vorne, wobei die Handflächen weiterhin nach unten weisen. Der Blick folgt auch jetzt den Händen.

Der Blick geht nicht, wie es sein sollte, durch die Hände hindurch, sondern ist direkt auf die Hände gerichtet.

*Atmung:*
Wir beenden die Ausatmung.

**Drehen der Handflächen nach oben – Phase 4:**
Wir drehen die Handflächen nach oben. Dabei nähern sich die Mittelfingerspitzen wieder, bis sie sich fast berühren.

*Atmung:*
Wir beginnen einzuatmen.

**Aufrichten des Oberkörpers, Rückkehr in die Ausgangsposition – Phase 5:**
Nun richten wir den Oberkörper wieder auf und bringen die Hände in Richtung Solarplexus. Während der gesamten Aufrichtbewegung zeigen die Handflächen nach oben.

*Atmung:*
Wir beenden die Einatmung.

**Allgemeines:**
Von der Seite betrachtet beschreiben die Hände ungefähr die Bahn einer *Tropfenform*: knapp vor Bauch, Oberschenkeln und Knien nach unten, etwas unter Kniehöhe gut weg von den Schienbeinen und beim Aufrichten des Oberkörpers schräg von unten in die Nähe des Solarplexus.

## Atmung

Wir atmen durch die Nase *nicht zu tief* ein und durch den Mund *hörbar, aber nicht zu laut* aus.

*Häufige Fehler:*
Beginnen Sie nicht zu spät mit dem Ausatmen! Schon am Beginn des Drehens der Handflächen (Phase 1) sollte die Ausatmung leicht einsetzen, da ein rechtzeitiges Ausatmen Qi-Staus im oberen Bauchraum vermeiden hilft.

## Vorstellung

Bei dieser Übung wollen wir im *Ausatmen* schlechtes und verbrauchtes Qi aus unserem System entfernen, und zwar vor allem aus dem Bereich von Bauch und Beinen. Wir sollten nicht mit zuviel Druck ausscheiden.

## Kompletter Ablauf

Ein ungefährer Anhaltspunkt für das Bewegungstempo ist eine Zyklusdauer von zirka sechs bis neun Sekunden.
Wir massieren Dantian, nehmen Kontakt mit unserer Atmung auf und sammeln uns. Dann gehen wir in die Ausgangsposition, atmen ein und beginnen den ersten Zyklus mit Drehen der Hände nach unten sowie Vorbeugen des Oberkörpers und Ausatmen. Das Vorbeugen kann nun etwas tiefer und akzentuierter erfolgen als in der Stufe A. Mit dem Ausatmen scheiden wir in unserer Vorstellung schlechtes, verbrauchtes Qi aus Bauch und Beinen aus. Einatmend kehren wir in die Ausgangsposition zurück.
Insgesamt machen wir drei oder sechs Zyklen. Nach dem letzten Zyklus enden wir mit der Abschlußübung Laogong über Dantian.
Wenn wir wollen, können wir jetzt noch Oberkörper und Beine lockern.
Bitte lesen Sie nun weiter auf Seite 141.

## Körper- und Armbewegung

Da bei dieser Übung verbrauchtes Qi aus dem Bauchraum und den Beinen entfernt werden soll, ist es besser, die Bewegung nach unten auch das gesamte Bein entlang zu machen. Das heißt, wir streifen nicht nur vor den Oberschenkeln und Knien, sondern auch vor den Unterschenkeln und Fußrücken nach unten, allerdings *nur, wenn wir dazu leicht in der Lage sind!* Die Drehung der Hände nach oben erfolgt dann auf Höhe der Fußgelenke.

Das Ausscheiden von Qi wird uns um so besser gelingen, je *knapper* die beiden Hände vor den genannten Körperpartien nach unten geführt werden, ohne diese allerdings direkt zu berühren.

Auch in dieser Übung ist es durchaus interessant und lohnend, die Bewegung der Schultern in den einzelnen Phasen zu beobachten.

Beim Ausstreifen nach unten bewegen wir den Kopf so, daß wir durch die Hände hindurchsehen können. Wenn sich die Hände von den Beinen wegbewegen (Phase 3), bedeutet das, daß sich das Gesicht parallel zum Boden befindet und nicht etwa zu den Beinen gerichtet ist.

*Häufige Fehler:*

Der Kopf sollte am Ende der Ausatmung nicht nach unten hängen (die Schädeldecke zeigt zum Boden); das kann zu Schwindel und Kopfschmerzen führen und ist deshalb unbedingt zu vermeiden.

Hat man aufgrund zu geringer Beweglichkeit Schwierigkeiten, sich tief nach unten zu beugen, darf man nicht in die Knie gehen, um dies zu erreichen. Man beugt sich eben nur so weit vor, wie man es *leicht und mühelos* bewerkstelligen kann und läßt die Knie dabei locker durchgestreckt.

# Atmung

**Allgemeines:**

Die Ausatmung durch den Mund erfolgt nun betonter als die Einatmung und unterstützt damit das Ausscheiden von schlechtem Qi. Dasselbe Ziel verfolgt auch das hier mit der Ausatmung verbundene Geräusch.

**Drehen der Handflächen nach unten – Phase 1:**
Die Ausatmung beginnt durch ein lockeres Senken des Brustkorbes. Wir atmen durch den Mund aus.

*Häufige Fehler:*

Leider wird immer wieder vergessen, schon am Beginn dieser Phase auszuatmen.

**Vorbeugen des Oberkörpers, Führen der Hände nach unten – Phase 2:**
Wir atmen weiter aus, lassen den Brustkorb weiter sinken und beginnen, die Bauchmuskeln etwas zu kontrahieren.

**Hände von den Beinen wegbewegen – Phase 3:**
Indem wir die Bauchmuskeln noch etwas stärker anspannen, beenden wir die Ausatmung.

**Drehen der Handflächen nach oben – Phase 4:**
Ganz leicht und mühelos leiten wir die Einatmung ein, indem wir beginnen, das Zwerchfell anzuspannen und die Bauchmuskeln zu lockern, wodurch die Bauchdecke leicht nach vorne kommt. Dieser Vorgang unterstützt die nachfolgende Aufrichtung des Oberkörpers.

**Aufrichten des Oberkörpers, Rückkehr in die Ausgangsposition – Phase 5:**
Wir beenden die Einatmung durch ein leichtes Anheben des Brustkorbes und erinnern uns, daß diese nicht maximal sein soll.

*Häufige Fehler:*
Durch ein übermäßiges Betonen der Aufwärtsbewegung wird häufig viel zu tief eingeatmet.

## Vorstellung und Qi

Bei dieser Übung wollen wir schlechtes und verbrauchtes Qi aus den Bereichen Bauch und Becken, unterer Rücken und Gesäß sowie den Beinen entfernen. Die Einatmung dient also hier wieder eher der Vorbereitung für eine gute und wirkungsvolle Ausatmung mit Ausscheidungsfunktion.

Anders als in der Ausscheidungsübung 1 (Oben) nehmen nun *nicht* die Hände das verbrauchte Qi auf, sondern dieses wird *im* unteren Rumpf, in den Beinen und entlang der Meridiane bis in die Zehenspitzen nach unten gebracht. Gegen Ende der Ausatmung, wenn die Hände sich im Bogen von den Unterschenkeln weg nach vorne bewegen, wird das verbrauchte Qi *an die Erde* abgegeben, die es aufsaugt und dadurch für uns und andere unschädlich macht.

In den Zyklen bzw. in der nachfolgenden Abschlußübung wollen wir versuchen, die reinigende Wirkung dieser Übung wahrzunehmen. Auch wenn wir das Gefühl haben, nur sehr wenig verbrauchtes Qi ausscheiden zu können, sollten wir uns damit zunächst auf jeden Fall zufriedengeben. Wird nämlich das Ausscheiden zu stark betont, erhöht sich die Gefahr, daß gutes Qi ebenfalls aus uns entfernt wird. Indem wir uns jedoch um eine wache, ungeteilte Aufmerksamkeit während jeder Phase der Übung bemühen, wird dieses Problem nur selten auftreten.

## Kompletter Ablauf

Während wir in der Stufe B die Ausführungszeit für einen Zyklus mit sechs bis neun Sekunden angegeben haben, sollten wir nun eher eine Zeit von etwa neun Sekunden anstreben.

Wir massieren Dantian und sammeln uns. In der Ausgangsposition atmen wir durch die Nase ein, dann machen wir den ersten Zyklus mit Drehen der Handflächen nach unten (Phase 1) und beginnen die Ausatmung durch den Mund. Das Vorbeugen sollte, wie wir bereits wissen, etwas akzentuierter erfolgen, und wir gehen nun etwas tiefer als in der Stufe B. Allerdings nur, wenn wir dazu leicht in der Lage sind! Hat das verbrauchte Qi unser System verlassen, wird es in die Erde gelenkt und von dieser aufgenommen und dadurch unschädlich gemacht.

Gute Konzentration auf die Bauchatmung, wache Aufmerksamkeit, die Abgabe von verbrauchtem Qi und das Wahrnehmen der Wirkung sind wichtige Bestandteile der Übung.

Je nach Bedarf machen wir drei, sechs oder neun Zyklen. Die Wirkung wollen wir während der einzelnen Zyklen in wacher Aufmerksamkeit wahrnehmen. Wenn uns dies nicht gut gelingt, dann versuchen wir es während der Abschlußübung. Nach dem letzten Zyklus enden wir mit der Abschlußübung Laogong über Dantian.

Bitte lesen Sie nun weiter auf Seite 141.

---

### STUFE D

---

## Körper- und Armbewegung

### Vorbeugen und Aufrichten:

Bedingt durch falsche Vorbilder, seelische Belastungen und jahrelangen falschen Gebrauch haben wir meist verlernt, unsere Wirbelsäule in einer adäquaten Weise zu benutzen. Deshalb versuchen wir es jetzt besser zu machen.

Aus der Ausgangsposition beginnen wir das Vorbeugen nicht durch ein Abknicken in den Hüftgelenken oder im Bereich der Lendenwirbelsäule, sondern mit der Halswirbelsäule. Die

Bewegung beginnt damit, daß der Kopf im oberen Kopfgelenk nach vorne sinkt. Dieses Gelenk befindet sich zwischen dem Hinterhauptsbein und dem ersten Halswirbel, dem Atlas. Dann pflanzt sich das Vorbeugen *Wirbel für Wirbel* über die Halswirbelsäule nach unten fort, über die Brustwirbelsäule (was auch die Stellung unserer Rippen und damit die Atmung beeinflußt) bis zur Lendenwirbelsäule.

Das Aufrichten geschieht *von unten her* beginnend mit der Lendenwirbelsäule, dann über die Brustwirbelsäule und schließlich über die Halswirbelsäule.

Eine gute Methode, diesen Vorgang zu üben, besteht darin, sich so an eine Wand zu lehnen, daß vor allem die Lendenwirbelsäule (kein Hohlkreuz!) und die Brustwirbelsäule flach anliegen, und sich dann, wie oben beschrieben, auf- und abzurollen. Der Kontaktverlust von oben nach unten bzw. die von unten beginnende Kontaktaufnahme der Wirbeldornen mit der Wand helfen uns bei der Kontrolle.

*Häufige Fehler:*

Wir dürfen das Abrollen nicht durch ein Zusammensacken herstellen wollen; wir benötigen für den gesamten Ablauf viel Weite, eine lockere Streckung der Wirbelsäule und keine Stauchung. Weitere Hinweise dazu finden Sie im übernächsten Abschnitt »Vorstellung (Yi) und Qi«.

**Stellung des Kopfes:**

Wenn wir uns in der eben geschilderten Weise nach unten abrollen, enden wir mit dem Gesicht zu den Beinen. Was ist zu tun?

Wir beginnen mit dem Abrollen von oben wie beschrieben (dadurch berührt das Kinn fast das Brustbein), beugen uns weiter nach unten und richten gegen Ende der Ausstreifbewegung (Phase 3) den Kopf so auf, daß das Gesicht parallel zum Boden steht und der Blick den Händen folgen kann.

Während die Handflächen in der Phase 4 nach oben gedreht werden, lassen wir den Kopf wieder sinken, so daß das Kinn wieder in die Nähe des Brustbeines kommt.

Dann richten wir uns in der Phase 5 von der Lendenwirbelsäule beginnend Wirbel für Wirbel auf. Gegen Ende der Phase 5 richten wir dann schließlich auch die Halswirbelsäule, wieder von unten beginnend, unter Führung von Baihui auf. Gegen Ende der Phase 5 sollten unsere Schultern nicht hochgezogen werden; Schultern und Ellbogen streben in die Weite. Das Drehen der Handflächen nach unten (Phase 1) können wir dazu verwenden, die Schultern zu entspannen und den oberen Brustkorb sinken zu lassen, was eine deutliche Entspannung im gesamten oberen Bereich hervorruft.

Die Armbewegung, und zwar vor allem deren Ende, sollte mit absoluter Kontrolle, also ohne schlenkernde Bewegungen, durchgeführt werden.

# Atmung

**Ausatmung:**

Die Ausatmung beginnt am Anfang der Phase 1 (Drehen der Handflächen nach unten) mit einem Senken der oberen Rippen. Mit dem Abrollen des Oberkörpers in der Phase 2 verengen wir den Brustkorb Rippe für Rippe. Dies geschieht entsprechend dem Wirbel für Wirbel erfolgenden Abrollen.

In der Phase 3 (Hände von den Beinen wegbewegen) verstärken wir durch ein Anspannen der Bauchmuskulatur den Druck auf unsere Lunge und atmen dadurch fast komplett aus.

Die Ausatmung erfolgt, wie wir schon erwähnten, akzentuiert. Die Luft fließt frei aus unserem halbgeöffneten Mund. Die Stimmritze ist geöffnet.

*Häufige Fehler:*

Durch das Vorbeugen entsteht zwar automatisch

ein gewisser Druck auf unsere Lunge, der uns die Ausatmung erleichtert, dennoch sollte die Atmung wie der gesamte Bewegungsablauf genau gesteuert Schritt für Schritt erfolgen. Es wäre nicht gesund, sich wie ein nasser Mehlsack nach vorne plumpsen zu lassen.

Die Muskulatur des Unterkiefers darf beim Ausatmen nicht verspannt sein.

Das begleitende Geräusch sollte nur schwach sein. Bemühungen, es zu verstärken, führen unweigerlich zu Stauungen und Überanstrengungen im Hals.

**Einatmung:**

Beim Drehen der Handflächen nach oben (Phase 4) beginnen wir die Einatmung mit einem Vorwölben der Bauchdecke. Dieses Vorwölben bildet die Einleitung für das Aufrichten des Oberkörpers in der Phase 5. Die Rippen beginnen sich von unten nach oben, Rippe für Rippe, zu heben, wieder im Gleichklang mit der Aufrichtung der Wirbelsäule. Somit unterstützt unsere Atmung fühlbar die Aufrichtbewegung.

Die Einatmung hat in dieser Übung gegenüber der Ausatmung eine untergeordnete Funktion. Deshalb atmen wir nur etwa 65 bis 70% unserer maximalen Kapazität ein.

# Vorstellung (Yi) und Qi

Wenn wir zu stark in Richtung Füße fixiert sind, werden wir viel zu schnell nach unten »fallen«. Wir müssen uns daher unserem Ziel, nach unten zu gelangen, langsam, Stück für Stück, Wirbel für Wirbel, nähern und versuchen, während des gesamten Ablaufes die Übersicht zu behalten.

Das Abrollen nach unten darf die Wirbelsäule keinesfalls stauchen, sondern sollte so erfolgen, daß ein angenehmes Gefühl der Weite in den Bandscheiben möglich ist. Um dies zu erreichen, müssen Bewegungskoordination, Atmung, Vor-

stellung, Qi und Shen gut zusammenarbeiten. Es ist im Rahmen des Buches immer wieder notwendig, diese Bereiche gesondert darzustellen, aber letztlich sollen sie immer zusammenwirken. Auch beim Aufrichten benötigen wir dieses Weitegefühl, so daß wir uns nach jedem Zyklus in der Ausgangsposition bei entlasteter Wirbelsäule angenehm groß fühlen.

Jedesmal, wenn wir uns nach beendeter Ausatmung wieder aufrichten, versuchen wir wahrzunehmen, daß wir ein befreites und leichtes Gefühl in Bauch und Beinen haben.

Beim Einatmen nehmen wir *ein wenig* frisches Qi aus der Umgebung auf. Diese geringe Menge an frischem Qi verwenden wir wie ein »Zugpferd«, das das schlechte, verbrauchte Qi aus unserem System herausführt.

Die Übung reinigt nicht nur unsere Vorderseite, sondern soll und kann auch verbrauchtes Qi aus dem unteren Rücken und Gesäß entfernen.

Am Beginn der Übung konzentrieren wir das gute, unverbrauchte Qi in Dantian.

Das Aufrichten des Kopfes gegen Ende der Ausatmung (Phase 3) verhindert eine übermäßige Qi-Ansammlung im Kopf- und Halsbereich.

Jede Ausscheidungsübung birgt die Gefahr eines ungewollten Verlusts von wertvollem Qi, was uns natürlich stark schwächt. Nur eine exakte Befolgung der Übungsanweisungen und vor allem auch ein korrektes Arbeiten unserer Vorstellung können uns davor bewahren.

*Häufige Fehler:*

Mit wenigen Ausnahmen soll Qi immer mit der Vorstellung gezogen und nicht geschoben werden. Somit folgt das auszuscheidende Qi der Bewegung unserer Hände.

# Kompletter Ablauf

Wie schon bei der Ausscheidungsübung 1 (Oben) können wir nun auch hier das Übungstempo auf unsere persönlichen Bedürfnisse abstimmen.

Wir massieren Dantian und sammeln uns.

Je nach Bedarf machen wir die Übung drei-, sechs- oder neunmal.

Ein wenig frisches Qi wird bei der Einatmung aus der Umgebung aufgenommen. Mit seiner Hilfe wird das verbrauchte Qi in der Phase 2 und 3 nach unten bewegt und aus unserem Organismus entfernt. Es wird von der Erde aufgenommen.

Gegen Ende der Ausatmung verstärken wir den Druck auf unsere Lunge und atmen dadurch fast komplett aus; wir arbeiten also mit der sogenannten »reinigenden Atmung«.

Wir konzentrieren uns gut auf die Bewegung der Wirbelsäule und deren Verbindung zur Atmung. Nach dem letzten Zyklus beenden wir mit der Abschlußübung Laogong über Dantian und nehmen die Wirkung wahr (ein leichtes, befreites Gefühl im Bauch, im unteren Rücken und in den Beinen).

Bitte lesen Sie nun weiter auf Seite 142.

---

## ALLTAGSANWENDUNG

---

Korrekt ausgeführt, ist diese Übung eine Wohltat für die Wirbelsäule und ihre Beweglichkeit. Deshalb kann sie bei Rückenproblemen, Ischias usw. gut eingesetzt werden, allerdings nicht im Akutstadium!

Das Vorbeugen und Aufrichten preßt die inneren Organe rhythmisch zusammen und ermöglicht ihnen dann wieder die Ausweitung, was zu einer Verbesserung der Durchblutung und einem verstärkten Ausscheiden von Stoffwechselschlacken führt.

Insbesondere werden von dieser inneren Massage unsere Nieren und damit unser Jing günstig beeinflußt. Zusammen mit der Massage von Yongquan und der äußeren Nierenmassage haben wir hier ein gut zusammenpassendes kleines Übungsprogramm.

Schwere, müde Beine nach einer langen Wanderung werden durch die Übung wieder leicht und beweglich. Tänzer können nach einem anstrengenden Training Verspannungen aus dem unteren Rücken und den Beinen entfernen. In der Vorstellung arbeitet man dann mit »Spannung hinaus« und nimmt die langsam eintretende Entspannung wahr.

Langstreckenflüge und lange Autofahrten bringen für viele von uns große Probleme im Beinbereich. Bereits während der Reise und selbstverständlich dann am Zielort können wir unsere Ausscheidungsübung nutzbringend einsetzen.

Das auszuscheidende Qi kann verschiedene Ausprägungen haben. Wie mit der Ausscheidungsübung für den oberen Bereich auch, können wir Hitze, Kälte, Verspannungen, Streß usw. abgeben und dadurch Platz für die Aufnahme von frischem Qi gewinnen.

# Gesundheits- und Lebensregeln

## STUFE A

**Allgemeines:**

Die meisten Gesundheitsregeln haben mit gesundem Menschenverstand und Eigenverantwortung zu tun.

Man sollte beengende Kleidung meiden, da sie das Fließen von Qi beeinträchtigt. Dasselbe gilt auch für Schuhe, Möbel und andere Einrichtungen, die uns eine unnatürliche oder unbequeme Haltung aufzwingen.

Wo immer es geht, sollte man auf Naturstoffe zurückzugreifen, was übrigens auch für Kosmetika gilt.

Ernährungsempfehlungen habe ich aus Platzgründen nicht in dieses Buch aufgenommen und möchte daher auf die Literaturliste verweisen. Den solidesten theoretischen Aufbau scheint mir das Buch von Bob Flaws und Honora Wolfe zu haben. Flüssig lesbar ist Barbara Temelies Werk, aber auch das von Martha P. Heinen.

Versuchen Sie, sich möglichst viel in freier Natur und frischer Luft aufzuhalten.

Vermeiden Sie insgesamt Exzesse. Unser Organismus reagiert meist sehr massiv auf dauernde Überlastungen. Gönnen Sie Ihrem System also ausreichende Ruhepausen. Um unsere Grenzen kennenzulernen, müssen wir wohl zeitweise über die Stränge schlagen; das sollte aber nicht zur Gewohnheit werden.

Bitte lesen Sie nun weiter auf Seite 144.

## STUFE B

**Lebensregeln der zehn Hundertjährigen:**

Nach den Gründen für ihr langes Leben befragt, gaben in einer alten chinesischen Geschichte zehn rüstige Greise die folgenden Antworten:

»Ich habe in meinem ganzen Leben nie Alkohol angerührt.«

»Nach jeder Mahlzeit gehe ich hundert Schritte.«

»Ich esse nur einfache Kost und bin Vegetarier.«

»Ich gehe überallhin zu Fuß.«

»Ich verrichte alle Hausarbeiten mit eigener Hand.«

»Ich übe jeden Tag Taijiquan.«

»Ich öffne die Fenster und lasse die frische Luft herein.«

»Ich lasse mich von der Sommersonne bräunen.«

»Ich gehe früh zu Bett und bin früh aus den Federn.«

»Ich bin so glücklich, wie der Tag lang ist.«

Ich gebe zu, daß mir diese Anweisungen etwas zu konfuzianisch-streng sind, um sie sklavisch befolgen zu wollen. Dennoch bieten sie erwägenswerte Anhaltspunkte.

Bitte lesen Sie nun weiter auf Seite 145.

## STUFE C

**Depression und primäres Qi:**

Wie das moderne Leben unsere Gesundheit beeinträchtigen kann, möchte ich Ihnen beispielhaft anhand der neuen Volkskrankheit Depression schildern.

Vor zehn Jahren wurden in Deutschland zirka 320.000 Tagesdosen Antidepressiva geschluckt, heute sind es 800.000 – Tendenz steigend. Depression wird zur Volkskrankheit.

In der Zeitschrift *Stern* (51,1994) fand ich zufällig einen Artikel mit dem Titel »Seelenfinsternis« und darin einen schulmedizinischen Ursachenkatalog für Depressionen:

- weniger Aufenthalt im Freien;
- mehr Streß im Beruf;
- weniger Rückhalt im Glauben;
- weniger stabile Familienverhältnisse;
- ständig wechselnde Rollen- und Verhaltensanforderungen.

Aus der Sicht der TCM sind viele Depressionen auf einen Qi-Mangel der Nieren zurückzuführen. Es ist nicht nur der Dauerstreß im Beruf, sondern der zusätzlich noch belastende Freizeitstreß, der unser primäres Qi angreift. Wir gönnen unserem System einfach keine Regenerationsphasen mehr. Das veränderte Weltbild und das Verschwinden vieler moralischer Werte und Normen ängstigt die Menschen. Angst greift als innerer pathogener Faktor den Funktionskreis Niere an.

Weitere Verunsicherungen und Ängste bringen die instabilen Familienverhältnisse und die häufig wechselnden Anforderungen, wie sie z.B. Frauen in unserer Gesellschaft vorfinden. Beruf, Haushalt, Kinder und Partner wollen alle zu ihrem Recht kommen. Dies zehrt an unserer Ausdauer und Leidensfähigkeit und damit wiederum am primären Qi.

Schließlich und endlich wird unsere Grundkonstitution noch durch die Entfremdung von der Natur, den ungenügenden Aufenthalt im Freien und die mangelnde Bewegung geschwächt.

In der TCM würde man nun natürlich keine Antidepressiva verschreiben, sondern vermutlich folgende Maßnahmen einsetzen:

- Pharmakamixturen zur Stärkung des Qi in der Niere;
- Moxatherapie (spezielle Hitzebehandlung) für Akupunkturpunkte, die für die Grundkonstitution wichtig sind;
- Diät: Vermeidung aller Lebensmittel und Getränke, die das Qi der Nieren schwächen, und gezielte Zufuhr von stärkenden Nahrungsmitteln;
- Qigong-Übungen, die einerseits allgemein stärkend wirken und andererseits speziell den Funktionskreis der Nieren stützen;
- Viel Bewegung mit deutlichem Einsatz der Beine, da diese ebenfalls einen direkten Bezug zum Nierenfunktionskreis haben.

Derartige Behandlungen sind erfreulicherweise recht erfolgreich. Schaffen es die Patienten aber nicht, ihr schädigendes Verhalten und ihre Lebenseinstellung zu verändern, dann wird es wohl nicht lange dauern, bis alles wieder beim Alten ist.

In der Schulmedizin übliche Maßnahmen wie Lichttherapie und Schlafentzug kann man auch vom Standpunkt der TCM aus gutheißen, andere wie Elektrokrampftherapie eher nicht. Der positive Einfluß von viel Licht auf das Qi ist bekannt, und der Merkspruch »Zuviel schlafen ist schlecht für das Qi, zuviel Essen ist schlecht für das Blut« läßt eine Methode wie den Schlafentzug sinnvoll erscheinen.

Bitte lesen Sie nun weiter auf Seite 151.

---

### STUFE D

**Welches Verhalten schützt das primäre Qi?**

Wie Sie aus dem Kapitel »Qi« bereits wissen, ist das primäre Qi für unsere Grundkonstitution verantwortlich und bestimmt auch unsere Ausdauer. Es ist also wünschenswert, es möglichst sparsam einzusetzen, denn wir sterben, wenn es verbraucht ist.

Vermeiden Sie, wo immer es geht, Dauerstreß, sowohl im Beruf als auch in der Freizeit. Achten Sie darauf, daß Ihr System nach Belastungen ausreichend Zeit zur Regeneration erhält.

Schützen Sie sich vor dauerndem Lärm bei der

Arbeit, eventuell durch das Tragen von Ohrschützern. Plärrende Autoradios, Stereoanlagen und tragbare Walkies nagen an den Nerven und sind in der Lage, das Gehör irreparabel zu schädigen. Bedenken wir, daß unsere Ohren und das Gehör zum Funktionskreis der Nieren zählen.

Nehmen Sie keine kalten Getränke und kalten Speisen zu sich, vor allem in der kühlen Jahreszeit. Die Kälte ist der zugeordnete Klimafaktor der Wandlungsphase »Wasser«, der auch unseren Nieren zugeordnet ist. Aus diesem Grunde sollten wir im Winter unsere Nierenpartie gut vor der Einwirkung der Kälte schützen. Mit Saunabesuchen können Sie Ihre Nieren und auch Ihre Knochen und Gelenke (innerste Schicht) tief durchwärmen.

Trainieren Sie Ihre Ausdauer durch Laufen, Radfahren oder Schwimmen, aber nur im Sinne einer milden Belastung, die Ihr System anregt, Ihnen Freude bereitet und Sie nicht schwächt.

Umgeben Sie sich mit schönen und erfreulichen Dingen. Machen Sie sich daher ein wenig Gedanken zur Ausgestaltung Ihres Arbeitsplatzes und Ihrer Wohnung. Entfernen Sie z.B. die Vase Ihrer Schwiegermutter, die Sie schon seit Jahren stört und jeden Morgen ein bißchen ärgert.

Versuchen Sie, angsterzeugende Faktoren aus Ihrem Leben zu entfernen, so gut es eben geht. Leben Sie nicht komplett salzlos, da das den Funktionskreis der Nieren schädigen würde. Ein Übermaß an Salz hat allerdings ebenfalls einen schädigenden Effekt. Dasselbe gilt für Sex.

## Welche Übungen nützen dem primären Qi?

Nun noch eine kleine Zusammenstellung von Übungen aus unserem Programm, die besonders fördernd auf das primäre Qi einwirken:

- Aktivierung von Dantian und Mingmen
- Massage der Yongquans
- Nierenmassage
- Die Ausscheidungsübung Unten hilft, verbrauchtes Qi aus den Nieren und aus den Beinen zu entfernen. Das Vorbeugen führt zu einer Kompression der Nieren, was diese von innen massiert.
- Die Aufrichtung der Wirbelsäule entspannt die Muskeln des Rückens. Dauerspannungen in der Gegend der Lendenwirbelsäule schädigen die Nieren.
- Durch eine gute Bauchatmung, sei sie nun vorgeburtlich oder nachgeburtlich, werden die Nieren von innen her massiert. Die vorgeburtliche Atmung (Kapitel »Atmung«, Stufe E) hat den zusätzlichen Vorteil, daß sie primäres und sekundäres Qi optimal zusammenführt.
- Die Beine und insbesondere die Kniegelenke haben einen direkten Bezug zum Funktionskreis der Nieren. Aus diesem Grunde sollten wir alle in diesem Buch erwähnten Möglichkeiten zum Befreien der Beingelenke nützen. Fließt das Qi in den Beinen frei, dann haben wir eine solide Basis für ein gesundes Leben.

Bitte lesen Sie nun weiter auf Seite 153.

# *Harmonisierende Übung 2 (Vorwärts)*

## Ausgangsposition

Wir nehmen die im Kapitel »Übungsablauf« beschriebene Ausgangsposition ein. Die Arme lassen wir während der gesamten Übung locker hängen.

## Beinbewegung

**Gewichtstransfer – Phase 1:**
Wir wollen nun aus der Ausgangsposition einen kleinen Schritt mit dem linken Fuß nach vorne machen. Dazu muß das auf beiden Füßen ruhende Gewicht auf den rechten Fuß verlagert werden, und der linke Fuß löst sich, mit der Ferse beginnend, etwas vom Boden.

**Schrittansatz – Phase 2:**
Nun bringen wir den linken Fuß gerade nach vorne. Die linke Ferse berührt als erstes den Boden, und es ist besonders wichtig, während des Schrittansatzes das Gewicht noch auf dem rechten Bein, dem Standbein ruhen zu lassen.

**Gewichtstransfer in den Bogenschritt – Phase 3:**
Erst wenn der linke Fuß flach am Boden ist, beginnen wir mit dem Gewichtstransfer in den sogenannten Bogenschritt.

Der linke Fuß ist nun vorne, beide Füße sind flach auf dem Boden. Etwa 60 bis 70% des Körpergewichtes wurden auf das vordere (linke) Bein verlagert.

Dabei ist das linke Knie deutlich gebeugt, das rückwärtige, rechte ist fast gestreckt, wodurch die Ferse des rechten Fußes am Boden bleiben kann. Die Zehenspitzen zeigen nach vorne.

Die Schrittlänge richtet sich nach der Körpergröße und dem Können. Ein guter Richtwert für den Anfang ist, daß die Distanz zwischen der Ferse des vorderen Fußes und den Zehenspitzen des hinteren Fußes nicht mehr als eine Fußlänge beträgt.

Die Schrittbreite ist genauso wie in der Ausgangsposition, also etwa hüftbreit.

Im Bogenschritt kann man einen Augenblick verweilen, ehe man den nächsten Gewichtstransfer einleitet.

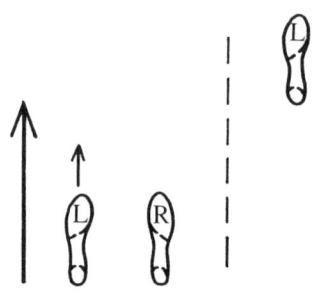 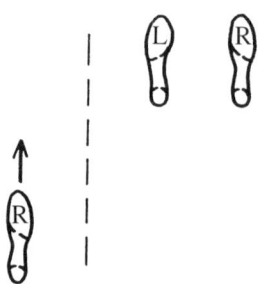

*Abb. 59: Schrittdiagramm*

*Häufige Fehler:*

Die Ferse des hinteren Fußes sollte auf dem Boden sein, die Zehen nach vorne zeigen. Der Oberkörper darf weder nach vorne noch nach hinten kippen.

## Nachholen des hinteren Beines – Phase 4:

Aus dem Bogenschritt wird nun das gesamte Gewicht nach vorne auf den linken Fuß verlagert. Die rechte Ferse löst sich als erstes vom Boden, und schließlich wird der rechte Fuß gerade nach vorne auf die Höhe des linken Fußes gebracht. Ohne die Schrittbreite hüftbreit geändert zu haben, wurde der rechte Fuß herangeholt.

## Wiederherstellen der Ausgangsposition – Phase 5:

*Teil 1:*

Der rechte Fuß wird jetzt sacht abgesenkt, bis er vollständig, aber unbelastet am Boden ruht.

*Teil 2:*

Nun verlagern wir das Gewicht in die Mitte, so daß wir uns wieder in der Ausgangsposition befinden. Beide Füße stehen flach auf dem Boden und sind gleichmäßig belastet.

*Häufige Fehler:*

Die Schrittstellung sollte nicht zu schmal, sondern hüftbreit sein.

## Schrittfolge:

Der weitere Ablauf besteht nun aus einem Vorwärtsschritt mit dem rechten Fuß, dann wird der linke herangeholt. Die Abfolge ist also, beginnend in der Ausgangsposition: links vor, rechts nachholen, rechts vor, links nachholen, links vor, rechts nachholen usw. (siehe Abb. 60 bis 71).

*Häufige Fehler:*

Es kommt immer wieder vor, daß man in dieser Übung mit dem falschen Fuß nach vorne geht. Dies stellt aber auf unserer derzeitigen Könnensstufe kein Problem dar!

# Atmung

Wichtige Hinweise im Kapitel »Übungsablauf«.

# Kompletter Ablauf

Die Bewegungen erfolgen langsam; für sechs Zyklen benötigt man zirka eine Minute.

Wir massieren Dantian, beobachten unsere Atmung und sammeln uns. Dann nehmen wir die Ausgangsposition ein und machen zirka zwei Minuten lang komplette Zyklen.

Da der Platz zumeist nicht ausreichen wird, um alle Zyklen in eine Richtung zu machen, müssen wir uns gegebenenfalls umdrehen und in der Gegenrichtung fortfahren.

Nach etwa zwei Minuten machen wir eine kleine Pause und lockern unsere Beine. Nun üben wir wiederum zwei Minuten lang die Beinbewegung, gefolgt von einer Pause mit Lockern der Beine. Nach einem dritten Durchgang von zwei Minuten enden wir mit der Abschlußübung, wie im Kapitel »Übungsablauf« beschrieben.

Wenn wir wollen, können wir jetzt nochmals die Beine lockern.

Bitte lesen Sie nun weiter auf Seite 157.

---

## STUFE B

# Beinbewegung

## Allgemeines:

Im Prinzip entspricht die Beinbewegung auf dieser Stufe der Beschreibung für die Stufe A.

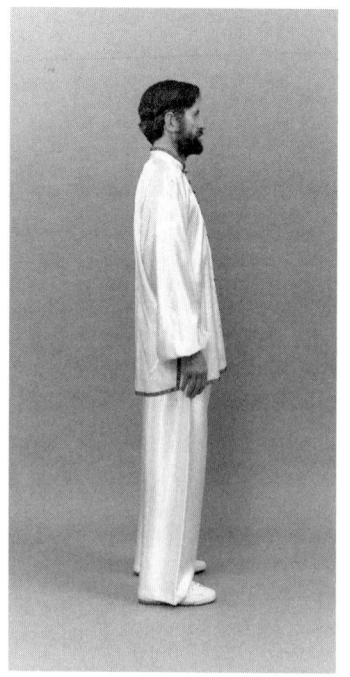

*Abb. 60: Ausgangsposition*

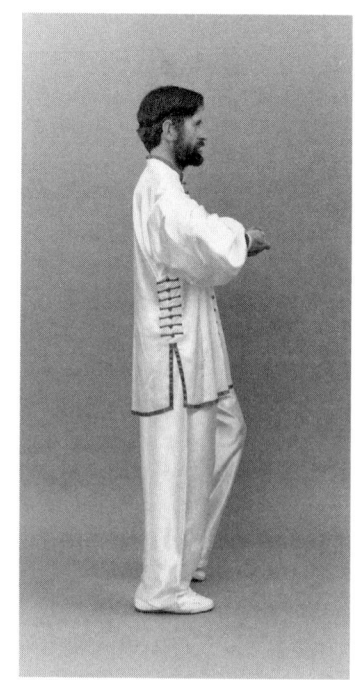

*Abb. 61: Phase 1*

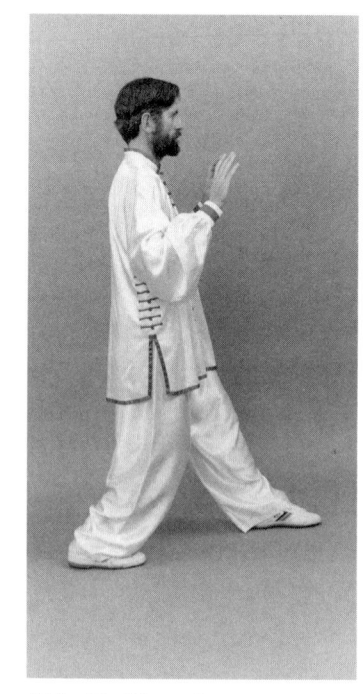

*Abb. 62: Phase 2*

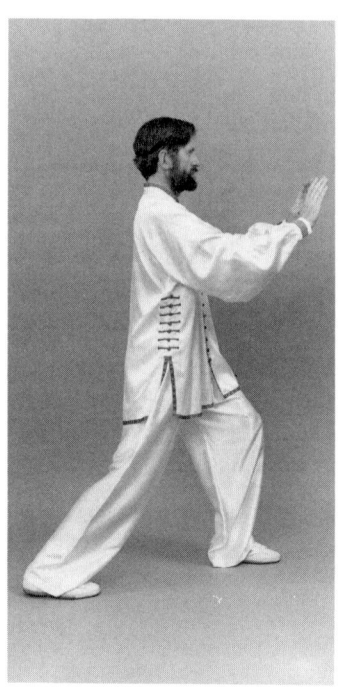

*Abb. 63: Phase 3*

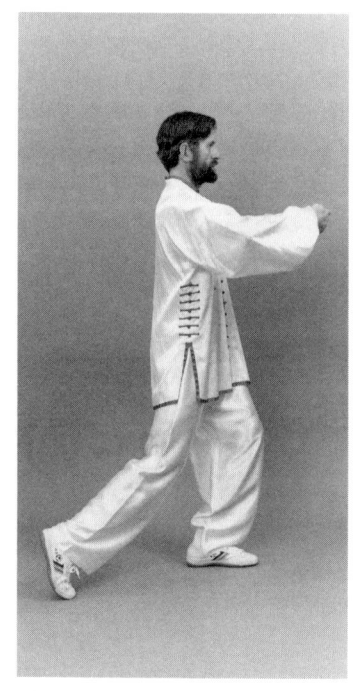

*Abb. 64: Phase 4, Anfang*

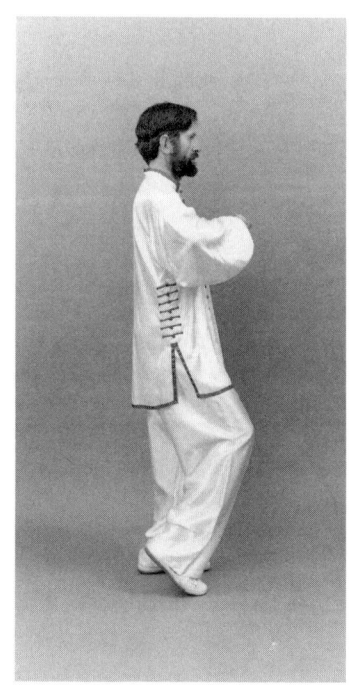

*Abb. 65: Phase 4, Ende*

146

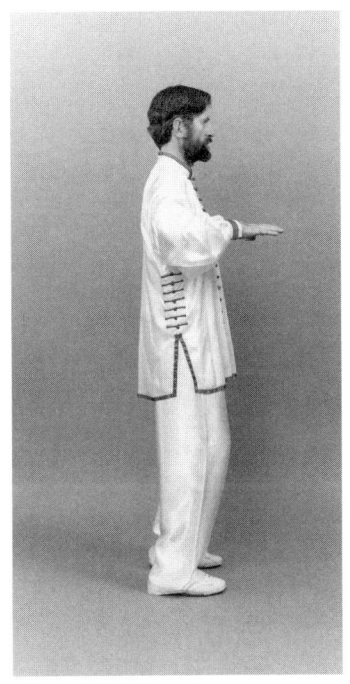

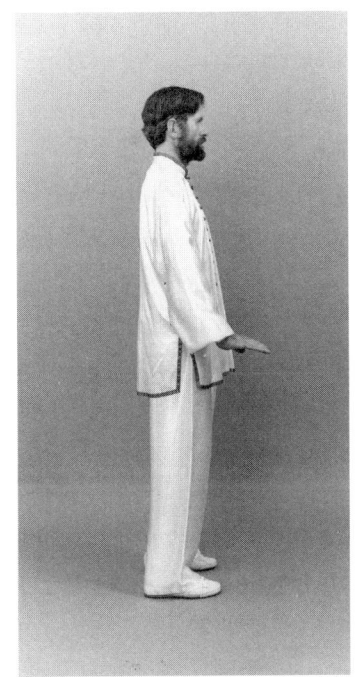

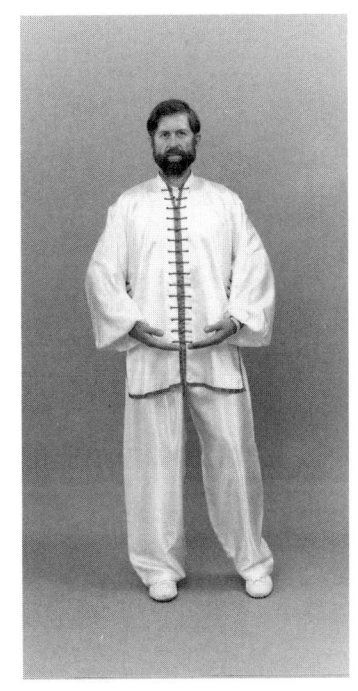

*Abb. 66: Phase 5, Teil 1*

*Abb. 67: Phase 5, Teil 2*

*Abb. 68: Phase 1, Anfang, frontal*

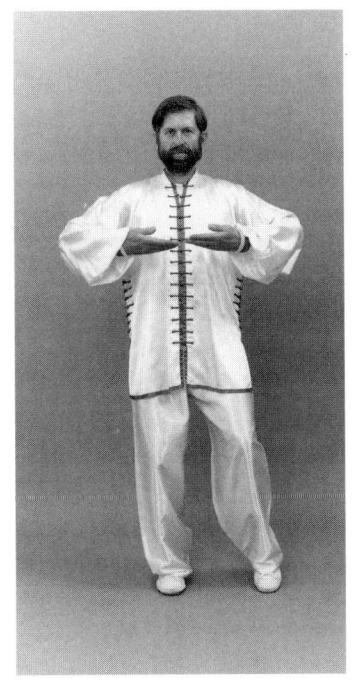

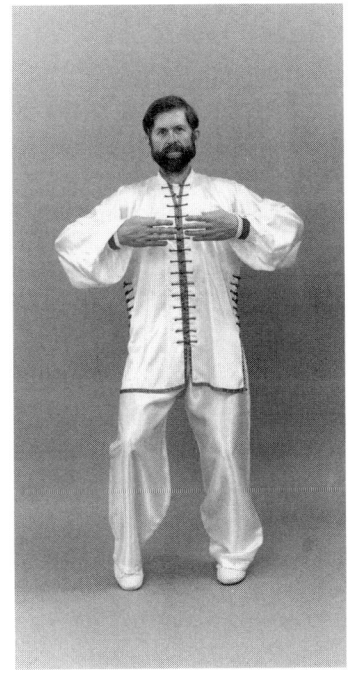

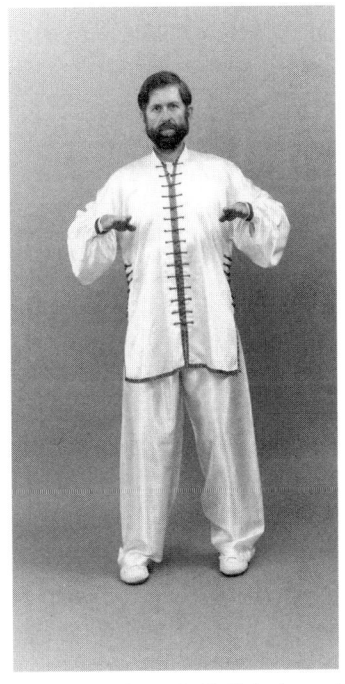

*Abb. 69: Phase 1, Ende, frontal*

*Abb. 70: Phase 4, Ende, frontal*

*Abb. 71: Phase 5, Teil 1, frontal*

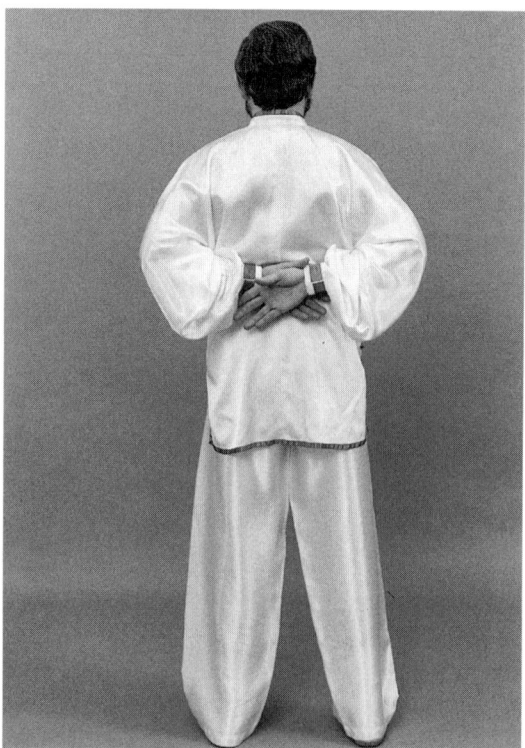

*Abb. 72: Handposition für das Üben der Beinbewegung*

**Ausgangsposition:**
Wir nehmen die im Kapitel »Übungsablauf« beschriebene Ausgangsposition ein.
Zusätzlich legen wir die Handrücken auf Mingmen. Frauen legen den rechten äußeren Laogong auf Mingmen und dann den linken äußeren Laogong auf den rechten inneren. Bei Männern werden rechte und linke Hand vertauscht (siehe Abb. 72).

**Gewichtstransfer – Phase 1:**
Beim Gewichtstransfer auf den rechten Fuß beugen wir das rechte Knie ein wenig, was nur möglich ist, wenn wir im Fußgelenk und im Hüftgelenk nachgeben. Damit sich der linke Fuß, mit der Ferse beginnend, vom Boden lösen kann, muß das linke Knie nach vorne geführt werden.

*Atmung:*
Wir atmen ein.

**Schrittansatz – Phase 2:**
Nun bringen wir den linken Fuß gerade nach vorne. Am Ende der Phase lassen wir den linken Fuß vollständig sinken, so daß er flach am Boden liegt. Das Gewicht bleibt weiterhin über dem rechten Fuß.

*Atmung:*
Wir beginnen mit der Ausatmung.

**Gewichtstransfer in den Bogenschritt – Phase 3:**
Wir versuchen, das Gewicht nicht abrupt zu verlagern, sondern den Transfer bewußt wahrzunehmen.

*Häufige Fehler:*
Die Ferse des hinteren Fußes sollte auf dem Boden bleiben, die Zehen nach vorne zeigen.

*Wirbelsäule:*
Die Wirbelsäule wird locker aufgerichtet. Die Beine machen einen weichen und beweglichen Eindruck, der Oberkörper strahlt Ruhe, Leichtigkeit und Gelassenheit aus.

*Atmung:*
Wir beenden die begonnene Ausatmung.

**Nachholen des hinteren Beines – Phase 4:**
Während des allmählichen Gewichtstransfers auf den linken Fuß ist es überaus wichtig, das linke Knie gebeugt zu lassen. Am Ende dieser Phase ist das rechte Fußgelenk entspannt, wodurch die Zehen zu Boden zeigen.

*Häufige Fehler:*
Beim Nachholen des rechten Beines darf das linke Knie nicht gestreckt werden.

*Atmung:*

Wir atmen ein.

## Wiederherstellen der Ausgangsposition – Phase 5:

*Teil 1:*

Der rechte Fuß wird jetzt sacht abgesenkt. Die Kontaktaufnahme beginnt mit der großen Zehe und endet mit der Ferse.

*Teil 2:*

Nun verlagern wir das Gewicht allmählich in die Mitte, so daß wir wieder in die Ausgangsposition kommen.

*Häufige Fehler:*

Die Schrittstellung sollte nicht zu schmal, sondern hüftbreit sein.

Die Knie dürfen nicht einwärts knicken.

Der Gewichtstransfer zurück in die Mitte wird gerne ganz oder teilweise ausgelassen, weil man schließlich mit dem soeben von hinten herangeholten Fuß den nächsten Vorwärtsschritt ansetzen wird. Dies sollte jedoch unbedingt vermieden werden, weil dadurch ein Teil des Übungseffektes verlorenginge.

*Atmung:*

Wir atmen aus.

## Schrittfolge:

Inzwischen wird die Reihenfolge der Schritte so geläufig sein, daß man die Vorwärtsschritte immer mit dem richtigen Fuß ansetzt. Trotzdem kann es vorkommen, daß man sich bei einem Fehler ertappt. In diesem Fall ist es am besten, die Übung ohne Unterbrechung fortzusetzen.

# Armbewegung

## Ausgangsposition:

Für das Üben der Armbewegung nehmen wir die im Kapitel »Übungsablauf« beschriebene Ausgangsposition ein und lassen die Arme locker hängen.

*Atmung:*

Wir haben ausgeatmet.

## Heben der Hände – Phase 1:

Aus der Ausgangsposition die Hände knapp vor dem Körper langsam bis auf die Höhe der Achselhöhlen heben. Die Fingerspitzen zeigen zueinander, die Handflächen nach oben. Auch die Ellbogen werden gut angehoben.

*Atmung:*

Wir atmen ein.

## Ellbogen sinken lassen – Phase 2:

Wir lassen nun die Ellbogen sinken, drehen dabei die Handflächen nach vorne, die Fingerspitzen zeigen nach oben.

*Atmung:*

Wir beginnen mit der Ausatmung.

## Hände nach vorne – Phase 3:

Nun bringen wir die Hände mit einer Streckbewegung in den Ellbogengelenken nach vorne. In der Endposition weisen die Handflächen nach vorne, d.h., wir haben einen Knick im Handgelenk, der aber nicht so stark sein darf, daß wir in den Unterarmen eine deutliche Anspannung spüren. Die Fingerspitzen zeigen nach oben und leicht schräg nach vorne.

Die Hände sind etwa schulterbreit voneinander entfernt.

Die Ellbogengelenke dürfen nicht vollständig durchgestreckt und der Knick in den Handgelenken nicht mit zu großer Anspannung hergestellt werden.

*Atmung:*
Wir beenden die begonnene Ausatmung.

**Hände an den Körper zurück – Phase 4:**
Wir drehen die Handflächen so, daß sie zum Körper zeigen, die Fingerspitzen weisen zueinander. Nun führen wir die Hände nahe an den Körper heran; wiederum befinden sie sich etwa auf der Höhe der Achselhöhlen. Die Ellbogen sind gut angehoben.

*Häufige Fehler:*
Die Schultern sollten in dieser Bewegung nicht zu stark angehoben werden.

*Atmung:*
Wir atmen ein.

**Die Hände nach unten führen – Phase 5:**

*Teil 1:*
Die Ellbogen bleiben auf gleicher Höhe, werden aber etwas nach hinten geführt. Gleichzeitig drehen wir die Handflächen zu Boden und drehen die Hände in den Handgelenken so, daß die Finger nach vorne zeigen.

*Teil 2:*
Nun führen wir die Hände in einer etwas mehr als schulterbreiten Distanz zueinander langsam nach unten, wobei die Handflächen weiterhin zum Boden weisen. Auf Höhe von Huiyin beenden wir die Bewegung nach unten, schwenken die Handflächen nach oben, die Fingerspitzen zeigen zueinander, und wir beginnen einen neuen Zyklus.

*Atmung:*
Wir atmen aus.

## Atmung und Vorstellung

Sowohl bei der Bein- als auch bei der Armbewegung gelten die Hinweise im Kapitel »Übungsablauf«.

## Kompletter Ablauf

**Allgemeines:**
Die obige Beschreibung schildert nur die mit dem linken Fuß beginnende Variante der Beinbewegung, die darauf folgende rechts beginnende Beinbewegung wird spiegelbildlich durchgeführt. Die Armbewegung ist für beide Varianten gleich.

**Ablauf:**
Die Bewegungen erfolgen langsam. Als ungefähre Richtlinie kann dienen, daß man für sechs Zyklen eine Minute benötigt.
Wir massieren Dantian, Mingmen, Laogong und Yongquan und sammeln uns. Zuerst beginnen wir mit der Beinbewegung und üben dann die Armbewegung.
Für die Beinbewegung nehmen wir die zuvor beschriebene Ausgangsposition ein, atmen aus und beginnen einatmend mit sechs Zyklen. Dann drehen wir uns um und führen ohne Pause sechs Zyklen in die Gegenrichtung durch. Können aus Raumgründen nur drei Zyklen in eine Richtung erfolgen, so machen wir die zwölf Zyklen nicht in zwei Sechsergruppen, sondern in vier Dreiergruppen. Da die Übung mit jedem Fuß gleich oft ausgeführt werden sollte, müßte man dann im Fall von drei Wiederholungen mit links-rechts-links beginnen, sich umdrehen und dann rechts-links-rechts fortfahren.

Für die Armbewegung nehmen wir die hüftbreite Ausgangsposition ein, atmen aus und beginnen einatmend mit zwölf Zyklen.

Diesen kompletten Ablauf bezeichnen wir als eine Serie.

Die Bewegungen sollten harmonisch erfolgen, und wir versuchen, alle Körperteile unter Führung von Dantian und Mingmen einzusetzen.

Nach dieser ersten Serie für Beine und Arme machen wir eine kleine Pause und lockern Oberkörper, Arme und Beine. Nun beginnen wir eine neue Serie, bestehend aus Bein- und Armbewegung, wieder gefolgt von einer Pause mit Lockern der Glieder und des Oberkörpers. Eine dritte Serie vervollständigt diese Übung. Mit der Abschlußübung Laogong über Dantian enden wir. Wenn wir wollen, können wir uns jetzt nochmals lockern.

## Zeitbedarf:

Üben wir in der eben geschilderten Weise, ergibt sich ein Zeitbedarf von zirka 13 Minuten.

Bitte lesen Sie nun weiter auf Seite 158.

---

## STUFE C

# Arm- und Beinbewegung

Wir kombinieren nun Arm- und Beinbewegung.

## Ausgangsposition:

Wir verbessern unsere Position, wie im Kapitel »Übungsablauf« geschildert, und lassen die Arme locker hängen.

## Gewichtstransfer, Heben der Hände – Phase 1:

Beim Heben der Arme beachten wir, daß die Ellbogen *in die Weite* streben sollen, also nicht so sehr nach oben oder auch nach hinten.

Da die Schulterblätter frei beweglich bleiben, stehen die Schultern am Ende der Phase 1 *etwas* höher als zu deren Beginn. Zu vermeiden ist allerdings, das Heben der Arme durch ein Anheben der Schultern einzuleiten.

## *Atmung:*

Wir atmen in dieser Phase ein, bedenken aber, daß es sich um keine maximale Einatmung handeln sollte. Ebenso wenig wünschenswert ist es, durch ein Anheben unserer Schultern den Brustraum zu erweitern, um dadurch mehr Luft in unsere Lunge zu zwingen. Statt dessen bringen wir durch ein leichtes Anspannen des Zwerchfells die Bauchdecke nach vorne und heben in weiterer Folge ein wenig den Brustkorb.

## Schrittansatz, Ellbogen sinken lassen – Phase 2:

Nunmehr können wir Schultern und Ellbogen sinken lassen, wobei das Sinkenlassen für uns immer mit dem Gedanken einer *bewußten Steuerung* verbunden ist, also nichts mit Fallenlassen zu tun hat.

Im Schrittansatz bringen wir das linke Knie etwas *nach vorne* und keinesfalls nach oben. Der linke Fuß hängt locker im Fußgelenk und wird ganz knapp über den Boden geführt, ohne mit ihm in Berührung zu kommen. Schließlich kommen mit fortschreitender Streckung im linken Kniegelenk die Zehen nach oben, und die linke Ferse nimmt leichten Bodenkontakt auf. Noch nicht belastet wird der gesamte linke Fuß, beginnend mit der Ferse, auf den Boden gesetzt (siehe Abb. 73 und 74 auf der folgenden Seite).

## *Atmung:*

Unsere Ausatmung sollte hier *am Beginn* der Phase 2 durch ein lockeres Sinken des Brustkorbes einsetzen.

## Gewichtstransfer in den Bogenschritt, Hände nach vorne – Phase 3:

Die Wirbelsäule bleibt locker gestreckt. Gegen Ende dieser Phase wollen wir darauf achten, kein

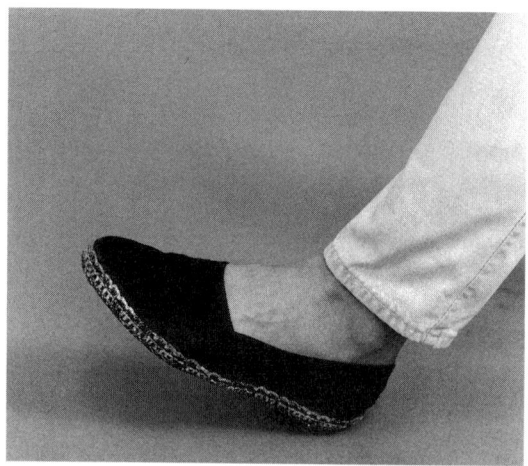

*Abb. 73: Bodenkontakt mit der Ferse*

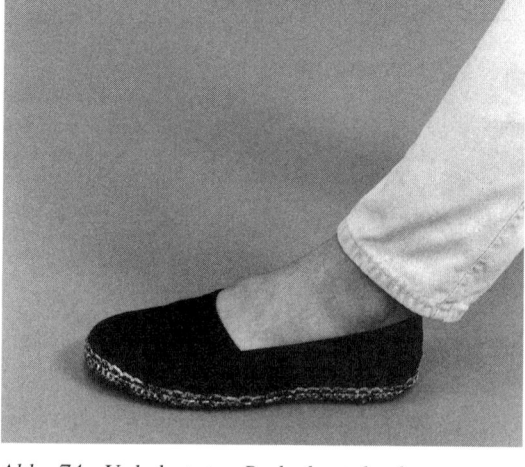

*Abb. 74: Unbelasteter Bodenkontakt der gesamten Fußsohle*

Hohlkreuz zu machen, was uns nur dann gelingen wird, wenn auch das hintere Knie noch eine deutliche Beugung aufweist. Trotzdem ist am Ende des Gewichtstransfers mehr Gewicht über dem vorderen, linken Fuß.

Unsere Armbewegung wird gänzlich durch die Bewegung des rechten Beines gesteuert, und dieselbe Kraft, die die Streckbewegung des rechten Beines initiiert, bewegt auch unsere Hände nach vorne.

*Häufige Fehler:*

Durch ein übermäßiges Strecken der Ellbogengelenke verspannen sich Schultern und Brustwirbelsäule.

Wie schon oben erwähnt, kann es durch zu starkes Strecken im rechten Kniegelenk zur Hohlkreuzbildung kommen.

*Atmung:*

Wir beenden nun die in Phase 2 begonnene Ausatmung durch die Kontraktion der Bauchmuskulatur, was die Bauchdecke nach innen und das Zwerchfell nach oben bewegt. Allerdings dürfen wir nicht den letzten Rest Luft aus unserer Lunge pressen.

**Nachholen des hinteren Beines, Hände an den Körper zurück – Phase 4:**

Indem wir das Gewicht noch weiter auf den linken Fuß verlagern, löst sich die rechte Ferse als erstes vom Boden, dann die Außenkante des rechten Fußes und schließlich die Zehen.

Wir sollten mit gut aufgerichteter Wirbelsäule genau über dem linken Fuß stehen und alle Beingelenke subtil auf die Veränderungen von Position und Belastung reagieren lassen.

Wenn die Hände sich dem Körper nähern, führen wir wieder unsere Ellbogen *in die Weite.*

*Häufige Fehler:*

Wenn die Ellbogen zu weit nach hinten geführt werden, kommt es zu Verspannungen im Brustbereich.

*Atmung:*

Wie schon in Phase 1 bedenken wir, daß die Einatmung nicht maximal sein sollte.

Durch ein leichtes Anspannen des Zwerchfells bringen wir die Bauchdecke nach vorne und heben in weiterer Folge ein wenig den Brustkorb.

**Wiederherstellen der Ausgangsposition, Hände nach unten führen – Phase 5:**

Beginnend von der großen Zehe und endend bei der Ferse, versuchen wir jetzt, die allmähliche Kontaktaufnahme des rechten Fußes mit dem Boden zu spüren.

Indem wir die Ellbogen etwas nach hinten führen, drehen wir die Handflächen zu Boden und die Fingerspitzen so, daß sie nach vorne weisen.

Dann verlagern wir das Körpergewicht Prozentpunkt für Prozentpunkt in die Mitte und gelangen dadurch in die Ausgangsposition. Mit Hilfe der Schwerkraft werden die Hände nach unten geführt.

*Häufige Fehler:*

Wenn wir am Anfang der Phase 5 die Ellbogen etwas nach hinten führen, sollte dies eher durch ein Weitwerden in den Schultergelenken geschehen und nicht durch ein übermäßiges Vorwölben des Brustkorbs, was den Rücken verspannen und undurchlässig für Qi machen würde.

Wir dürfen die Hände nicht fallenlassen, sondern müssen die Bewegung bewußt steuern.

Die Hände sollten mit einem etwas über schulterbreiten Abstand zueinander seitlich vor dem Körper nach unten gehen.

*Atmung:*

Unsere Ausatmung muß hier am Beginn der Phase einsetzen. Gleichzeitig mit dem Nach-unten-Führen der Hände sinken die Rippen und in weiterer Folge kontrahieren die Bauchmuskeln, wodurch wir leicht und gleichmäßig ausatmen.

## Atmung, Vorstellung und Qi

Wir beachten die im Kapitel »Übungsablauf« gegebenen Hinweise.

## Kompletter Ablauf

Der komplette Ablauf ist wie der Ablauf der harmonisierenden Übung 1 (Seitwärts), Stufe C auf Seite 116.

Bitte lesen Sie nun weiter auf Seite 159.

---

### STUFE D

## Beinbewegung

**Phase 1:**

Ich möchte mit der Schilderung einiger häufiger Fehler beginnen, die in der Phase 1 auftreten, also wenn wir das Körpergewicht auf ein Bein verlagern.

*Blockiertes Hüftgelenk:*

Um das Gewicht zu verlagern und den linken Fuß zu entlasten, dürfen Oberkörper und Wirbelsäule nicht nach rechts geneigt werden, was nämlich geschieht, wenn wir im rechten Hüftgelenk keine nach rechts zur Seite gehende Bewegung zulassen (siehe Abb. 76).

*Erschlafftes Hüftgelenk:*

Erschlafft man im rechten Hüftgelenk, so steht die linke Hüfte tiefer als die rechte. Dies führt nicht nur zu seitlichen Verkrümmungen der Wirbelsäule, sondern meist auch noch zu einem Hohlkreuz (siehe Abb. 77).

*Freies Hüftgelenk:*

Da die Wirbelsäule senkrecht bleiben soll, müssen wir im rechten Hüftgelenk beweglich sein und das Becken *parallel zum Boden* nach rechts verschieben (siehe Abb. 78). Nun wird aber durch die Gewichtsverlagerung der rechte Fuß immer stärker belastet, so daß das Becken im rechten Hüftgelenk zusätzlich gehalten werden muß. Wir brauchen also gleichzeitig Beweglich-

153

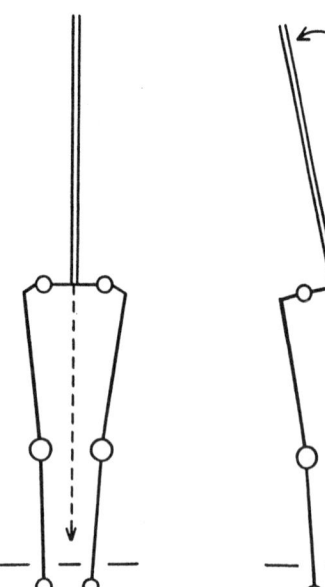 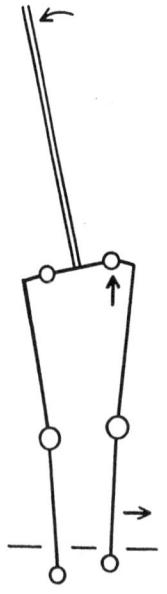 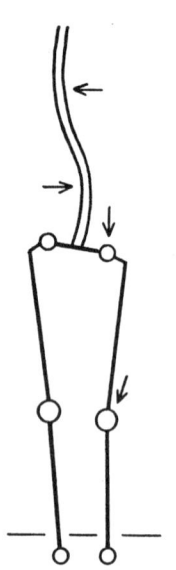 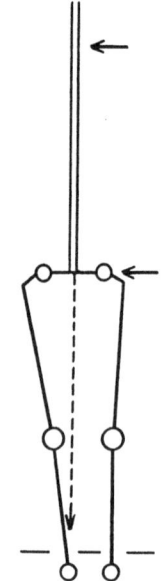

*Abb. 75:*
*Ausgangsstellung*

*Abb. 76:*
*Blockiertes Hüftgelenk*

*Abb. 77:*
*Erschlafftes Hüftgelenk*

*Abb. 78:*
*Freies Hüftgelenk, das*
*Becken wird parallel*
*verschoben*

keit und Stabilität – ein gutes Beispiel für das Zusammenwirken von Yin und Yang!

Im Kapitel »Arme und Beine«, Stufe D, finden wir den Abschnitt »Befreien der Wege«. Wenn wir die dort erwähnten Prinzipien anwenden, bedeutet das in unserem Fall, daß wir während der gesamten Gewichtsverlagerung die rechte Hüfte mit unserer Vorstellung leicht nach rechts außen ziehen. Diese Maßnahme läßt unser rechtes Hüftgelenk für das Fließen des Qi offen, obwohl auf der anderen Seite durch dasselbe Gelenk das Gewicht des gesamten Rumpfes in den Boden geleitet wird.

Diese Maßnahme führt zu vollständig neuen Spannungsverhältnissen im Bereich von Becken, Bauch und unterem Rücken. Insgesamt kann man bei richtiger Ausführung eine deutlich fühlbare *Entspannungswelle* in den eben genannten Körperbereichen spüren. Auch das linke Bein kann sich durch seine Entlastung fast völlig entspannen.

**Phase 2:**

Wir senken nun das rechte Standbein etwas ab, indem wir, ganz im Sinne von »Befreien der Wege«, das rechte Knie nach vorne bringen und Baihui zum Himmel gerichtet lassen.

Auch das linke Knie wird nach vorne geführt und beginnt sich zu strecken, bis die linke Ferse den Kontakt mit dem Boden hergestellt hat. Während der Bewegung wird ein wenig Spannung notwendig sein, um das linke Bein zu bewegen. Diese kann jedoch sofort nachlassen, wenn die linke Ferse und in weiterer Folge die linke Fußsohle Kontakt mit dem Boden hat.

**Phase 3:**

Das Körpergewicht wird nicht nur vom rechten Bein nach vorne geschoben, sondern wieder im Sinne von »Befreien der Wege« auch nach vorne gezogen, indem das linke Knie etwas nach vorne geht. Dadurch wird der Gewichtstransfer für das

154

rechte Bein eine erholsame Tätigkeit. Gibt nämlich das linke Knie vorne nicht nach, wird der Schwerpunkt durch die Aktion des rechten Beines nach oben gedrückt, wir erhalten ein Hohlkreuz und werden instabil.

Der Gewichtstransfer zum linken Fuß hat eine Spannungsabnahme im rechten Bein zur Folge. Insgesamt haben wir jetzt unser Zentrum ruhig nach vorne gebracht, indem wir das Becken parallel zum Boden verschoben haben. Das zum Himmel strebende Baihui und die Schwerkraft haben unserem Zentrum für diese Aktion den notwendigen Raum verschafft.

**Phase 4:**

Führen wir unser linkes Knie zu weit nach vorne, verlagert sich zuviel Körpergewicht auf die Ballen des linken Fußes, der aber, wie wir wissen, auf den Ballen wie auf der Ferse gleich stark belastet sein sollte. Wir können dies dadurch vermeiden, indem wir das rechte Bein gut entspannen, so daß sich das rechte Knie falten kann. Damit wird dem rechten Bein die Möglichkeit genommen, das linke Knie zu weit nach vorne zu schieben.

Beachten wir also, daß der linke Fuß gleichmäßig belastet sein soll, dann haben wir damit ein neues Standbein, das fest verwurzelt ist, aber weiterhin beweglich und subtil auf alle Reize reagieren kann. Über diesem Standbein können wir unsere Wirbelsäule optimal ausrichten.

Das Becken steht wiederum parallel zum Boden, und das rechte Bein ist völlig entspannt.

**Phase 5:**

Beim Verlagern des Körpergewichts in die Mitte spüren wir die leichte Zunahme der Spannung im rechten Bein, dessen Knie wieder leicht nach vorne geht, und die allmählich stärker werdende Entspannung im linken Bein.

# Armbewegung

Auch für die Armbewegung legen wir unser Augenmerk auf den ständigen Wechsel von Anspannung und Entspannung.

Aus der entspannten Ausgangshaltung heraus wird es während der Phase 1 in den Schultern zu einem allmählichen Aufbau von Spannung kommen.

Mit dem Sinken der Ellbogen in der Phase 2 kann diese Spannung aber wieder gut abgebaut werden. Man sollte dabei das Gefühl haben, als würde von unten an den Ellbogen gezogen werden.

Mit der Streckbewegung in der Phase 3 wird sich wieder Spannung aufbauen. Diese ist auch in der Phase 4 vorhanden, verlagert sich aber in andere Bereiche.

Die Phase 5 gibt uns schließlich die Möglichkeit, die Spannung im Schulterbereich durch die Schwerkraft komplett abbauen zu lassen.

# Atmung

Für die Atmung orientieren wir uns am Kapitel »Übungsablauf«.

# Vorstellung (Yi) und Qi

Harmonisierende Übungen sollen, wie der Name besagt, ausgleichen. Für das Oben und Unten habe ich bereits mehrfach auf das Auseinanderstreben von Baihui und Huiyin (Yongquan) hingewiesen. Wir sollten aber dasselbe auch für vorne und hinten wirken lassen. So dürfen wir am Ende der Phase 3, die ja die eigentliche Vorwärtsbewegung beinhaltet, mit unserer Vorstellung nicht nur vorne sein, sondern in unserem Rücken ein vorstellungsmäßiges Gegengewicht herstellen. Analog gilt dies, wenn wir unser

155

Gewicht z.B. nur über dem linken Bein haben. In diesem Fall ist ein vorstellungsmäßiger Ausgleich nach rechts erforderlich.

Diese Ausgleiche gelten auch in Teilbereichen. Gehen etwa in der Phase 1 die Arme nach oben, sollte ein Ausgleich nach unten erfolgen. Sinken in der Phase 5 die Arme nach unten, gibt es einen Ausgleich nach oben. Im Geräteturnen könnte man es mit einem Barrenstütz vergleichen: Die Kraft unserer Arme wirkt nach unten in die Holme des Barrens, gleichzeitig wird der Körper nach oben gedrückt (und wenn der Turner Qigong beherrscht, nach oben gehoben).

Beachten wir die Empfehlungen für Spannung und Entspannung, dann werden unsere Gelenke und in weiterer Folge die Meridiane frei, und das Qi kann ungehindert fließen. Als kleines Beispiel für die Wirkung dieser Übung sei erwähnt, daß in der Phase 4 die Yang-Meridiane des nachgezogenen Spielbeines aktiviert werden und in der Phase 2 die Yin-Meridiane des vorgehenden Spielbeines.

Das Spannen und Entspannen der Fußgelenke aktiviert zwei wichtige Gefäße (Yangqiaomai und Yinqiaomai). Dies gilt selbstverständlich für alle Übungen, in denen die Fußgelenke aktiv eingesetzt werden.

## Kompletter Ablauf

Der komplette Ablauf entspricht dem Ablauf in der harmonisierenden Übung 1 (Seitwärts), Stufe D, auf Seite 118.

Bitte lesen Sie nun weiter auf Seite 160.

# Aktivierung des Energiezentrums Yongquan und Nierenmassage

## Aktivierung von Yongquan

**Allgemeines und Lokalisation:**

Wir befassen uns nun mit den Yongquan-Zentren in den Fußsohlen.

Yongquan (sprich: Yungtschüan) liegt in einer Vertiefung der Fußsohle, die entsteht, wenn wir die Zehen etwas einrollen. Teilen wir die Fußsohle (ohne die Zehen) in drei Drittel, dann liegt Yongquan am Übergang vom ersten zum zweiten Drittel.

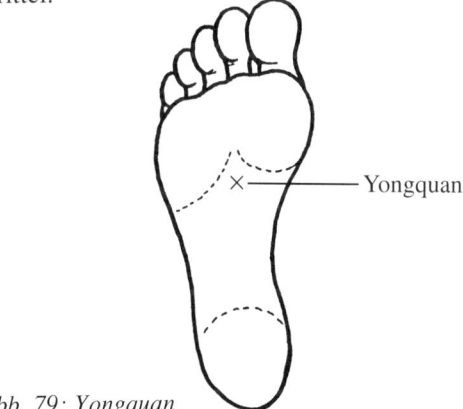

*Abb. 79: Yongquan*

Yongquan ist, wie Laogong, nicht nur ein Energiezentrum, sondern auch ein in der Akupunktur therapeutisch nutzbarer Punkt (Nierenmeridian No. 1, N 1).

**Ausgangsposition:**

Wir setzen uns bequem auf einen Sessel oder auf den Boden und ziehen die Schuhe aus.

Socken können anbehalten werden, läßt es die Umgebungstemperatur jedoch zu, ist es besser, auch die Socken abzulegen.

Die Wirbelsäule sollte locker aufgerichtet werden und der Blick geht in die Ferne, wir schauen also nicht auf Yongquan.

**Massage:**

Wollen wir unseren linken Yongquan massieren, dann legen wir den linken Unterschenkel über den rechten Oberschenkel. Die Kuppe des rechten Daumens wird über Yongquan gelegt, die restlichen vier Finger unterstützen den Fußrücken, und wir massieren kreisend dreimal nach links, dreimal nach rechts usw. Eine Massagedauer von 30 bis 40 Sekunden je Seite ist ausreichend.

Sollte Yongquan beim Massieren schmerzen, dann holen Sie sich bitte Informationen aus dem Kapitel »Schmerzen beim Massieren von Energiezentren«

*Achtung:*

Massage von Yongquan ist im allgemeinen ein bewährtes Mittel gegen Bluthochdruck. Sollten Sie unter niedrigem Blutdruck leiden, müssen Sie bei der Massage vorsichtig sein! Oft wirkt sie sich ohnehin positiv aus, aber in einigen Fällen könnte der Blutdruck weiter sinken. Beobachten Sie sich also genau, und verkürzen Sie eventuell die Massagedauer und -intensität.

Bedenken Sie, daß der Effekt einer Massage fast immer mit einer gewissen Zeitverzögerung auftritt. Tasten Sie sich also an die für Sie geeignete Vorgehensweise heran.

**Atmung:**

Wir atmen ruhig und ohne Atempausen durch die Nase ein und aus. Auch in der sitzenden Position sollte die Wirbelsäule locker aufgerichtet sein, was sich günstig auf unsere Atmung auswirkt.

Bitte lesen Sie nun weiter auf Seite 162.

---

## STUFE B

# Aktivierung von Yongquan

**Allgemeines und Lokalisation:**

Yongquan bedeutet »Sprudelnde Quelle«.

Für die Lokalisation wird es Ihnen vielleicht helfen zu wissen, daß Yongquan zwischen dem zweiten und dritten Mittelfußknochen liegt. Von der Fußsohle aus gemessen, befindet sich dieses Energiezentrum zirka eine halbe Daumenbreite in der Tiefe.

**Ausgangsposition:**

Wenn wir auf einem Sessel sitzen, sollte die eine Fußsohle guten Bodenkontakt haben. Beide Beine werden, beginnend vom Bauchraum, nach unten gut entspannt. Die Wirbelsäule ist locker aufgerichtet. Den Blick richten wir nicht auf Yongquan, sondern mit freundlichem Gesichtsausdruck gelöst in die Ferne. Dadurch wird die so notwendige Aufrichtung unserer Wirbelsäule erleichtert.

*Häufige Fehler:*

Widerstehen Sie der Versuchung, den Blick zu Boden sinken zu lassen oder auf Yongquan zu richten.

**Massage:**

Massiert man z.B. den linken Yongquan, ist es wichtig, das gesamte linke Bein völlig zu ent-

spannen und sein ganzes Gewicht auf dem rechten Oberschenkel ruhen zu lassen.

Ähnlich wie schon bei Dantian beginnen wir unsere Kreise mit sehr leichter Berührung, die wir allmählich verstärken.

Yongquan sollte immer überkreuz massiert werden, d.h., der rechte Daumen massiert den linken Yongquan und umgekehrt.

*Häufige Fehler:*

Da Yongquan zwischen zwei Mittelfußknochen liegt, dürfen wir das Gewebe unserer Fußsohle nicht gegen einen Knochen drücken und den dabei entstehenden Schmerz fälschlich so interpretieren, als ob wir den Punkt richtig lokalisiert hätten.

**Atmung:**

Wir versuchen jetzt, etwas langsamer zu massieren, so daß sich auch unsere Atmung ganz natürlich etwas verlangsamt und vertieft. Wir beobachten unsere Atmung und denken daran, daß die Atemzüge leicht und ohne Pause ineinander übergehen sollen.

**Vorstellung:**

Wir stellen uns vor, daß durch die Massage der Yongquan-Bereich angeregt und aktiviert wird.

# Nierenmassage

**Allgemeines und Lokalisation:**

Die Nierenmassage dient dazu, den Bereich unserer Nieren zu aktivieren, Verspannungen zu lösen und das gesamte Areal etwas zu erwärmen.

Die Nieren befinden sich beiderseits der Wirbelsäule. Ihre oberen Anteile werden noch von den fliegenden Rippen (11. und 12. Rippe) bedeckt.

**Ausgangsposition:**

Für die Ausgangsposition orientieren wir uns am Kapitel »Übungsablauf«.

**Massage:**

Wir reiben die Handflächen heftig aneinander, um sie gut zu erwärmen und Qi in den Handflächen zu konzentrieren. Sollten wir kalte Hände haben, dann reiben wir auch die Handrücken und kneten die Finger, bis die Hände gut durchwärmt sind.

Nun legen wir die Innenflächen unserer Hände an die Nieren und reiben heftig auf und ab. Wir machen drei Durchgänge zu jeweils zirka 15 Sekunden und lockern uns in den Pausen.

**Atmung:**

Die Atmung darf keinesfalls angehalten werden, denken Sie also daran, immer gut auszuatmen. Wir atmen durch die Nase ein und aus.

Bitte lesen Sie nun weiter aus Seite 163.

---

## STUFE C

# Aktivierung von Yongquan

**Ausgangsposition:**

Wir versuchen, den Hals zu entspannen und den Scheitelpunkt Baihui Richtung Himmel zu bringen. Dadurch wird unser Rücken lang und kann sich angenehm weiten, und wir vermeiden, in Yongquan »hineinzukriechen«.

Beim Massieren sollten wir auf gut entspannte Schultern achten.

*Häufige Fehler:*

Das Kinn sollte weder zu hoch oben noch nach vorne gestreckt sein.

Das Massieren darf nicht dazu führen, daß wir uns nach vorne beugen, was unsere Atmung beeinträchtigen würde. Versuchen wir also, mit

dem Kopf und Körper Abstand zu Yongquan zu halten.

**Massage:**

Wie wir bereits wissen, sollten wir unsere Massage mit ganz leichter Berührung beginnen und erst allmählich den Druck verstärken und in die Tiefe gehen. Während wir dies nun tun, versuchen wir, die unterschiedlichen Gewebestrukturen zu spüren und uns von ihnen zum Yongquan leiten zu lassen.

Wenn Sie wollen, können Sie, ähnlich wie bei der Aktivierung von Dantian, versuchen, die Massage mit der Atmung zu koordinieren. Die notwendigen Informationen hierzu finden Sie in der Stufe C des Kapitels »Aktivierung der Energiezentren Dantian …«.

**Vorstellung und Qi:**

Analog zu der immer tiefergehenden Massage dringt auch unsere Vorstellung immer tiefer und zentriert zu Yongquan vor. Wir nehmen die Aktivierung in Form eines leichten Pulsierens wahr. Eine gute Konzentration ohne abschweifende Gedanken wird immer wichtiger.

Die Massage bewirkt eine Aktivierung von Qi im Bereich von Yongquan und öffnet dieses Energiezentrum. Qi kann nun wesentlich leichter von außen her in unser System einfließen bzw. aus dem System abgegeben werden.

# Nierenmassage

**Ausgangsposition:**

Für die Ausgangsposition orientieren wir uns am Kapitel »Übungsablauf«.

**Massage:**

Wir reiben die Hände so stark aneinander, daß sie förmlich zu glühen beginnen. Dann reiben wir in der Nierengegend auf und ab, wobei wir die Zeit für einen Durchgang nunmehr auf zirka eine halbe Minute erhöhen.

Gleichzeitig wippen wir in den Knien auf und ab, so daß unser gesamter Körper zu schwingen beginnt. Auch in dieser Übung sollte wieder einmal der Impuls aus den Beinen die Arme bewegen. Auf diese Art und Weise können wir stärker aktivieren und trotzdem in den Armen und Schultern relativ entspannt bleiben.

Da diese Übung trotzdem recht anstrengend ist, sollten wir uns zwischen den drei Durchgängen gut lockern.

Wenn wir ein leichtes Hohlkreuz machen, können sich die Rückenmuskeln gut entspannen, und wir sind in der Lage, die Nieren besser zu erreichen. (Von dieser Ausnahme abgesehen ist ein Hohlkreuz selbstverständlich nie erwünscht!)

## Atmung:

Während der Massage verteilt sich sowohl die Ein- als auch die Ausatmung über mehrere Wippbewegungen, wodurch sie leicht stoßweise erfolgt. Bemühen Sie sich aber in jedem Fall um eine kontinuierliche Atmung ohne Pausen. Wie bereits erwähnt, wird dabei durch die Nase ein- und ausgeatmet.

## Vorstellung und Qi:

Wir nehmen wahr, daß durch die Massage der Nierenbereich aktiviert, gelockert und tief und gut durchwärmt wird.

Der Bereich, den wir massieren, heißt in der chinesischen Medizin »Haus der Niere«. Wärmende Reize, die hier gesetzt werden, haben einen direkten positiven Einfluß auf den Nierenfunktionskreis und auf das primäre Qi.

Bitte lesen Sie nun weiter auf Seite 164.

## STUFE D

# Aktivierung von Yongquan

## Allgemeines und Lokalisation:

Yong bedeutet sprudeln, Quan bedeutet Quelle. Yongquan ist ein Jing-Punkt, einer der antiken Punkte des Nierenmeridians. Auch in der traditionellen chinesischen Medizin haben die Nieren und ihr Funktionskreis viel mit Wasser und seiner Ausscheidung zu tun. Im Jing-Punkt beginnt das Qi eines Meridians wie in einem Brunnen oder einer Quelle zu sprudeln, daher der Name Yongquan.

Als tiefster Punkt unseres Systems hat Yongquan starke Yin-Qualität (oben ist Yang, unten ist Yin).

## Massage:

Die Massage sollen wir so durchführen, daß der Daumen nicht über die Haut streicht, sondern das Areal der Haut unter der Daumenkuppe zusammen mit dem tiefer liegenden Gewebe kreisförmig bewegt wird.

## Vorstellung und Qi:

Die beiden Yongquan-Energiezentren zählen, zusammen mit den Laogongs, in unserem Organismus zu den wichtigsten Stellen für Aufnahme und Abgabe von Qi.

Das Öffnen der Yongquans birgt selbstverständlich auch die Gefahr ungewollter Qi-Verluste. Deshalb ist ein korrektes Abschließen der Massage von Bedeutung. Denken wir daran, daß die Vorstellung das Qi lenken soll und deshalb Qi-Verluste verhindern kann.

Schon bei der Aktivierung von Laogong habe ich darauf hingewiesen, daß Qigong-Meister zur Heilung von Krankheiten heilendes Qi aus ihren Laogong-Zentren austreten lassen. Kurioserweise gibt es Meister – eine meiner Lehrerinnen in Shanghai gehörte dazu – die dasselbe auch über ihre Yongquans machen können.

Die sogenannten, mit austretenden Flammen versehenen »Wundmale Christi«, die wir in unzähligen Darstellungen finden können, sind nicht aus Zufall in den Zentren der Hände und Füße angeordnet und haben nichts mit Verletzungen durch Nägel zu tun. (Wurde nämlich bei Kreuzigungen genagelt, was selten vorkam, dann erfolgte dies an gänzlich anderen Stellen.) Was die Künstler, die vor einigen hundert Jahren über energetische Zusammenhänge viel besser Bescheid wußten, also darstellen wollten, ist das Aussenden starker Energien durch die Punkte Yongquan und Laogong (auch wenn sie bei uns wohl nicht so genannt wurden).

## Nierenmassage

**Massage:**
Die Massage entspricht der Stufe C, wird aber jetzt vermutlich, bedingt durch die verbesserte Konzentration und Vorstellung, bis ins Innerste unserer Nieren vordringen können.

**Atmung:**
Wir können während der Massage versuchen, unsere stoßweisen Atemzüge direkt zu den Nieren zu leiten, was diese von innen her massiert.

**Vorstellung und Qi:**
Da sich das primäre Qi im Laufe unseres Lebens verbraucht, kann man wohl nie genug tun, um es zu kräftigen.

Wir können über den bereits erwähnten Bereich des »Hauses der Niere« relativ leicht Qi verlieren. Deshalb hält man es in daoistischen Kreisen für besonders empfehlenswert, die Nieren nie der Kälte und Zugluft auszusetzen. Dies gilt vor allem im Winter, wo die Nieren, da sie der Wandlungsphase Wasser zugehören, besonders anfällig sind. Auf der anderen Seite reagieren die Nieren im Winter besonders gut auf Übungen und positive Reize.

Bitte lesen Sie nun weiter auf Seite 165.

Wenn wir unter kalten Füßen leiden, empfiehlt sich die wiederholte Massage von Yongquan, der zwar dafür nicht der ideale Akupunkturpunkt ist, aber doch seine Wirkung hat. Durch regelmäßiges Üben von Qigong werden Sie allerdings unter diesem Problem nicht mehr oft zu leiden haben.

Das Massieren von Yongquan stellt zusammen mit unserer Nierenmassage eine ausgezeichnete Maßnahme dar, um das Yang aufsteigen zu lassen und uns zu aktivieren. Im Winter kann es außerdem helfen, schädliche Kälteeinflüsse abzuwehren. Kombiniert man dies noch mit unseren drei aktivierenden Übungen, so steht uns ein Repertoire zur Verfügung, mit dem sich fast alle Energieprobleme lösen lassen.

So gut und wünschenswert es z.B. im Sommer ist, barfuß zu gehen, soll man doch im Winter, bzw. bei Kälte überhaupt, nur dann barfuß gehen, wenn man ganz sicher sein kann, über Yongquan kein wertvolles Qi zu verlieren.

Ein gutes Beispiel für das Zusammenwirken von Yin und Yang und dafür, daß unser ganzer Körper ein System ist, möchte ich zum Abschluß noch schildern. In der Akupunktur und Akupressur kann man durch Stimulation des Yongquan, der von seiner Funktion her den tiefsten Punkt in unserem System darstellt, besonders gut Störungen behandeln, die ganz oben, nämlich im Kopf, auftreten. So können wir Yongquan bei Schwindel, Sehstörungen, Schizophrenie, Vergeßlichkeit, Jähzorn, Sprachverlust, Schlafsucht, Ohnmacht, Schlaganfall und Hitzschlag einsetzen. Bei leichten Störungen ist eine Selbstbehandlung möglich, bei schweren darf nur durch erfahrene Therapeuten behandelt werden!

# Traditionelle chinesische Medizin (TCM)

---

---

**Qigong und traditionelle chinesische Medizin:**
Die theoretischen Grundlagen des Qigong entsprechen jenen der traditionellen chinesischen Medizin, weshalb ich Ihnen nun ein wenig über die chinesische Heilkunst erzählen möchte.

Seit der Machtübernahme im Jahr 1949 haben sich Chinas Kommunisten große Mühe gegeben, ein fortschrittliches Gesundheitssystem aufzubauen, das auf zwei Säulen ruht: der modernen chinesischen Medizin nach westlichem Vorbild (Xiyi) und der traditionellen chinesischen Medizin (Zhongyi).

Beide Spielarten bestehen mehr oder minder gleichberechtigt nebeneinander, und es gibt Kliniken, die sowohl die eine als auch die andere Behandlungsmöglichkeit anbieten. Zudem arbeiten chinesische Ärzte oft mit kombinierten Therapien – am spektakulärsten vielleicht in der Verbindung Akupunkturanästhesie und Chirurgie.

Ich kann mich noch gut erinnern, wie in Michelangelo Antonionis Film *China* ein Kaiserschnitt unter Akupunkturanästhesie so eindrucksvoll gezeigt wurde, daß einige Zuschauer mit grünem Gesicht das Kino verließen. Während der Operation wurde die Patientin, die die ganze Zeit voll bei Bewußtsein und recht vergnügt war, vom Filmteam interviewt.

Akupunkturanästhesie ist übrigens die Schmerzausschaltung durch Akupunktur. Es handelt sich dabei um ein relativ neues Verfahren, das kaum auf den theoretischen Grundlagen der traditionellen chinesischen Medizin beruht.

Mit dem zunehmenden Interesse des Westens an der Akupunktur kommt es, wie es scheint, auch in China nach einer Stagnation im 19. und in der ersten Hälfte dieses Jahrhunderts, zu einer Wiederbelebung der traditionellen chinesischen Medizin (im folgenden kurz TCM genannt).

Einen gesunden Menschen betrachtet die TCM als in Harmonie befindlich. Krankheit definiert sich als ein Verlust dieser Harmonie, ein Ungleichgewicht von Yin und Yang, als Mangel oder Überschuß von Qi, als Unvermögen, Qi gut zu transportieren usw. Wenn wir uns jetzt erinnern, was wir im Kapitel über Qi (Stufe A) schon gehört haben, so ist gerade die Bewältigung dieser Probleme die Hauptaufgabe eines gesundheitsorientierten Qigong.

In der Zusammenfassung dieser Argumente haben wir den Grund gefunden, weshalb wir überall dort, wo die TCM regulierend eingreift, Qigong als sinnvolle und wirksame Methode einsetzen können.

**Theoretische Grundlagen der TCM:**
Die theoretischen Grundlagen der TCM umfassen folgende Bereiche:
- die acht Prinzipien (Bagang)
- Yin und Yang
- die fünf Wandlungsphasen (Wuxing)
- die Organfunktionskreise (Zangfu)
- Qi, Blut (Xue) und Körperflüssigkeiten (Jinye)
- Meridiane und Kollateralen (Jingluo)
- die pathogenen Einflüsse (Sanyin)

In diesem Buch werde ich nur die Bereiche besprechen, die für ein Verständnis des Qigong notwendig sind, und vor allem das weglassen, was eher zum Problemkreis Therapie gehört.

Abschließend möchte ich noch darauf hinweisen, daß die Grundeinstellung in der TCM eine *ganzheitliche* ist, wobei alle Einzelkomponenten miteinander in Verbindung stehen, sich ständig austauschen und beeinflussen. Es gibt *keine Trennung* von Körper und Geist, es handelt sich also um eine (westlich gesehen) psychosomatische Methode, bei der der Gedanke der *Prophylaxe* immer Priorität genießt. Der beste Arzt war im alten China immer der, dem es gelang, das Ausbrechen von Krankheiten zu verhindern.

Bitte lesen Sie nun weiter auf Seite 167.

---

## STUFE B

---

**Schulmedizin und TCM – zwei Denkmodelle:**
Es gibt noch immer Schulmediziner (ihre Zahl wird erfreulicherweise geringer), die im Zusammenhang mit TCM von Placebo, Hokuspokus und ähnlichem sprechen. Hören wir uns deshalb an, was Manfred Porkert (1986:56), einer der führenden Fachleute für TCM, zu sagen hat: »Die chinesische Medizin erfüllt (freilich in anderer Weise als die westliche) alle Anforderungen an eine exakte Wissenschaft. Sie verfügt über ein *eindeutiges Vokabular*, das nach bestimmten Regeln zu einem in sich *widerspruchsfreien System* vernetzt ist. Sie kennt spezifische *empirische Beobachtungs- und Diagnoseverfahren*; darauf baut sie in rationaler und jederzeit von anderen nachvollziehbarer Weise ihre Therapien auf.« Wie wir sehen, handelt es sich also um eine *exakte Wissenschaft*, die aber mit anderen Denkmodellen arbeitet als die Schulmedizin.
Sehen wir uns die Unterschiede einmal genauer an:
In der Schulmedizin geht man *analytisch* vor, man zerteilt den gesamten Organismus in Einzelbestandteile: Herz, Nieren, Knochen, Augen usw. An diesen Einzelbestandteilen interessiert nur der materielle Aspekt. Eine Krankheit ist nur feststellbar, wenn es zu sichtbaren oder meßbaren Veränderungen kommt.
Diese Veränderungen müssen in schulmedizinischer Sichtweise nach dem *Kausalitätsprinzip* verursacht worden sein. Viren oder Bakterien, Verletzungen, Übergewicht, Rauchen, Alkohol, UV-Strahlung und vieles andere kennt man als krankheitserzeugend. Gelingt es, diese Verursacher dingfest zu machen und auszuschalten, kann die Krankheit gestoppt werden.
Bleibt man weitestgehend im monokausalen Bereich, hat die Methode zweifelsohne Erfolg: Ein gebrochenes Bein wird versorgt und wächst wieder zusammen, Lungenpest wird durch rechtzeitige Gabe von Antibiotika geheilt. Treffen aber mehrere krankheitsauslösende Faktoren zusammen, gerät die Methode ins Wanken. Zuckerkrankheit, Rheuma, Asthma sind mit Hilfe von Kausalitätsprinzip und analytischem Vorgehen nicht mehr optimal behandelbar.
Außerdem hat die Methode einen schwerwiegenden Nachteil, nämlich die Annahme, daß – mit gewissen Ausnahmen – alle Menschen gleich sind und reagieren. So erklärt sich die Angabe »dreimal täglich eine Tablette« bei Pharmaka oder der Diäthinweis, daß bei sitzender Tätigkeit eine gewisse Anzahl von Kalorien täglich nötig sei, obwohl es doch auf der Hand liegt, daß Menschen unterschiedlich sind und reagieren.
Hören wir, was Herbert Benson in David Eisenberg/Thomas Lee Wright (1985:11f.) zu den Erfolgsquoten der Schulmedizin feststellt: »Trotz aller Erfolge der westlichen Medizin werden zur Zeit nur ungefähr 25% der Krankheiten, derentwegen ein westlicher Patient einen westlichen Arzt aufsucht, durch spezifische Mittel und Vorgehensweisen erfolgreich behandelt. Die anderen 75% heilen entweder von selbst oder sind mit nicht spezifischen Wechselbeziehungen der Körper-Geist-Integration verbunden. Unser westliches medizinischen Vorgehen ist also in seiner Wirksamkeit ziemlich begrenzt.«

Die TCM geht nun, anders als die Schulmedizin, nicht analytisch, sondern *induktiv-synthetisch* vor. Sie ist ausschließlich an Funktionen und Funktionszusammenhängen interessiert. Deshalb ist es in der TCM wichtig, von Organfunktionskreisen zu sprechen und nicht von einzelnen (isolierten) Organen.

Die Gesundheit definiert sich nicht als eine Abwesenheit von Krankheit, sondern als ein Zustand der Harmonie von Yin und Yang, ein optimales Zusammenspiel von Organfunktionskreisen, Organismus und Kosmos. Wird diese Harmonie gestört, versucht der Therapeut, sie wieder herzustellen. Es geht also (mit wenigen Ausnahmen) nicht um das Niederkämpfen von krankmachenden Faktoren!

Hier tun sich Parallelen zu daoistischem Handeln auf. Man lebt nicht gegen die Natur und ihre Kräfte, sondern man fügt sich in die größeren Ordnungsgebilde widerspruchslos ein. Man ruht sich nach Anstrengungen aus, man schützt sich vor Wind und Kälte, versucht, sich der Jahreszeit angepaßt zu ernähren usw.

Die Grenzen der TCM tun sich auf, wenn die Harmonie so stark gestört ist, daß deutlich wahrnehmbare Veränderungen im Sinne der Schulmedizin feststellbar sind. In der TCM erscheinen schon leichte Funktionsstörungen wie ein Kältegefühl in den Knien, zuwenig Durst oder eine leichte Antriebsschwäche behandlungsbedürftig, da die Gefahr eines Anwachsens der Störung gegeben ist. Je länger man solche Symptome ignoriert, desto tiefgreifender werden die Störungen im System, bis endlich eine Krankheit im schulmedizinischen Sinn ausbricht.

Hier tut sich dann die TCM viel schwerer mit der Heilung. Als ihre Schwachpunkte könnte man einige massive Akuterkrankungen nennen sowie chronische Erkrankungen, die schon zu deutlichen organischen Veränderungen (im westlichen Sinn) geführt haben. Dennoch ist ihr Einsatz auch in diesen Fällen oft angezeigt, da meist eine Linderung, manchmal sogar eine Heilung möglich ist, und sie den Einsatz nebenwirkungsreicher westlicher Methoden einzuschränken hilft.

Aus dem Gesagten wird Ihnen jetzt vielleicht auch klar sein, daß die oft von westlichen Ärzten erhobene Forderung »Erst westliche Diagnose, dann (eventuell) Behandlung durch TCM« in Verkennung der Möglichkeiten beider Systeme erfolgt. Daß die Schulmedizin ihre guten Seiten hat, wissen wir alle, und so scheint mir die chinesische Methode, beide Systeme nebeneinander und sogar in Kombination (in der geeigneten Reihenfolge) einzusetzen, überaus fortschrittlich.

Abschließend noch ein Zitat aus dem ausgezeichneten Buch von Jeremy Ross (1984:88), das die Eigenständigkeit der TCM gut zum Ausdruck bringt: »Die TCM ist ein vollständiges, in sich schlüssiges logisches System, es bedarf keiner Ergänzung durch Konzepte anderer Herkunft, um sowohl in Theorie als auch in der Praxis zufriedenstellend zu funktionieren. Die Vermischung chinesischer und westlicher Konzepte oder die Fehlinterpretation oder fehlerhafte Übertragung chinesischer Konzepte in die Begriffe der westlichen Terminologie führt tatsächlich nur zu Verwirrung.«

Bitte lesen Sie nun weiter auf Seite 167.

---

## STUFE C

### Historisches:

So wie die chinesische Kultur insgesamt die älteste, ohne Unterbrechung existierende Hochkultur der Menschheit ist, ist auch die TCM mit ihrer langen Geschichte das älteste heute noch angewandte Medizinsystem.

Über Jahrtausende wurden durch Versuch und Irrtum wirkungsvolle Therapiemethoden entwickelt. Vermutlich schon im zweiten vorchristlichen Jahrtausend, spätestens aber am Beginn des ersten Jahrtausends vor Christus wurden diese Therapien mit Hilfe naturphilosophischer Konzepte wie Yin/Yang, fünf Wandlungsphasen, Qi usw. systematisiert. Somit waren bereits vor knapp 2500 Jahren die wesentlichen theoretischen Grundlagen der TCM ausformuliert und im – meines Wissens – ältesten Medizinlehrbuch der Welt, dem *Huangdi neijing* (Des Gelben Kaisers Klassiker der Inneren Medizin) niedergelegt.

Was die Gedankengänge der TCM für uns so interessant macht, ist die Tatsache, daß sie das Entstehen von Krankheiten in Einflüssen sieht, die zum Teil aus der Umwelt (äußere pathogene Faktoren) und zum Teil aus uns selbst (innere pathogene Faktoren) kommen. Somit können wir uns durch gesunde Lebensweise, vernünftiges Verhalten und besondere Methoden, wie etwa Qigong, auch selbst schützen.

Bei der TCM haben wir es nicht mit einer »Reparaturmedizin« zu tun, die zu heilen versucht, wenn bereits etwas schiefgelaufen ist, sondern es herrscht das Prinzip, *frühzeitig einzugreifen*, wenn die Gefahr einer Krankheit besteht. Dies stellt selbstverständlich hohe Anforderungen an den einzelnen, der in seiner Eigenverantwortlichkeit gefordert ist und sein Wohlergehen in die eigenen Hände nehmen soll – selbstverständlich unter Beratung durch qualifizierte Lehrer und Therapeuten.

Bitte lesen Sie nun weiter auf Seite 170.

## STUFE D

### Pharmakologie:

Im Westen assoziieren wir mit der TCM fast ausschließlich Akupunktur (Zhenjiu), doch dies ist nicht ganz richtig. Die überwiegende Mehrzahl der Behandlungen (60 bis 70%) besteht nämlich in der Verabreichung von Pharmaka und Kräutermixturen (Zhongcaoyao).

So gibt es zirka 2000 bis 5000 verschiedene Substanzen, die aus Kräutern, Wurzeln, Tieren oder aus Mineralien hergestellt werden. Das 1590 erschienene berühmte *Handbuch der Arzneimittellehre* (Bencao gangmu) des Arztes Li Shizhen listet z.B. 1892 Medikamente auf, die zu den Klassikern der chinesischen Pharmakologie zählen. In der Volksmedizin sind selbstverständlich noch wesentlich mehr Pharmaka in Verwendung, deren wissenschaftliche Erfassung noch sehr lange dauern wird.

Tigerbalsam und Ginseng sind zwei Mittel, die sich auch im Westen einer gewissen Beliebtheit erfreuen. Tigerbalsam ist ein Allheilmittel bei Verkühlungen, Verletzungen und bei Moskitostichen. Ich habe in China immer eine kleine Dose bei mir, und meine chinesischen Lehrer und Trainingskollegen freuen sich über die Linderung ihrer Leiden, wenn die Moskitos ihnen und auch mir wieder einmal arg zusetzen.

Ginseng ist ein hervorragendes stärkendes Mittel, das man fast allen empfehlen möchte, die an Schwächezuständen leiden. Selbstverständlich muß eine genaue Diagnose vorliegen, da es nämlich Schwächezustände mit deutlich hörbarem Atem gibt, bei denen man keinen Ginseng einnehmen darf. Ein guter chinesischer Pharmakologe wird Ginseng nie allein geben, sondern immer in Kombination mit weiteren Mitteln.

Die klassischen Rezepturen bestehen nämlich zumeist aus mindestens sechs, aber auch mehr Bestandteilen, die häufig in Wasser gekocht werden und als (schaurig schmeckender) Absud zu trinken sind. Meistens werden bei fortschreitender Dauer der Einnahme einzelne Teile der Rezeptur je nach Veränderung des Krankheitsbildes ausgetauscht und durch andere ersetzt. Dieses *Eingehen auf eine augenblickliche Situation im Zusammenhang mit einer dynamischen Entwicklung* ist übrigens ein alter und bewährter daoistischer Grundsatz.

Vergleicht man die chinesischen Pharmaka mit

westlichen, so kann man sagen, daß sie viel langsamer wirken, aber dafür natürlicher und ohne massive Nebenwirkungen sind.

**Innere und äußere Methoden der TCM:**
Die Ausdrücke »innen« und »außen« bezeichnen nur den Ort der ersten Einwirkung der Heilmethode.

Wie bereits erwähnt, sind etwa zwei Drittel der TCM Pharmakologie, also eine innere Methode. Die restlichen 30 bis 40% teilen sich äußere Methoden wie Akupunktur und Moxibustion (spezielle Hitzebehandlung von Akupunktur-punkten), Schröpfen, Massage, Krankengymnastik und Bädertherapie sowie, als weitere innere Methoden, Ernährungsmaßnahmen und Waiqi liaofa (siehe »Qigong«, Stufe A).

Als *Kombination von äußeren und inneren Methoden* kommt in der Therapie seit vielen Jahren und sehr erfolgreich Qigong zum Einsatz, wobei Methoden wie Meditation oder Gesundheits-Taiji ebenfalls dem Überbegriff Qigong zugerechnet werden. In der Therapie verwenden chinesische Ärzte meist Kombinationen aus den eben genannten Heilmethoden.

Bitte lesen Sie nun weiter auf Seite 171.

# *Aktivierende Übung 3 (Schließen)*

## Ausgangsposition

Wir nehmen die Ausgangsposition ein, wie sie im Kapitel »Übungsablauf« beschrieben wurde.

## Armbewegung

Die Hände sind auf Dantianhöhe, die Handflächen weisen nach unten und die Fingerspitzen zueinander.

Nun bewegen wir die Hände nach vorne und schräg unten und drehen dabei die Handflächen nach oben.

In dieser Stellung schwenken wir die Arme nach außen, bis sie sich seitlich des Körpers befinden. Dann heben wir beide Arme gleichzeitig, bis die Handgelenke etwa in Augenhöhe sind (die Handflächen weisen immer noch nach oben).

Wir klappen die Unterarme herein, wobei die Ellbogengelenke die Drehachse bilden. Am Ende dieser Bewegung weisen die Handflächen auf Kinnhöhe nach unten, die Fingerspitzen berühren sich fast.

Zum Schluß lassen wir die Arme langsam nach unten sinken, bis sie wieder in der Ausgangsstellung vor Dantian angelangt sind.

## Beinbewegung

Wir nehmen die Ausgangsposition ein. Dann gehen wir (nicht zu tief) in die Knie und richten uns wieder auf, allerdings sollen auch in der höchsten Position die Knie nicht ganz durchgestreckt sein.

Beim Auf- und Abgehen muß die Wirbelsäule unbedingt aufgerichtet bleiben, d.h., der Oberkörper darf weder nach vorne noch nach hinten kippen.

*Häufige Fehler:*
Wenn wir in die Knie gehen, sollten diese nicht nach innen knicken und die Füße nicht nach außen gedreht werden.

## Atmung

Es gelten die Hinweise im Kapitel »Übungsablauf«.

## Kompletter Ablauf

Der komplette Ablauf entspricht in allen Teilen dem Ablauf der aktivierenden Übung 1 (Öffnen), Stufe A, auf den Seiten 61ff.
Bitte lesen Sie nun weiter auf Seite 173.

## Arm- und Beinbewegung

Um den Ablauf genauer beschreiben zu können, werde ich nun die Übung in mehrere Phasen unterteilen.

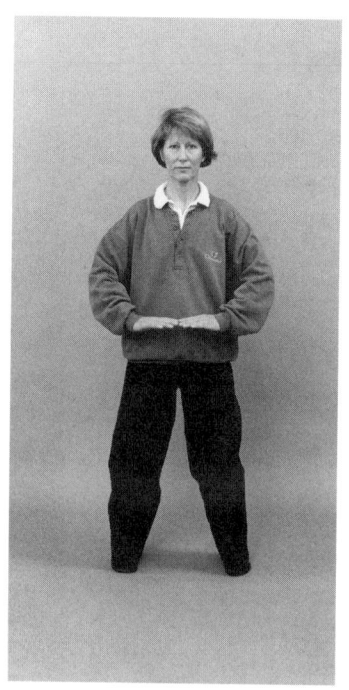

*Abb. 80: Ausgangsposition*

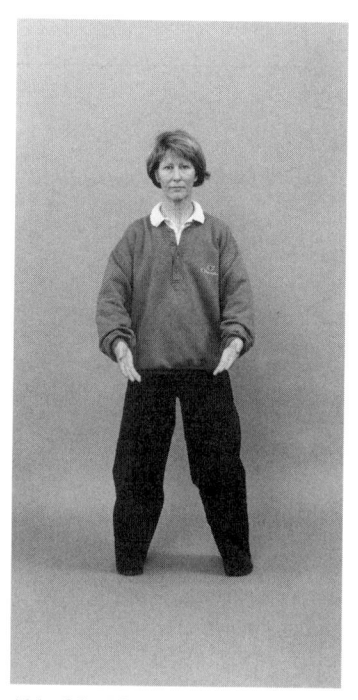

*Abb. 81: Phase 1*

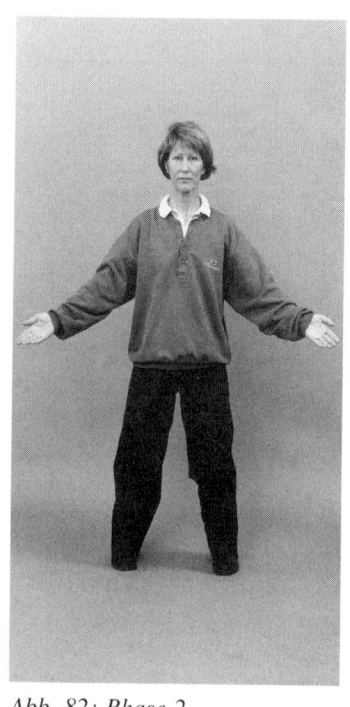

*Abb. 82: Phase 2*

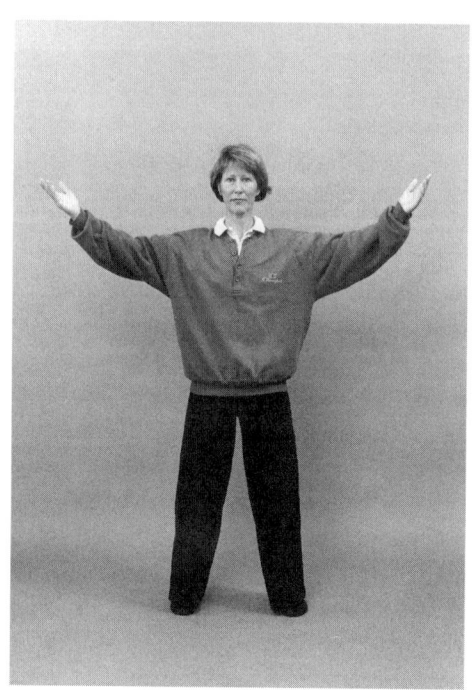

*Abb. 83: Phase 3*

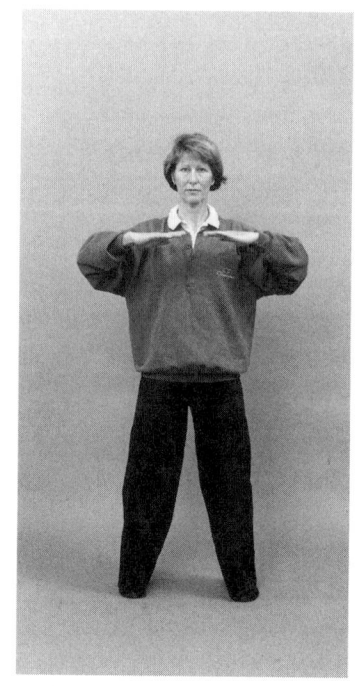

*Abb. 84: Phase 4*

168

**Ausgangsposition:**

Wir nehmen die im Kapitel »Übungsablauf« beschriebene Ausgangsposition ein, haben aber die Knie deutlich gebeugt. Die Hände sind vor Dantian, die Handflächen weisen nach unten, die Fingerspitzen zueinander. Die Daumen berühren fast den Körper.

*Atmung:*

Wir haben ausgeatmet.

### Beinposition unverändert, Drehen der Hände – Phase 1:

Die Beine verbleiben in der Ausgangsposition. Die Hände werden nach vorne und schräg nach unten bewegt, wobei wir die Handflächen nach oben drehen. Die Finger weisen schräg nach vorne und unten.

*Atmung:*

Wir beginnen einzuatmen.

*Häufige Fehler:*

Macht man die Übung mit vielen Wiederholungen, besteht die Gefahr, daß in der Phase 1 noch ausgeatmet wird. Dies kann zu starken Qi-Verlusten führen. Achten Sie daher darauf, wirklich am Beginn der Phase 1 mit der Einatmung zu beginnen!

### Beginn der Beinstreckung, Schwenken der Arme – Phase 2:

Wir beginnen langsam die Beine zu strecken. Die Arme werden nach außen geschwenkt, bis sie sich seitlich des Körpers befinden.

*Atmung:*

Wir atmen weiter ein.

### Beenden der Beinstreckung, Heben der Arme – Phase 3:

Wir strecken die Beine weiter, so daß am Ende die Knie nur noch minimal gebeugt sind.

Die Arme werden gleichzeitig gehoben, bis die Handgelenke etwa in Augenhöhe ankommen. Die Handflächen weisen immer noch nach oben.

*Häufige Fehler:*

Das Heben der Arme sollte nicht durch ein Anheben der Schultern eingeleitet werden.

*Atmung:*

Wir beenden die Einatmung.

### Beginn der Kniebeugung, Hereinklappen der Hände – Phase 4:

Nun beginnen wir, in die Knie zu gehen. Wir klappen die Unterarme herein, wobei die Ellbogengelenke die Drehachse bilden; die Ellbogen bleiben auf Schulterhöhe. Am Ende dieser Bewegung weisen die Handflächen auf Kinnhöhe nach unten, die Fingerspitzen berühren sich fast.

*Atmung:*

Wir beginnen auszuatmen.

*Häufige Fehler:*

Die Ellbogen dürfen nicht nach unten sinken. Man muß hier bereits zu Beginn der Phase 4 mit dem Ausatmen beginnen und nicht erst zu Beginn der Phase 5.

### Ende der Kniebeugung, Senken der Hände und Rückkehr in die Ausgangsposition – Phase 5:

Wir gehen weiter in die Knie, bis wir die gleiche Beugung wie am Anfang erreicht haben.

Nun lassen wir zunächst die Hände, dann die Arme langsam bis in die Ausgangsposition vor Dantian nach unten sinken. Dabei bleiben die Ellbogen höher als die Handgelenke. Man kann sich das so vorstellen, als ob die Hände einen Ball unter Wasser drücken würden.

Die Hände sollten weitestgehend in der Verlängerung der Unterarme liegen, wir haben also keinen Knick in den Handgelenken.

*Häufige Fehler:*

In dieser Phase knicken die Knie meistens nach innen, oft begleitet von einem Auswärtsdrehen der Füße. Dies führt zu einer Reihe von Fehlbelastungen und behindert das Fließen von Qi. Die Ellbogen dürfen nicht vor den Handgelenken nach unten sinken, da sie dadurch zu knapp an den Körper kommen, was sowohl Atmung als auch Qi blockiert.

*Atmung:*

Wir beenden die Ausatmung.

## Atmung und Vorstellung

Wir beachten die im Kapitel »Übungsablauf« gegebenen Hinweise.

## Kompletter Ablauf

Der komplette Ablauf entspricht in allen Teilen dem Ablauf der aktivierenden Übung 1 (Öffnen), Stufe B, auf Seite 64.

Bitte lesen Sie nun weiter auf Seite 174.

---

### STUFE C

## Arm- und Beinbewegung

**Allgemeines zur Beinbewegung:**

Im Kapitel »Arme und Beine« haben Sie auf der Stufe C Übungen kennengelernt, die den Gebrauch unserer Beine beträchtlich verbessern helfen und sich vor allem auch für die Auf- und Abbewegung in dieser Übung eignen. Versuchen Sie zuerst diese Vorübungen, und verwenden Sie die gemachten Erfahrungen dann hier.

**Allgemeines zur Armbewegung:**

In der gesamten Bewegung versuchen wir zu erreichen, daß der Rücken angenehm weit bleiben kann und die Schultern eine Tendenz zur Weitung haben. Die Ellbogen sind nur in der untersten Position (Ende der Phase 1) relativ nahe am Körper. In der Phase 2 bewegen sie sich dann schon wieder etwas vom Körper weg.

## Atmung

**Beinposition unverändert, Drehen der Hände – Phase 1:**

Wir leiten ganz leicht und mühelos die Einatmung ein, indem wir beginnen, das Zwerchfell anzuspannen und die Bauchmuskeln zu lockern, wodurch die Bauchdecke leicht nach vorne kommt.

**Beginn der Beinstreckung, Schwenken der Arme – Phase 2:**

Wir atmen weiter ein, die Bauchdecke kommt weiter nach vorne.

*Häufige Fehler:*

Wir dürfen den Brustraum nicht durch ein übermäßiges Zurückführen der Arme verspannen.

**Beenden der Beinstreckung, Heben der Arme – Phase 3:**

Durch ein leichtes Anheben des Brustkorbes beenden wir die Einatmung und erinnern uns, daß diese nicht maximal sein soll.

*Häufige Fehler:*

Wie schon in der Phase 2 ist es auch hier nicht günstig, die Arme zu weit nach hinten zu führen.

**Beginn der Kniebeugung, Hereinklappen der Hände – Phase 4:**

In dieser Phase beginnen wir auszuatmen und denken daran, daß zunächst der Brustkorb locker sinken soll.

170

*Häufige Fehler:*

Die Ausatmung muß am Beginn dieser Phase einsetzen, und die Luft sollte nicht angehalten werden. Oftmals werden in dieser Phase die Schultern angehoben oder zu weit nach hinten geführt, wodurch der Brustraum erweitert wird; da wir uns aber bereits in der Ausatmung befinden, wollen wir dies selbstverständlich vermeiden.

### Ende der Kniebeugung, Senken der Hände und Rückkehr in die Ausgangsposition – Phase 5:

Wir beenden nun die in der Phase 4 begonnene Ausatmung durch Kontraktion der Bauchmuskulatur, was die Bauchdecke nach innen und das Zwerchfell nach oben bewegt. Wir sollten aber nicht den letzten Rest Luft aus unserer Lunge pressen.

## Vorstellung und Qi

Wir beachten die Hinweise im Kapitel »Übungsablauf«.

## Kompletter Ablauf

Der komplette Ablauf in dieser Übung entspricht in allen Teilen dem Ablauf der aktivierenden Übung 1 (Öffnen), Stufe C auf den Seiten 65f. Bitte lesen Sie nun weiter auf Seite 177.

---

### STUFE D

---

## Arm- und Beinbewegung

### Beinbewegung:

Da die Beinbewegung in dieser Übung jener in der aktivierenden Übung 1 (Öffnen) gleicht, gelten natürlich auch hier die dortigen Empfehlun-gen für die Übungen im Kapitel »Arme und Beine«, Stufe C. Zusätzlich wollen wir den Abschnitt »Befreien der Wege« aus der Stufe D desselben Kapitels berücksichtigen. Die Auf- und Abbewegung in unserer Übung ist eine der besten Möglichkeiten, das Befreien der Wege praktisch zu üben.

### Bewegung der Schultern:

Im Kapitel »Arme und Beine« (Stufe D) finden wir Übungsanweisungen, wie wir das zwanghafte Hochziehen der Schultern während des Hebens der Arme vermindern können. In dieser Übung können wir dies wie folgt umsetzen.

Wenn die Hände in der Phase 1 von Dantian in schraubender Bewegung nach vorne und unten gehen, entfernen sich die Schulterblätter voneinander. Schwenken die Arme nach außen (Phase 2), so bewegen sich die Schulterblätter aufeinander zu. Beim Heben der Arme in der Phase 3 gehen die Schulterblätter leicht nach oben, und ihre unteren Winkel entfernen sich voneinander, beim Senken (Phasen 4 und 5) geschieht das Gegenteil.

Gelingt es uns, die Schultern in den Phasen 4 und 5 beweglich zu lassen, so erhalten wir im Laufe der Zeit eine bessere Kontrolle über die Bewegung der Schultern auch in den anderen Phasen. Für die Phase 4 bedeutet dies, daß wir versuchen sollten, die Schultern etwas in die Weite zu führen, d.h., die Schulterblätter entfernen sich etwas voneinander. Gelingt es uns zusätzlich, in der Phase 5 beim Sinkenlassen der Arme zunächst die Schultern zu senken (und sei es nur ein wenig), dann befinden wir uns schon auf dem richtigen Weg. Gegen Ende der Phase 5 können wir dann auch durch das Gewicht der Arme die Schultern etwas nach unten ziehen lassen.

*Häufige Fehler:*

Die Arme werden in der Phase 2 und 3 oftmals

zu weit nach hinten genommen, wodurch die Schulterblätter zu nahe aneinanderrücken, sich Schultern und Brustkorb verkrampfen und die Gefahr eines Hohlkreuzes besteht.

**Herstellen von Weite:**
Die Ellbogen sind nur in der untersten Position (Phase 1) nahe am Körper. Während der gesamten Einatmung versuchen wir, mit Hilfe der Arme ein Gefühl von lockerer Weite herzustellen. Um dies zu ermöglichen, haben wir viel Konzentration in den Fingerspitzen.

*Häufige Fehler:*
Die Weite darf nicht durch ein völliges Strecken in den Ellbogengelenken hergestellt werden.

## Atmung

Wir beachten die Hinweise im Kapitel »Übungsablauf«.

## Vorstellung (Yi) und Qi

Für die Vorstellung und das Qi orientieren wir uns an der aktivierenden Übung 1 (Öffnen), Stufe D, auf Seite 67.

## Kompletter Ablauf

Auch der komplette Ablauf entspricht dem der aktivierenden Übung 1 (Öffnen).

## Weitere Möglichkeiten

Eine dritte Möglichkeit der Qi-Aufnahme in dieser Übung besteht darin, frisches Qi einatmend mit Hilfe der Laogong-Zentren in den Phasen 1 bis 3 aus der Umgebung aufzunehmen, ausatmend in der Phase 4 dieses aufgenommene Qi von Laogong zu Baihui zu senden und in der Phase 5 von Baihui direkt zu Dantian sinken zu lassen.

Bitte lesen Sie nun weiter auf Seite 178.

# Meridiane, Kollateralen, Punkte

**Meridiane und Kollateralen (Jingluo):**
Das Qi wird nach Sichtweise der TCM in einem Netz von Leitbahnen, den Meridianen und Kollateralen (Jingluo), befördert. Anders als etwa größere Blutgefäße sind Meridiane und Kollateralen nicht sichtbar.

Die Meridiane (eigentlich sind es links und rechts symmetrisch verlaufende Meridianpaare) gehören zu bestimmten Organen (z.B. Leber, Nieren, Dünndarm) und verbinden diese mit Knochen, Muskeln, Sehnen, Gelenken und den Geweben an der Körperoberfläche, wodurch die Qi-Versorgung des gesamten Organismus gesichert wird.

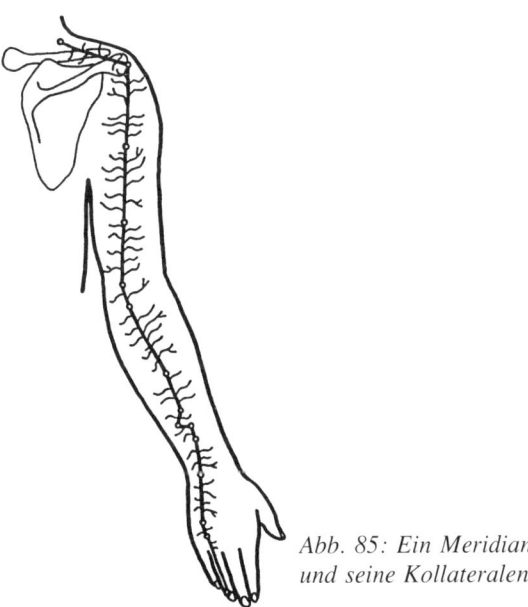

*Abb. 85: Ein Meridian und seine Kollateralen*

Die Meridiane verlaufen der Länge nach und tiefer, wohingegen die Kollateralen kleine Querverbindungen darstellen und ein oberflächliches, feines Netzwerk bilden. Der Vergleich mit einem Straßensystem, bestehend aus Hauptstraßen (Meridianen) und Nebenstraßen (Kollateralen), ist durchaus zutreffend.

**Punkte (Xue), Akupunktur:**
Auf den Meridianen liegen die sogenannten Punkte. Über diese Punkte kann man von außen auf das Qi, das in den Meridianen zirkuliert, einwirken.

In der Akupunktur bedienen wir uns dieser Möglichkeit der Einflußnahme. Nach einer sorgfältigen Diagnose werden in verschiedenen Punkten Akupunkturnadeln eingestochen und dort normalerweise zwischen 15 und 30 Minuten belassen. Durch diese Maßnahme will man den Qi-Fluß wieder normalisieren.

Die Reizung von Punkten kann auch durch andere Maßnahmen erfolgen. Dazu zählen Moxibustion – das ist das Einwirkenlassen von Hitze, die durch Abbrennen einer Kräutermischung mit dem Hauptbestandteil Beifuß (Artemisia vulgaris) entsteht – desweiteren Laserstrahlen, Elektrostimulation, Akupressur (Punktstimulation durch Fingerdruck) und Massage (allgemeine Massage [Anmo] oder therapeutische Massage [Tuina]).

Die Chinesen verwenden übrigens für das Wort »Punkt« die Bezeichnung »Xue«, was soviel wie »Loch« bedeutet und die Funktion viel zutreffender beschreibt als das Wort »Punkt«.

**Punkte können Energiezentren sein:**
Für unsere Übungen aktivieren wir Punkte wie Laogong und Yongquan nicht so sehr wegen

ihrer therapeutischen Eigenschaften, sondern in ihrer Funktion als Energiezentren. Das heißt, man kann in diesen Zentren ohne Fremdeinwirkung Qi sehr gut konzentrieren, es aber auch gut nach außen abgeben (z.B. verbrauchtes Qi) oder von der Umgebung aufnehmen.

Man kann diese Punkte (Löcher, Xue) also wie Türen öffnen und schließen lernen.

Bitte lesen Sie nun weiter auf Seite 179.

## STUFE B

### Meridianlänge:

Die Meridiane sind unterschiedlich lang und haben eine unterschiedliche Anzahl von Punkten. Die zwei Herzmeridiane, die die kürzesten sind, haben z.B. je neun Punkte; die zwei Blasenmeridiane bringen es auf die höchste Punkteanzahl, nämlich jeweils 67 und reichen vom Kopf bis zu den kleinen Zehen.

### Äußerer und innerer Meridianverlauf:

Nur die Bereiche der Meridiane, die Punkte haben, sind einer äußeren Behandlung zugänglich. Wie schon bekannt, verbinden die Meridiane Schichten der Körperoberfläche mit Geweben und Organen im Körperinneren. Somit kennen wir auch einen *inneren Verlauf* der Meridiane. In der Abb. 86 sind die beiden Herzmeridiane mit ihrem äußeren (punktetragenden) und ihrem inneren Verlauf dargestellt.

Wir sehen, daß es von außen kommend über die Lungen Verbindungen zum Herzen gibt. Desweiteren haben wir innere Verbindungen, die entlang der Speiseröhre zur Zunge und weiter nach oben zu den Augen führen. Freudestrahlende Augen kann man mit diesem inneren Meridianast erklären. Freude ist nämlich die Emotion des Herzens. Von den Augen gibt es noch eine (nicht eingezeichnete) Verbindung zum Gehirn.

Akupunkturtherapeuten wissen aufgrund dieser

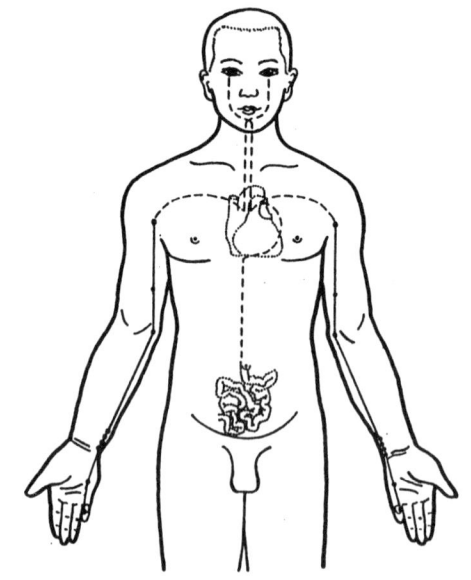

Abb. 86: Die Herzmeridiane

Zusammenhänge, daß Sprachstörungen oder Stimmverluste (Zunge) über den Herzmeridian behandelt werden können. Die innere Verbindung zum Gehirn macht eine Behandlung von Epilepsie, Schlaflosigkeit, plötzlichen Stimmungswechseln usw. möglich.

Ein weiterer innerer Meridianast führt vom Herzen nach unten zum Dünndarm. Durch diese Verbindung stehen Dünndarm und Herz in einem engen Funktionszusammenhang.

### Gekoppelte Meridiane:

So wie wir bei Herz (Yin) und Dünndarm (Yang) einen Funktionszusammenhang (Koppelung) kennen, finden wir ähnlich enge Beziehungen auch zwischen den folgenden Organfunktionskreisen:

– Lunge (Yin) und Dickdarm (Yang)
– Milz (Yin) und Magen (Yang)
– Nieren (Yin) und Harnblase (Yang)
– Pericard (Herzbeutel) (Yin) und Dreifacher Erwärmer (Yang)
– Leber (Yin) und Gallenblase (Yang)

174

Diese Koppelung bewirkt, daß man Störungen, die ihren Sitz hauptsächlich in einem Teil, z.B. dem Magen, haben, auch ausgezeichnet über den gekoppelten Meridian, in diesem Fall den der Milz, behandeln kann.

Sie können der obigen Aufstellung entnehmen, daß immer ein dem Yin zugeordneter Funktionskreis (z.B. Lunge) mit einem dem Yang zugeordneten Funktionskreis (hier Dickdarm) gekoppelt ist.

## Organ-Qigong:

Wie wir soeben gesehen haben, kommen wir (unter Einbeziehung von Herz und Dünndarm) auf insgesamt sechs gekoppelte Organfunktionskreispaare.

Es gibt Qigong-Systeme, die mit nur sechs Übungen, von denen jede speziell auf eines dieser Paare wirkt, unseren gesamten Organismus optimal durcharbeiten. Der Vorteil solcher Systeme liegt einerseits in einer Übungsvereinfachung und Zeitersparnis, da man nur sechs Übungen (statt zwölf) benötigt, andererseits ist die positive Wirkung beinahe dieselbe, wie wenn man mit zwölf genau auf die einzelnen Organfunktionskreise abgestimmten Übungen arbeiten würde. Einen solchen Übungssatz kann man in derselben Zeit zweimal machen und dadurch qualitativ und in der Intensität gewinnen.

Zur vorhin erwähnten und für Anfänger wichtigen Übungsvereinfachung möchte ich ergänzen, daß Fortgeschrittene solche Übungen auch anspruchsvoller gestalten können. Wie so etwas zu bewerkstelligen ist, können Sie im Verlauf dieses Buches, von Stufe zu Stufe fortschreitend, erfahren.

Als Beispiele für derartige Übungssysteme nenne ich hier die »Sechs Heiligen Laute« sowie das »Qigong-Gehen«, eine in der Krebstherapie, doch nicht nur dort, bewährte Maßnahme.

## Meridianverläufe:

Durch *Yang-Meridiane* werden versorgt:
– der gesamte Kopf,
– der Rücken und die Seiten des Rumpfes;
– die Außenseite der Arme (wo die Haut etwas dunkler ist);
– die Außenseite der Beine (hinten, seitlich und vorne-seitlich).

Von *Yin-Meridianen* werden versorgt:
– die Vorderseite des Rumpfes;
– die Innenseite der Arme (wo wir etwas hellere Haut vorfinden);
– die Innenseite der Beine.

Eine Ausnahme bildet der dem Yang zugeordnete Magenmeridian, der auf der Körpervorderseite verläuft.

Um sich ein (nicht ganz präzises) Bild der Versorgung zu machen, stellt man sich am besten einen Reisbauern vor, der vornübergebeugt auf dem Feld arbeitet. Alle Bereiche seines Körpers, die von der Sonne stark gebräunt werden, sind Yang, die heller bleibenden Yin.

Ich habe für dieses Buch absichtlich auf eine genauere Darstellung der Meridianverläufe verzichtet, da ihre Kenntnis für die hier vorgestellten Übungen nicht notwendig ist. Auch die Beschränkung auf nur wenige Punkte (Energiezentren) ist durchaus gewollt; damit läßt sich ein sehr achtbares Qigong, auch auf höherer Stufe, betreiben. (Wenn Sie sich speziell für Meridianverläufe sowie Punktlokalisationen mit therapeutischer Wirkung interessieren, dann entnehmen Sie bitte der Literaturliste einschlägige Werke der Akupressur und Akupunktur.)

Lassen Sie sich übrigens durch die große Anzahl der Punkte (es gibt 361!) und die scheinbar komplizierten Meridianverläufe nicht irritieren, man kann einen soliden Überblick und praktisch anwendbare Fertigkeiten in relativ kurzer Zeit erwerben. Dies bewahrheitet sich immer wieder im Verlauf meiner Wochenendseminare über Akupressur.

## Meridian-Qigong:

Während der letzten 20 Jahre hat in China das Interesse an Qigong-Übungssystemen sprunghaft zugenommen, sicher auch, weil in den Kliniken der Bedarf an therapeutisch wirksamen Qigong-Methoden rapide anstieg.

Traditionelle Qigong-Systeme schienen den Parteifunktionären dafür zum Teil nicht so gut geeignet, da sie fast ausnahmslos starke meditative sowie philosophisch-religiöse Schwerpunkte haben. Von Ärzten wurden daher Meridian-Qigong-Übungen entwickelt, die versuchen, ohne derartige Inhalte auszukommen. Meistens bestehen diese Übungssysteme aus zwölf oder auch vierzehn Übungen. Jede der Übungen wirkt speziell auf einen der zwölf Meridiane, manchmal fügt man noch je eine Übung für das Lenker- und Dienergefäß hinzu. Die Wirksamkeit derartiger Systeme ist bei guter Ausführung hoch, doch leider sind sie für den Anfänger meist zu kompliziert.

In traditionellen Systemen macht man kaum Meridianübungen, da dieser Bereich – gute und präzise Ausführung vorausgesetzt – durch allgemeine Übungen, wie wir sie z.B. in diesem Buch finden, befriedigend abgedeckt wird.

## Gefäße (Mai):

Es gibt insgesamt acht Gefäße (Mai) bzw. »Wundermeridiane«, wie man sie manchmal nennt. Vier davon sind paarig, d.h., wie die Meridiane sowohl auf der linken als auch auf der rechten Körperseite verlaufend, die restlichen vier sind unpaar.

Diese Gefäße sind keinem Organfunktionskreis zugeordnet, sie haben die Funktion von Qi-Speichern. Wenn wir uns die Meridiane als Kanäle vorstellen, in denen das Qi fließt, dann kann es im Verlauf dieser Kanäle durch verschiedene Einflüsse immer wieder zu Mangel- oder Überflußerscheinungen kommen, die lokal nicht ausgeglichen werden können. Die Gefäße sind nun in der Lage, in ihrer Funktion als *Speicherbecken* Überschüsse aufzunehmen und zu speichern oder bei Unterversorgung aus ihrem Reservoir nachzufüllen.

Die wichtigsten zwei Gefäße sind das Lenkergefäß (Dumai) und das Dienergefäß (Renmai), die genau in der Mittellinie von Kopf und Rumpf verlaufen (siehe Abb. 87 und 88). Eine detaillierte Darstellung von Lenkergefäß und Dienergefäß finden Sie im Kapitel »Daoistische Meditation« (Stufe D).

Bitte lesen Sie nun weiter auf Seite 180.

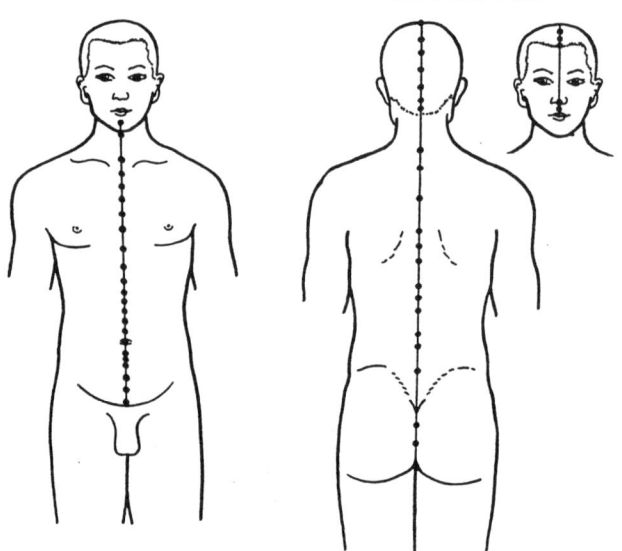

*Abb. 87 (links):*
*Das Dienergefäß*

*Abb. 88 (rechts):*
*Das Lenkergefäß*

## STUFE C

### Gekoppelte Meridiane, Innen/Außen-Regel:

In der Stufe B haben Sie bereits einiges über die Koppelung von Funktionskreisen und den zu ihnen gehörenden Meridianen erfahren, wo immer ein Yin- und ein Yang-Funktionskreis zusammengehören. Desweiteren, daß die Yang-Meridiane außen und die Yin-Meridiane innen verlaufen, was vor allem an den Armen und Beinen genau zu sehen ist. Man spricht deshalb auch gerne von der Innen/Außen-Regel, weil ein Meridian, der innen verläuft, immer mit einem außen verlaufenden Meridian gekoppelt ist.

### Korrespondierende Meridiane, Oben/Unten-Regel:

Die Oben/Unten-Regel möchte ich Ihnen an einem Beispiel verdeutlichen: Der Dickdarmmeridian verläuft am Arm vorne und außen, der Magenmeridian am Bein ebenfalls vorne und außen. Der energetische Zusammenhang, der zwischen diesen beiden Meridianen besteht, wird in China dadurch zum Ausdruck gebracht, daß beide denselben Namen haben, nämlich Yangming (strahlendes Yang). Nur der Zusatz Fuß oder Hand ermöglicht die Unterscheidung, ob nun der Dickdarm- oder der Magenmeridian gemeint ist.

Das faszinierende an diesem Zusammenhang ist nun, daß etwa bei einer Knieverletzung die vorne außen, also im Bereich des Magenmeridianes, liegt, eine Akupunkturbehandlung am Dickdarmmeridian in der Gegend des Ellbogens möglich ist.

Im Kapitel »Arme und Beine« (Stufe D) werden Sie unter »Weitere Hinweise« den Begriff der »drei äußeren Entsprechungen« und ihre Anwendung in unseren Übungen kennenlernen. Diese drei Entsprechungen basieren auf der Oben/Unten-Regel.

### Punktlokalisation und Punktgröße:

Schon vor längerer Zeit konnte man durch elektrische Messungen nachweisen, daß genau über den Akupunkturpunkten der Hautwiderstand herabgesetzt ist. Naturwissenschaftliche Meßergebnisse deckten sich also mit den über Jahrhunderte und Jahrtausende empirisch und ohne Meßgeräte ermittelten chinesischen Punktlokalisationen.

Heute weiß man durch Zellgewebsuntersuchungen, daß Akupunkturpunkte meistens an Stellen liegen, wo Nerven und Blutgefäße durch Bindegewebsschichten (Faszien) dringen. Es handelt sich also tatsächlich um Löcher (Xue). (Siehe dazu Hartmut Heine in *Spektrum der Wissenschaft* (7/1993:16ff.)

Erfahrene Akupunkturtherapeuten wissen, daß es Punkte gibt, die man auf einen Millimeter genau nadeln muß und wieder andere, wo ein plus oder minus von mehreren Millimetern keine große Rolle spielt.

Die therapeutische Wirkung ist übrigens umso besser, je präziser die Reizung des Punktes erfolgt, und das gilt auch für das Qigong. Je besser unsere Massage ist, je präziser unsere Vorstellung arbeitet, umso besser wird das Energiezentrum aktiviert werden.

Es wird Ihnen schon aufgefallen sein, daß unsere Energiezentren unterschiedlich tief liegen: Baihui ziemlich oberflächlich, Huiyin doch bis zu einer Daumenbreite in der Tiefe. Das gilt übrigens auch *innerhalb* ein und desselben Meridianes. Dieser kann an einer Stelle oberflächlich, an einer anderen tiefer verlaufen.

Chinesische Akupunkteure nadeln im Gegensatz zu manchen westlichen Therapeuten eigentlich fast immer in die Tiefe, und das kann bei tief liegenden Punkten, wie etwa dem Punkt Gallenblase 30 (Huantiao) 6 cm tief bedeuten. Liegt dann noch ein kleines Fettpölsterchen zwischen Haut und Huantiao, dann muß der Therapeut schon mal die 10 cm lange Nadel verwenden.

Bitte lesen Sie nun weiter auf Seite 181.

## STUFE D

### Historisches:

Es wird Sie vielleicht interessieren, daß zuerst einige Akupunkturpunkte aufgrund ihrer Wirkung entdeckt worden sind, und dies schon vor tausenden von Jahren (man hat bei steinzeitlichen Ausgrabungen Stein-Akupunkturnadeln gefunden).

Mit diesen Steinnadeln konnte man sicher nicht nadeln wie mit einer 0.3 mm dicken Stahl-Akupunkturnadel moderner Bauart. Ich könnte mir aber eine sehr tiefgehende akupressurartige Punktreizung vorstellen, eventuell in Kombination mit einer Hautverletzung, durch die Blut austreten konnte. Dieses Einstechen mit einer Nadel und anschließende Herausdrücken eines Blutstropfens wird auch in der modernen Akupunktur fallweise angewandt.

Erst viel später erfolgte dann die Entdeckung, daß man über mehrere Punkte ähnliche Wirkungen erzielen konnte. Durch Verbinden dieser Punkte erhielt man dann die Meridiane.

### Wirkung von Punktstimulationen:

Die vielfältige Wirkung einer Punktstimulation werde ich im Folgenden kurz darstellen, um Ihnen einen Begriff von der Vernetztheit des Meridiansystems zu geben. Aus der Stufe A wissen wir, daß Punktstimulationen auf vielfältige Weise erfolgen können.

Am Beispiel des Punktes Blase 67 (Zhiyin), der sich am Rande des Nagels der kleinen Zehe befindet, wollen wir uns die vier hauptsächlichen Wirkungen betrachten.

Zunächst die *lokale Wirkung*: Bei einer Verletzung der letzten beiden Gelenke der kleinen Zehe kann man durch Reizung von Blase 67 versuchen, einen Heilprozeß in Gang zu setzen.

Die *Meridianwirkung* besagt, daß eine Stimulation sich entlang des Meridianes ausbreitet. Da der Blasenmeridian seinen Anfang im Bereich der Augen hat und über die Stirn zum Nacken und in weiterer Folge bis zur kleinen Zehe zieht, kann man Blase 67 z.B. für Störungen im Kopfbereich verwenden, wie etwa Kopfschmerzen, Stirnhöhlenbeschwerden, Schmerzen im Auge usw.

Nachdem Meridiane immer einem Organ zugeordnet sind, kann man sich die *Organwirkung* zunutze machen und Blase 67 zur Behandlung von Blasenstörungen einsetzen.

Schließlich kennen wir noch die *Spezialwirkung*, die im Fall von Blase 67 besonders spektakulär ist, da man durch seine wiederholte Reizung ein in Steißlage befindliches Kind im Mutterleib in die richtige Position drehen kann. Spezialwirkungen lassen sich häufig, aber nicht immer, aus den Zusammenhängen innerhalb der Organfunktionskreise erklären.

Während die lokale Wirkung bei allen Punkten erzielbar ist, sind die weiteren drei Wirkungen nicht immer in gleicher Stärke vorhanden und ändern sich auch, z.B. bei Auftreten einer Erkrankung.

Bitte lesen Sie nun weiter auf Seite 182.

# Ausscheidungsübung 3 (Schütteln)

*Diese Übung kann, wie schon die beiden anderen Ausscheidungsübungen, vor allem bei fehlerhafter Ausführung schaden!* Wenn Sie an hohem Blutdruck leiden oder die Gefahr eines Herzinfarktes oder Schlaganfalles besteht, müssen Sie vorsichtig sein. Dasselbe gilt für Schwangerschaft, starke Monatsblutungen und gesundheitlich instabile Personen. Auch Ödeme oder Krampfadern sind ein Grund, bei dieser Übung vorsichtig zu sein. Fallweise wird man auf die Übung verzichten müssen.

---
## STUFE A
---

## Ausgangsposition

Wir nehmen die im Kapitel »Übungsablauf« beschriebene Ausgangsposition ein. Die Arme hängen locker herab.

## Körperbewegung

**Schütteln:**
Aus der Ausgangsposition wippen wir mit dem ganzen Körper senkrecht auf und ab. Die Kniegelenke, aber selbstverständlich auch Hüft- und Fußgelenke, geben weich nach. Die Füße behalten den Kontakt mit dem Boden.
Der Oberkörper bleibt aufrecht. Die Arme schwingen locker mit, dürfen aber nicht in wildes Schlenkern geraten. Sie folgen also nur passiv der Bewegung.
Insgesamt versuchen wir, alle unsere Muskeln gut zu entspannen.

*Häufige Fehler:*
Der Oberkörper darf nicht nach vorne oder hinten fallen, sondern muß bewußt geführt werden. Besonders ältere Menschen sollten sich mit dieser Übung Zeit lassen und sich keinesfalls anstrengen.

**Ausscheiden:**
Nachdem wir zirka eine Minute lang gewippt haben, gehen wir wieder in die Ausgangsposition, atmen gut ein und darauf sehr gut aus (siehe Abb. 89; das Nachvornebeugen wird in dieser Stufe noch nicht praktiziert). Diesen Atemvorgang wiederholen wir noch zweimal.

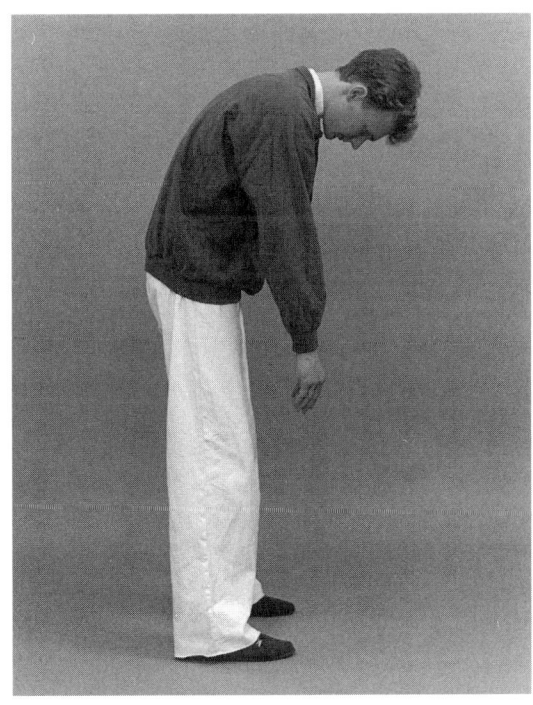

*Abb. 89: Ausscheiden, Ausatmungsphase*

## Atmung

Wir atmen während des Wippens leicht und natürlich durch die Nase ein und aus. Der Atem darf nicht angehalten werden. Bei den drei Atemzügen in der Phase »Ausscheiden« nach Beendigung des Wippens wird durch die Nase ein- und durch den Mund ausgeatmet.

## Kompletter Ablauf

Wir massieren Dantian, nehmen Kontakt mit unserer Atmung auf und sammeln uns. Dann nehmen wir die Ausgangsposition ein und wippen zirka eine Minute lang so schnell, daß wir etwa 130 Auf- und Abbewegungen ausführen. Anschließend machen wir drei tiefere Atemzüge, wobei wir durch die Nase ein- und durch den Mund ausatmen. Mit der Abschlußübung, wie im Kapitel »Übungsablauf« beschrieben, enden wir. Bitte lesen Sie nun weiter auf Seite 185.

---

### STUFE B

## Körperbewegung

**Schütteln:**

Wir bewegen uns möglichst senkrecht auf und ab, können aber, um die Beinmuskulatur nicht zu ermüden, das Körpergewicht von der Mitte langsam zum linken Fuß, dann wieder zurück zur Mitte und von dort weiter zum rechten Fuß usw. übertragen.
Unser erklärtes Ziel ist es, alle Bereiche unseres Körpers gut zu lockern.

*Häufige Fehler:*

Der Kopf sitzt locker und beweglich auf der Halswirbelsäule, darf aber nicht wild hin- und herschlenkern.

**Ausscheiden:**

Wenn wir nach dem Beenden des Schüttelns unsere drei Atemzüge ausführen, gehen wir beim Ausatmen in die Knie, beugen uns etwas vor und machen dabei den Rücken rund. Beim Einatmen strecken wir die Knie und richten unsere Wirbelsäule gut auf.
Während der gesamten Ausscheidung lassen wir die Arme locker hängen.

*Häufige Fehler:*

Am Ende der Einatmung dürfen die Knie nicht vollständig durchgestreckt werden.

## Atmung

Während des Schüttelns verteilt sich sowohl die Ein- als auch die Ausatmung über mehrere Schüttelbewegungen, wodurch sie leicht stoßweise erfolgt. Sie sollten sich aber auf jeden Fall um eine kontinuierliche Atmung bemühen und keine Pausen eintreten lassen. Wie bereits erwähnt, wird dabei durch die Nase ein- und ausgeatmet.
Beim Ausscheiden beugen wir den Oberkörper etwas nach vorne und atmen dabei durch den Mund gut aus. Beim Aufrichten des Oberkörpers atmen wir nicht zu tief durch die Nase ein.

*Häufige Fehler:*

Im Gegensatz zu den Ausscheidungsübungen für den oberen und unteren Bereich machen wir hier beim Ausatmen kein Geräusch.

## Vorstellung

Das Schütteln dient in dieser Übung dem Lockern von schlechtem, verbrauchtem Qi, das wir dann in der Ausscheidung mit drei Ausatmungen aus unserem System entfernen.

*Häufige Fehler:*
Weder in der Ausatmung noch in unserer Vorstellung dürfen wir beim Ausscheiden zuviel Druck machen.

## Kompletter Ablauf

Wir massieren Dantian, nehmen Kontakt mit unserer Atmung auf und sammeln uns. Dann nehmen wir die Ausgangsposition ein und wippen, länger als in Stufe A, zirka zwei Minuten lang so schnell, daß wir etwa 130 Auf- und Abbewegungen pro Minute ausführen. Diese Bewegungen helfen dabei, verbrauchtes Qi zu lockern. Anschließend machen wir drei tiefere Atemzüge, wobei wir durch die Nase einatmen und ausatmend durch den Mund das verbrauchte Qi abgeben. Wir enden mit der Abschlußübung Laogong über Dantian.

Bitte lesen Sie nun weiter auf Seite 185.

---

### STUFE C

---

## Körperbewegung

**Schütteln:**
Während wir uns bisher bemüht haben, beim Wippen den Kontakt mit dem Boden nicht zu verlieren, wollen wir jetzt beginnen, auch mit zwei anderen Varianten zu arbeiten.

Die erste besteht darin, daß wir in der Aufwärtsphase die Fersen etwas vom Boden heben und dann beim Herunterkommen wieder aufsetzen, so daß eine leichte Erschütterung durch den Körper geht.

Die zweite Möglichkeit ist, die Ballen zu heben und ebenfalls mit einer leichten Erschütterung wieder aufzusetzen.

Die drei Möglichkeiten, die wir nun kennengelernt haben, werden innerhalb der Übung abwechselnd eingesetzt, wobei das Heben der Fersen bzw. der Ballen immer nur relativ kurz praktiziert wird (zirka neun Wippbewegungen): die Normalbewegung mit gutem Bodenkontakt führen wir etwa doppelt so lange aus.

Jetzt können wir innerhalb der Übung schon relativ viel machen: Wir können das Körpergewicht auf das linke oder rechte Bein sowie nach vorne und hinten verlagern, wobei dann natürlich, wenn das Körpergewicht vorne ist, die Fersen nach oben kommen (Variante 1) bzw. die Ballen (Variante 2), wenn das Gewicht hinten ist.

*Häufige Fehler:*
Durch das Wippen sollten auch Beine und Füße entspannt werden, aber die Position der Füße (Fußinnenkanten parallel) darf sich nicht ändern. Vielleicht sollte ich in diesem Zusammenhang daran erinnern, daß es in erster Linie unsere Hüftgelenke sind, die die Ausrichtung der Beine bestimmen.

## Atmung

Wir arbeiten mit der Bauchatmung, wie sie im Kapitel »Übungsablauf« geschildert wird.

Während der Ausscheidung sollten wir am Beginn der Ausatmung den Brustkorb locker sinken lassen. Leider wird gerade hier immer wieder mit einem Zurücknehmen der Bauchdecke begonnen, was unweigerlich zu Qi-Staus führt.

Das Vorwölben der Bauchdecke am Beginn der Einatmung unterstützt die Aufrichtbewegung des Oberkörpers.

## Vorstellung und Qi

Ein wichtiger Effekt dieser Übung ist unter anderem das Lockern aller Gelenke, wobei für uns vor allem die Gelenke der Wirbelsäule und die großen Gelenke der Arme und Beine interessant sind. Blockaden im Gelenksbereich behindern den Qi-Fluß außerordentlich, so daß wir neben dem reinigenden Effekt dieser Übung auch eine bessere Durchgängigkeit für Qi erreichen.

Die meisten von uns haben Verspannungen, die immer wieder in denselben Bereichen auftreten. Meistens ist es die Gegend um Nacken und Schultern, häufig auch die Brust- oder Lendenwirbelsäule. Während wir die Übung ausführen können wir gegebenenfalls etwas länger mit unserer Vorstellung speziell in diesen Arealen verweilen.

Das Schütteln und die leichten Erschütterungen beim Aufsetzen von Ballen oder Fersen sollen tief in uns sitzendes, förmlich »festgebackenes« schlechtes Qi lockern und beweglicher machen, so daß es ausgeschieden werden kann. Es wird aber nicht nur das verbrauchte Qi beweglicher, sondern alle Arten von Qi können durch diese Übung leichter fließen. Außerdem wird die Durchblutung und damit selbstverständlich auch der Qi-Fluß verbessert.

Im Ausatmen während der Ausscheidungsphase wollen wir dann dieses verbrauchte Qi aus allen Bereichen unseres Systems entfernen. In der Ausscheidungsphase dient die Einatmung nicht so sehr der Aufnahme von frischem, unverbrauchten Qi, sondern eher als Vorbereitung für eine gute und wirkungsvolle Ausatmung mit Ausscheidungsfunktion. Beim Ausscheiden des gelockerten schlechten Qi müssen wir uns vorstellen, daß es sich, sobald es unser System verlassen hat, in Nichts auflöst.

Auch bei dieser Übung gilt, daß man nichts mit Gewalt erzwingen soll. Auch wenn wir also das Gefühl haben, nur sehr wenig verbrauchtes Qi ausscheiden zu können, sollten wir uns damit zunächst auf jeden Fall zufriedengeben.

In der Abschlußübung wollen wir versuchen, die reinigende Wirkung dieser Übung wahrzunehmen.

# Kompletter Ablauf

Wir massieren Dantian und sammeln uns. Dann nehmen wir die Ausgangsposition ein und wippen, länger als in Stufe B, zirka drei Minuten lang so schnell, daß wir etwa 130 Auf- und Abbewegungen pro Minute ausführen. Diese Bewegungen lockern tiefsitzendes verbrauchtes Qi und unsere Gelenke. Anschließend machen wir drei tiefere Atemzüge, wobei wir durch die Nase vorbereitend einatmen und ausatmend durch den Mund das verbrauchte Qi abgeben, das sich in nichts auflöst.

Gute Konzentration auf die Bauchatmung (vor allem im Ausscheidungsteil), wache Aufmerksamkeit, die Abgabe von verbrauchtem Qi und das Wahrnehmen der Wirkung sind wichtige Bestandteile der Übung.

Wir enden mit der Abschlußübung Laogong über Dantian.

Bitte lesen Sie nun weiter auf Seite 186.

---

## STUFE D

# Körperbewegung

**Schütteln:**

Wir können beim Schütteln versuchen, unsere Körperteile in der nachstehenden Reihenfolge von oben nach unten zu lockern.

*Reihenfolge:*

Schädeldach, Stirn, Hinterkopf, Gehirn, Augen, Ohren, Wangen, Nase, Oberkiefer, Unterkiefer, Hals, Nacken, Schultern, Schultergelenke, obere Brust, oberer Rücken, Oberarme, Ellbogen, Unterarme, Handgelenke, Hände, Herz, Lunge, mittlere Brust, mittlerer Rücken, Zwerchfell, Leber, Magen, Milz, Nieren, Unterbauch, unterer Rücken, Dickdarm, Dünndarm, Beckenboden, Blase, Geschlechtsorgane, Gesäß, Hüftgelenke,

Oberschenkel, Kniegelenke, Unterschenkel, Fußgelenke, Füße

Da es manchmal, wie wir bald hören werden, mit dieser Reihenfolge Probleme geben kann, ist es auch möglich, von unten nach oben zu üben.

### Ausscheiden:

Wir haben uns in der Ausscheidungsübung 2 (Unten) bereits genauer mit der allmählich erfolgenden Bewegung der Wirbelsäule auseinandergesetzt. Die dort gewonnenen Erfahrungen können wir auch hier nutzbringend einsetzen.

Das leichte Vorbeugen des Oberkörpers in der Ausatmung beginnen wir ganz oben in der Halswirbelsäule und setzen dies Wirbel für Wirbel über die Brustwirbelsäule bis zur Lendenwirbelsäule fort. Das Aufrichten geschieht dann Wirbel für Wirbel von unten nach oben, bis wir wieder mit einer locker aufgerichteten Wirbelsäule den Blick in die Ferne richten können.

*Häufige Fehler:*

Das Vorbeugen ist in dieser Übung keinesfalls so stark wie in der Ausscheidungsübung 2 (Unten); es geht uns hier hauptsächlich um das Unterstützen der Ausatmung.

## Atmung

### Schütteln:

Hier sei daran erinnert, daß wir keinesfalls mit maximalen Atemzügen arbeiten, sondern sowohl in der Ein- als auch in der Ausatmung zirka 25% Reserve lassen sollten.

Wie schon früher erwähnt, verteilen sich die Atemzüge über mehrere Schüttelbewegungen und erfolgen dadurch stoßweise. Da wir ja durch die Nase ein- und ausatmen, kann es dabei leichte Geräusche geben. Wir versuchen jedoch, diese so gering wie möglich zu halten.

*Häufige Fehler:*

Die stoßweise Atmung ergibt sich aus der Bewegung und sollte nicht extra betont werden, da wir jetzt das Qi ja erst lockern und nicht schon ausscheiden wollen.

### Ausscheiden:

Wir verwenden die reinigende Atmung und wollen nur etwa 65 bis 70% unserer maximalen Kapazität durch die Nase einatmen und fast komplett ausatmen.

Die Ausatmung beginnt mit einem Senken der oberen Rippen, gefolgt vom Senken der unteren Rippen und einem Verstärken des Drucks auf die Lunge durch ein Anspannen der Bauchmuskulatur. Die Muskulatur des Kiefers soll nicht verspannt sein. Der Kehlkopf ist entspannt und die Stimmritze geöffnet, was ein freies Gefühl im Hals ermöglicht. Wir atmen geräuschlos aus.

Die Einatmung beginnen wir mit einem Vorwölben der Bauchdecke, was die Aufrichtung des Oberkörpers einleitet. Die Rippen heben sich nun, eine nach der anderen, von unten nach oben, wieder im Gleichklang mit der Aufrichtung der Wirbelsäule. Somit unterstützt unsere Einatmung die Aufrichtbewegung.

## Vorstellung (Yi) und Qi

Das Lockern in der Reihenfolge von oben nach unten kann manchmal dazu führen, daß das Qi im unteren Bereich und vor allem in den Beinen steckenbleibt. Man kann versuchen, es über die Yongquan-Zentren in den Fußsohlen in die Erde abzuleiten, doch dies wird häufig nicht gelingen. Außerdem kann es sein, wenn man nur in der Richtung von oben nach unten arbeitet, daß das Blut, und damit auch viel positives Qi, in den Beinen versackt. Deshalb hat es sich bewährt, die Reihenfolge bei Bedarf umzukehren und von unten nach oben zu arbeiten.

Die Reihenfolge gibt uns die Möglichkeit, nach »weißen Flecken auf der Landkarte« zu suchen. Dies sind Bereiche unseres Organismus, zu denen wir, aus welchen Gründen auch immer, eine schlechte Verbindung haben. Unser Yi ist also nicht in der Lage, uns von dort ausreichende Informationen zu liefern.

Wir versuchen also zunächst festzustellen, wo wir »weiße Flecken« haben, und bleiben dann während des Schüttelns mit unserer Vorstellung länger in diesen Bereichen, um besseren Kontakt herzustellen. Dies bedeutet aber auch, daß wir Areale, die uns gut vertraut sind, in der Übung nur kurz streifen.

Das Schütteln lockert tiefsitzendes verbrauchtes Qi, unsere Gelenke und selbstverständlich auch die inneren Organe. Dadurch hat die Übung eine sehr tiefgehende reinigende Funktion und ist damit eine ausgezeichnete Ausscheidungsübung. Darüber hinaus hat sie ein gutes Aktivierungspotential, weil sie die sofortige massive Aufnahme von frischem Qi ermöglicht und unseren Kreislauf ebenfalls anregt.

## Kompletter Ablauf

Wir massieren Dantian und sammeln uns. Dann nehmen wir die Ausgangsposition ein und wippen, länger als in Stufe C, zirka sechs Minuten lang. Das Tempo können wir etwas variieren, also etwas langsamer oder auch etwas schneller sein. Die Vorstellung lassen wir dabei entlang verschiedener Richtungen durch sämtliche Bereiche unseres Körpers wandern. Wir konzentrieren uns vorwiegend auf unsere »weißen Flekken«. Anschließend machen wir drei tiefere Atemzüge und scheiden dabei das schlechte Qi aus.

Mit der Abschlußübung Laogong über Dantian enden wir.

Bitte lesen Sie nun weiter auf Seite 187.

# Yin/Yang und Yijing

## Yin und Yang:

Yin und Yang sind zwei polare Naturkräfte, die aus dem »Einen« (Dao) entstanden sind und durch ihr Wechselspiel den gesamten Kosmos formen und gestalten. Die in Yin und Yang unterscheidende dualistische Weltsicht reicht vermutlich bis ins zweite vorchristliche Jahrtausend zurück und fand Eingang in viele wichtige Philosophie- und Religionssysteme Chinas.

Man kann unter Zuhilfenahme von Yin und Yang Gegensatzpaare zuordnen und beschreiben:

| Yin | Yang |
| --- | --- |
| Erde | Himmel |
| Mond | Sonne |
| klein | groß |
| kalt | heiß |
| feucht | trocken |
| dunkel | hell |
| weiblich | männlich |
| unten | oben |
| rechts | links |
| hinten | vorne |
| innen | außen |
| eng | weit |
| gerade Zahlen | ungerade Zahlen |
| Entspannung | Anspannung |
| unbelastet | belastet |
| Passivität | Aktivität |

Keiner dieser Begriffe existiert für sich allein. Damit etwas groß sein kann, muß es Kleines geben, Gutes kann nur in der Welt sein, wenn es Schlechtes gibt, daher gibt es keinen Frieden ohne Krieg usw. Aus diesem Grunde ist es nicht wünschenswert und auch nicht machbar, den »negativen« Anteil auszugrenzen oder wegdrängen zu wollen.

Für unser westliches Denken scheinen tatsächlich die dem Yin zugeordneten Begriffe minderwertiger, schlechter und unbrauchbarer zu sein. Diese Art der Bewertung geht jedoch am Grundgedanken von Yin/Yang vorbei, wo die Gleichwertigkeit polarer Kräfte und ihr gegenseitiges Wechselspiel betrachtet werden.

Man darf auch nicht vergessen, daß die Zuordnung zu Yin oder Yang nicht absolut ist, sondern nur relativen Charakter besitzt. Um definieren zu können, ob ein Begriff yin oder yang ist, muß man wissen, in welchen Bezug man ihn setzen möchte. So kann ein Kleinwagen in bezug auf eine große Luxuslimousine yin sein, dieselbe Luxuslimousine, die in bezug auf den Kleinwagen yang ist, wird in bezug auf einen Jumbojet yin. Stellt man den Kleinwagen für eine Werbeaufnahme auf den Jumbojet und betrachtet die Kategorie »Oben« und »Unten«, dann wird der oben stehende Kleinwagen yang und der unten stehende Jet yin.

So betrachtet, kann es selbstverständlich keine absolut gute oder schlechte Handlung geben, kein absolutes Richtig oder Falsch.

Bitte lesen Sie nun weiter auf Seite 189.

## Yin/Yang-Symbol:

In der Theorie von Yin und Yang finden wir nicht nur den Gedanken des Sich-gegenseitig-Bedingens, sondern vor allem auch den Gedanken des Wandelns und des Ausgleichs der Kräfte.

185

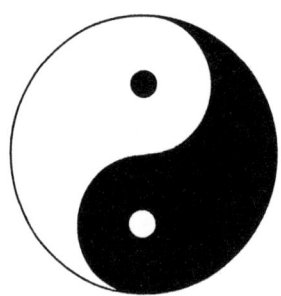

*Abb. 90: Das Taiji-Diagramm mit den wechselwirkenden Kräften Yin und Yang*

Das Yin/Yang-Symbol zeigt dies sehr gut: Das Yin (schwarzer Teil des Symbols) beginnt ganz klein und schmal und wächst dann stetig an. Während es wächst, drängt es das Yang (weiß) zurück. Doch irgendwann erreicht das Yin sein Maximum und schlägt in seinen Gegenpol, das weiße Yang, um. Nun wächst das Yang und drängt das Yin zurück…

Immer, ob im Werden oder Vergehen, sind beide Kräfte voneinander abhängig. Ja, sogar in ihrer stärksten Ausprägung trägt jede Kraft einen kleinen Teil der anderen in sich. Im Taiji-Diagramm wird dies symbolisiert durch den kleinen andersfarbigen Kreis im Maximum von Yin oder Yang.

Sind in unserem Organismus die Kräfte von Yin und Yang nicht ausgeglichen, so erkranken wir. Die Maßnahmen in der chinesischen Medizin und selbstverständlich auch im Qigong zielen darauf ab, das Gleichgewicht wiederherzustellen. Wenn wir die Arbeit als Yang (aktiv) bezeichnen und die Freizeit als Yin (passiv), so wird schnell klar, daß der heute so oft anzutreffende Freizeitstreß mit seiner krankhaften Überaktivität unser System auf Dauer schädigt, da unserem Organismus keine Möglichkeit zur Ruhe und Regeneration gegeben wird. Auch der Funktionskreis Leber (Wandlungsphase Holz), dem die Funktion der Aktivität zugeordnet ist, braucht die Ruhe der Nacht, um seine Kräfte neu aufbauen zu können.
Bitte lesen Sie nun weiter auf Seite 189.

### Yin/Yang in unseren Übungen:

Wir finden in all unseren Übungen ständige Wechsel zwischen Yin und Yang. Am Beispiel der harmonisierenden Übung 1 (Seitwärts) möchte ich dies kurz beschreiben. Sie werden später auf der Stufe D Gelegenheit haben, die Theorie in die Praxis umzusetzen.

Wenn wir die Beinbewegung in oben genannter Übung betrachten, so finden wir einen ständigen Wechsel zwischen Anspannung (Yang) und Entspannung (Yin). Seit Jahren beobachte ich, daß meine Schüler kaum Probleme haben, Spannung ruckartig aufzubauen. Wie Spannung jedoch allmählich aufgebaut werden kann und auf welche Weise Entspannung zu erreichen ist, müssen sie erst lernen.

Wir sollten also versuchen, wie im Taiji-Diagramm Spannung kontinuierlich aufzubauen. Da wir gewohnt sind, Dinge eindimensional zu sehen, vergessen wir meist, zur selben Zeit wahrzunehmen, wie sich die Entspannung dabei allmählich verringert.

Verlagern wir das Körpergewicht von einem Bein auf das andere, so verlagert sich auch die Spannung. Wenn wir nun lediglich an den Prozeß der Spannungszunahme denken, kann es leicht geschehen, daß das entlastete Bein sich nicht gut entspannt. Wir haben uns zu sehr auf den Yang-Aspekt eines Vorganges konzentriert und den ebenso wichtigen Yin-Aspekt vernachlässigt.

Wir können nun in unserer Vorstellung zur Abwechslung einmal nicht die Spannung, sondern die Entspannung von einem Bein zum anderen verlagern. Das heißt, im belasteten Bein nimmt die Entspannung ab und im entlasteten zu. Wenn wir nun darauf achten, diese Verlagerungen allmählich geschehen zu lassen, verwirklichen wir in dieser Übung ein wenig das Konzept von Yin und Yang, wie es im Taiji-Diagramm dargestellt wird.
Bitte lesen Sie nun weiter auf Seite 190.

## STUFE D

### Bagua, Yijing und »Idealzustände«:

Die Möglichkeit, die Natur in zwei wechselwirkende Kräfte zu scheiden, war für manche Anwendungen und Darstellungen nicht ausreichend. Kombiniert man Yin, dargestellt durch eine unterbrochene Linie ( - - ), und Yang, dargestellt durch eine durchgehende Linie ( — ), dreimal, so erhält man insgesamt acht mögliche Strichkombinationen, die acht Trigramme (Bagua, Pakua), deren Entwicklung dem legendären Kaiser Fu Xi zugeschrieben wird. Diese Bagua geben nun die Möglichkeit, die Naturerscheinungen nicht nur in zwei, sondern acht Kategorien einzuordnen, und erlauben dadurch genauere Charakterisierungen.

Kombiniert man je zwei Trigramme, erhält man beim Ausschöpfen aller verschiedenen Möglichkeiten insgesamt 64 sogenannte Hexagramme. Diese bilden die Basis des Yijing (I Ging), des großen Weisheits- und Orakelbuches der Chinesen. Die Orakelbefragung geschieht durch das Werfen von drei Münzen oder, besser noch, mit Hilfe von 50 Schafgarbenstengeln. Ziel ist die Ermittlung eines Hexagramms, dessen Bedeutung man dann im Yijing (Buch der Wandlungen) nachschlagen kann. Auch wenn man nicht an die Wirksamkeit von Orakeln glaubt, bietet das Yijing eine Fülle tiefster philosophischer Einsichten und praktisch anwendbarer Ideen.

Wie unterschiedlich westliche und östliche Denkansätze sein können, möchte ich anhand der Hexagramme Nummer 11 und 12 aus dem Yijing kurz darstellen.

Das Hexagramm Tai/Der Friede (Nummer 11) hat das Trigramm Qian (Kiën), das den Himmel und das Schöpferische symbolisiert, an unterer Stelle und das Trigramm Kun, das die Erde und das Empfangende symbolisiert, oben. In der Übersetzung von Richard Wilhelm (1956:62) lesen wir dazu: »Das Empfangende, dessen Be-

wegung sich nach unten senkt, ist oben; das Schöpferische, dessen Bewegung nach oben steigt, ist unten. Ihre Einflüsse begegnen daher einander und sind in Harmonie, so daß alle Wesen blühen und gedeihen. […]« Das Urteil lautet: »Der Friede. Das Kleine geht hin, das Große kommt her. Heil! Gelingen!«

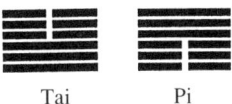

*Abb. 91: Die Hexagramme Tai und Pi*

Das Hexagramm Pi/Die Stockung (Nummer 12) hat das Trigramm Kun unten und das Trigramm Qian (Kiën) oben. Dazu Richard Wilhelm (1956:66): »Das Zeichen ist das gerade Gegenteil des vorigen. Der Himmel oben zieht sich immer weiter zurück, die Erde unten sinkt immer weiter in die Tiefe. Die schöpferischen Kräfte stehen außer Beziehung. Es ist die Zeit der Stockung und des Niedergangs. […]« Das Urteil lautet: »Die Stockung. Schlechte Menschen sind nicht fördernd für die Beharrlichkeit des Edlen. Das Große geht hin, das Kleine kommt herbei.«

Im Westen versuchen wir im allgemeinen, einen Idealzustand herzustellen, wo jedes Ding den ihm, unserer Meinung nach, zugehörenden Platz einnimmt. Dies entspräche ziemlich genau dem Hexagramm Nummer 12: Der Himmel ist, wie es sich gehört, oben und die Erde unten. Daß dieser Zustand alles andere als günstig ist und kaum verdient, bewahrt zu werden, konnten wir dem Yijing-Text Wilhelms entnehmen.

Ganz anders nun die Konfiguration des 11. Hexagramms, wo im Grunde genommen alles am falschen Platz steht, aber sich von diesem in die richtige Richtung hin entwickelt. Wir haben es mit einem dynamischen Vorgang zu tun, der dem Lauf des Kosmos viel eher angepaßt ist als ein einzementierter, starrer »Idealzustand«.

Sie werden jetzt verstehen, weshalb man Fehler nicht von vorneherein vermeiden muß, sondern ohne weiteres machen darf. Wichtig ist einzig und allein das Bemühen, vom gemachten Fehler ausgehend zu einer besseren Problemlösung zu finden. Im folgenden Kapitel »Wie korrigiert man Fehler?« finden Sie dazu weitere Hinweise. Bitte lesen Sie weiter auf Seite 191.

# Wie korrigiert man Fehler?

**Allgemeines:**
Nachdem die Stufe A ein erstes Kennenlernen des Qigong darstellt, sollten Sie nicht allzu streng mit sich selbst sein und einfach einmal drauflosüben!

**Lernen und Freude am Lernen: Hoffentlich geht etwas schief!**
Das Unglück beginnt schon früh, vielleicht im Elternhaus, spätestens aber in der Schule. Es geht um das Lernen.
Wir müssen in der Schule lernen, und wir bekommen dafür Noten, was uns natürlich belastet. Gemachte Fehler drücken sich in schlechten Noten aus und dies oftmals in Liebesentzug. Man fürchtet Strafen oder daß man in die Hölle kommt. Wir gewöhnen uns schnell daran, Ausreden zu erfinden, und wenn etwas danebengeht, ist unsere erste Reaktion: »Ich bin nicht schuld!«
So sehr diese Strategie manchmal angebracht erscheint, so nimmt sie uns doch häufig die Möglichkeit hinzuzulernen. Denn was ist ein Fehler schon? Er ist das Zeichen, daß wir etwas – aus welchen Gründen auch immer – falsch gemacht haben. Winden wir uns mit faulen Ausreden heraus, dann werden wir den Fehler natürlich immer wieder machen.
Nehmen wir den Fehler als das, was er ist: als die große Chance zu lernen – nicht zu lernen, weil es eine gute Note dafür gibt, sondern zu lernen, weil es Spaß macht und weil es uns auf unserem Lebensweg wieder ein kleines Stück weiterbringt. In diesem Sinn könnte unsere Maxime lauten: »Hoffentlich geht etwas schief, damit wir wieder ein bißchen lernen können!« Denn: Es ist nicht verboten, einen Fehler zu machen, aber es ist dumm, einen erkannten Fehler immer wieder zu begehen.

Bitte lesen Sie nun weiter auf Seite 193.

**Kontrollblick:**
Es ist sehr wichtig, während der Übung den Blick nicht nach unten sinken zu lassen. Dennoch ist es durchaus wünschenswert, unsere Position hin und wieder visuell zu kontrollieren. Dazu verwenden wir meist stabile Positionen wie z.B. die Vorwärtsschrittstellung oder die Ausgangsposition.
Wir kontrollieren: Zeigen die Zehen nach vorne? Hat der Schritt die richtige Länge? Ist er breit genug? Zu diesem Zweck dürfen wir ausnahmsweise den Blick nach unten richten.
Nach der visuellen Kontrolle ist es äußerst wichtig, den Blick wieder vom Boden zu lösen, geradeaus in die Ferne zu richten und dann mit der Übung fortzufahren.

**Andere Möglichkeiten der visuellen Kontrolle:**
Verwenden Sie zur Korrektur fallweise einen Wandspiegel. Sie können sich auch einmal mit einer Videokamera aufnehmen lassen, was den Vorteil hat, daß Sie sich voll auf die Übung konzentrieren können.
Seien Sie auch jetzt nicht zu anspruchsvoll, Übung macht den Meister.

Bitte lesen Sie nun weiter auf Seite 194.

## Spüren von innen:

Während wir in der Stufe B die visuelle Kontrolle kennengelernt haben, wollen wir jetzt noch andere Möglichkeiten einzusetzen lernen. Es geht um den sogenannten kinästhetischen Sinn.

Im *Lexikon Trainingslehre* von Ulrich Jonath (1986:143) finden wir: »Vor allem bei komplizierten Bewegungen ist die Feinabstimmung von Raum- und Zeitparametern auf kinästhetische Wahrnehmungen zurückzuführen. Kinästhesie ist durch Übung beeinflußbar.« Wir kontrollieren uns also während der Übungen von innen, sowohl in stabilen Positionen als auch während der Bewegung, und versuchen, Spannung und Entspannung, Aufrichten und Zusammensinken, Belastung und Entlastung usw. zu spüren.

Im Gegensatz zur Stufe B versuchen wir, von nun an öfter den kinästhetischen Sinn einzusetzen und den Kontrollblick nur fallweise zu verwenden.

Für die Lendenwirbelsäule haben wir im Kapitel »Die Wirbelsäule ...« (Stufe B) einen Kontrollgriff kennengelernt. Er stellt eine Möglichkeit des Spürens von außen dar und sollte auch immer wieder eingesetzt werden.

Unser Motto für die Zukunft: Erst spüren, dann schauen!

## Korrektur und Vorstellung:

Immer wieder habe ich mich in meiner langjährigen Unterrichtätigkeit gefragt, warum meine Schüler nicht in der Lage waren, schneller oder besser zu lernen. Ich hatte den Eindruck, daß meine Übungsanweisungen verstanden wurden, die Motivation der Schüler war sichtlich vorhanden, und trotzdem wurden weiterhin dieselben Fehler gemacht, obwohl sie auf der jeweiligen Könnensstufe nicht mehr hätten auftreten müssen.

Eines Tages kam mir aber eine rettende Idee, als mir nämlich klar wurde, daß meine Schüler, wenn sie einen Fehler begehen, sichtlich den Eindruck haben, alles richtig gemacht zu haben. Will man annehmen, daß jemand einen Fehler nicht absichtlich macht, dann bleibt nur der Schluß übrig, daß die Vorstellung, die ein Schüler von seiner Aktion hat, und die Umsetzung sowie deren Endergebnis nicht übereinstimmen. Es galt also, *bei der Vorstellung anzusetzen!*

Dazu ein Beispiel: Wenn jemand in unserer ersten Übung in die Knie geht und dabei die Knie zu stark nach innen knickt, so entspricht diese Art der Ausführung für die betreffende Person dem, was sie für normal und richtig hält. Sage ich nun als Lehrer: »Deine Knie knicken nach innen, versuche, das beim nächsten Mal richtig zu machen!«, wird folgendes passieren: Da der Schüler im Bewußtsein gehandelt hat, alles richtig zu machen, wird er meine Korrektur in dem Sinn auffassen, daß der gemachte Fehler nur klein war, und daher versuchen, beim nächsten Mal alles noch ein wenig richtiger zu machen. Damit landet der Veränderungsprozeß aber wieder in der Gewohnheit, und möglicherweise gehen die Knie beim ersten auf meine Korrektur folgenden Versuch noch weiter nach innen. Frustrierend!

Die Übungsanweisung für jemanden in dieser Situation müßte daher folgendermaßen lauten: »Bringe deine Knie, wenn du nach unten gehst, deutlich weiter nach außen, als du glaubst zu wissen, daß es richtig ist!« Das bedeutet also, daß wir eine Vorstellung brauchen, die **deutlich von dem abweicht, wovon wir genau wissen, daß es richtig sei.** Mit dieser Vorgehensweise wird der Übende begreifen und lernen, daß es außer der gewohnten noch weitere Möglichkeiten gibt.

Diese neuen Möglichkeiten fühlen sich zunächst falsch, ungewohnt, unangenehm und ungünstig an, ja sie können sogar manchmal psychische und körperliche Schmerzen bereiten und dementsprechend heftige Abwehrreaktionen hervorrufen. Trotzdem müssen wir, wollen wir weiterkommen, in diese unangenehmen Bereiche vordringen und sozusagen bewußt »Fehler« machen. Im Laufe der Zeit wird sich dann das Selbstbild positiv umformen, und schließlich wird dann die alte Gewohnheit eines Tages sogar als unangenehm und unpassend empfunden werden.

Ich möchte hier deutlich darauf hinweisen, daß es bei diesen Prozessen nicht darum gehen darf, alte schlechte Gewohnheiten durch neue, etwas bessere Gewohnheiten zu ersetzen, die bald dieselben Hemmnisse darstellen werden wie die alten. Was wir versuchen sollten, ist ein Aufbrechen und Ersetzen alter Gewohnheitsmuster durch dynamische Vorgänge, wo permanent das Bessere das weniger Gute ersetzt. Deshalb ist es so wichtig, immer wieder sozusagen von vorne zu beginnen und das Erreichte Tag für Tag in Frage zu stellen.

Die so beliebte New-Age-Floskel »Mache es so, wie du glaubst, daß es richtig ist« verstärkt nur unsere Fehler. Zwar fühlt sich das Verweilen in alten Gewohnheiten zunächst gut an, nimmt uns aber jede Möglichkeit eines persönlichen Wachstums.

Bitte lesen Sie nun weiter auf Seite 197.

## STUFE D

**Programmumstellung:**

Überall dort, wo wir im Leben Schwierigkeiten haben, stimmt unser Selbstbild nicht mit den Tatsachen überein. Statt nun die Welt zu verbessern, d.h., nach den persönlichen Idealvorstellungen umzugestalten (wie es die meisten machen und was unweigerlich in Enttäuschung endet), wäre die bessere und einzig taugliche Methode, sich selbst und die eigene Sichtweise zu ändern.

Nehmen wir als Beispiel eine Frau, die immer wieder von ihren Partnern enttäuscht wird. Mit einem neuen Lebensgefährten wird sie mit hoher Wahrscheinlichkeit wieder eine Enttäuschung erleben, obwohl er ihr sehr sympathisch ist und sie nun wirklich glaubt, mit ihm nicht mehr dasselbe zu erleben wie mit seinen Vorgängern. Da sie ihre Auswahlkriterien nicht geändert hat und ja auch die Vorgänger nach eben diesen Kriterien gefunden wurden, wird sie mit ziemlicher Sicherheit auch diesmal wieder an den Falschen geraten. Bekannte oder Verwandte dieser Frau sagen dann, sie habe halt immer wieder Pech und es sei ein dummer Zufall, daß es diesmal schon wieder nicht geklappt hat.

Es ist aber kein Zufall, sondern geschieht notwendigerweise. Die Frau kann nur dann diesem Kreislauf entrinnen, wenn sie *deutlich* ihre Auswahlkriterien ändert und es z.B. einmal mit einem Partner versucht, bei dem sie von Anfang an eher den Eindruck hat, daß es diesmal sicherlich schiefgehen wird. Das kann zwar tatsächlich der Fall sein, aber erfreulicherweise ist ein derartiges Vorgehen häufig erfolgreich.

Interessant sind nun ganz allgemein die Bereiche, wo das, was wir machen sollen und wollen, und das, was wir tun, nicht zusammenpaßt. *Hier* müssen wir verändernd eingreifen, wenn wir menschlich wachsen wollen. Denn das, was ohnehin funktioniert, ist nicht so wichtig und lehrreich und sollte hauptsächlich zum Harmonisieren und Kräftesammeln eingesetzt werden.

Geben Sie sich vor allem nicht der Illusion hin, daß z.B. ein zu schmal gesetzter Schritt nur »rein körperlich« sei. Die in diesem Fall vermutlich leicht blockierten Hüftgelenke sind, wie alle unsere Handlungen, ein Produkt von Körper, Emotion, Geist, Qi etc. Gelingt es jedoch, die Blockade der Hüftgelenke aufzulösen, wird dieser Impuls auf das Gesamtsystem verändernd einwirken.

Wo und wann immer wir in einem dieser Teilbereiche eingreifen, wird sich in weiterer Folge dieser Anstoß im gesamten System ausbreiten. Denken wir in diesem Zusammenhang an die Zyklen der Hervorbringung und Bezwingung im Kapitel »Die fünf Wandlungsphasen …«.

### Das Innehalten:

Im Kapitel »Unsere Mitte …« (Stufe D) habe ich auf die Wichtigkeit hingewiesen, durch unvermutetes Innehalten Fehler zu erkennen und zu korrigieren.

### Verstärkung von Fehlern:

Wir versuchen immer wieder, und sind wohl auch dahingehend erzogen worden, Fehler zu vermeiden. Ist jemand hektisch, raten wir zur Beruhigung, zieht jemand die Schultern nach oben, sagen wir ihm, er möge sie nach unten bringen usw.

Es ist aber an der Zeit zu erkennen, daß Fehler eigentlich unsere Freunde sind. Mit ihrer Hilfe können wir weiterkommen. Unsere neue Devise lautet daher: Haben wir einen Fehler erkannt, dann versuchen wir, ihn zu *verstärken* anstatt zu unterdrücken. Wir werden also noch hektischer und ziehen die Schultern noch weiter nach oben.

Auf diese Weise erreichen wir zweierlei. Erstens kann eine Zustandsveränderung wahrgenommen werden, wenn auch in die »falsche« Richtung, d.h., unser Wahrnehmungsspektrum wird erweitert. Zweitens gibt es einen interessanten Gegenregulationseffekt. Kehren wir nämlich aus dem übertriebenen Fehler in die Ausgangssituation zurück, so landen wir nicht mehr dort, wo wir ursprünglich waren, sondern »etwas weiter vom Fehler entfernt«. Das heißt, wir sind weniger hektisch als wir es zu Beginn waren, die Schultern stehen tiefer als am Anfang.

Im Kapitel »Großes Kombinationsprogramm« werde ich erläutern, wie wir dieses Prinzip in die Praxis umsetzen können.

Bitte lesen Sie nun weiter auf Seite 198.

# Die fünf Wandlungsphasen und die Organfunktionskreise

---

## STUFE A

### Organfunktionskreise (Zangfu):

Wollen wir etwas besser verstehen, was im Qigong vor sich geht, müssen wir versuchen, ein wenig tiefer in das völlig andersartige chinesische Denken einzudringen, denn, so sehr es mir am Herzen liegt, östliches und westliches Denken befruchtend aufeinander einwirken zu lassen, bin ich doch der Meinung, daß eine Vermischung nicht immer und überall sinnvoll ist.

Im Westen liefert die Anatomie wissenschaftliche Grundlagen für medizinisches Denken, indem sie den Gesamtorganismus in immer kleinere Teile zerlegt und genau beschreibt. Traditionelle chinesische Mediziner haben dagegen nur rudimentäre anatomische Kenntnisse, weil ihnen vor allem die Funktion und der Funktionszusammenhang von Organen wichtig und betrachtenswert erscheint.

Aus diesem Grunde ist es notwendig, sich folgendes vor Augen zu halten: Wann immer chinesische Ärzte z.B. von der Leber sprechen, ist keineswegs die Leber in westlich-anatomischem Sinn gemeint, sondern der »Funktionskreis Leber«. Dieser Funktionskreis umfaßt wohl auch die Leber, aber auch den zugehörenden Meridian sowie das gekoppelte Organ Gallenblase und dessen zugeordneten Meridian. Doch damit nicht genug: Die Körperschicht der Sehnen und Muskeln (als bewegendes Element), die Augen, die Fingernägel, ja sogar die Emotion »Zorn« sind Teile des Funktionskreises Leber. Auch Eigenschaften wie Aktivität, Kreativität und Ent-

schlußfreudigkeit rechnet man in der TCM der Leber zu.

Leber-Qigong-Übungen wirken, was häufig übersehen wird, also nicht nur auf die Leber (im westlichen Sinn), sondern auf den gesamten Organfunktionskreis Leber und haben daher eine wesentlich umfassendere geistig-psychisch-körperliche Wirkung.

### Fünf Wandlungsphasen:

Die Theorie der fünf Wandlungsphasen (Wuxing) besagt, daß alle Erscheinungen des Universums fünf Kategorien zugeordnet werden können: Holz, Feuer, Erde, Metall und Wasser. Sie entstand aus der genauen Beobachtung der Natur und ihrer Erscheinungen und geht bis ins zweite Jahrtausend v.u.Z. zurück. Es gab eine eigene daoistische Schule im vierten und dritten Jahrhundert v.u.Z., die die Lehre der fünf Wandlungsphasen besonders pflegte und ausbaute.

Die Wandlungsphasen sind abstrakt aufzufassen und symbolisieren Naturkräfte, die in permanenter Bewegung und ewigem Wechsel sind (siehe Abb. 92). In einem Zyklus der Hervorbringung entsteht aus dem Holz das Feuer, das Feuer verbrennt zu Erde (Asche), aus der Erde kommt das Metall, schmilzt man Metall, wird es flüssig wie das Wasser, und Wasser läßt das Holz wieder wachsen.

Man sieht also, daß trotz der verschiedenen Eigenschaften der einzelnen Wandlungsphasen keine ohne die andere auskommen kann. Jede Wandlungsphase entsteht aus einer anderen und bringt ihrerseits eine weitere hervor.

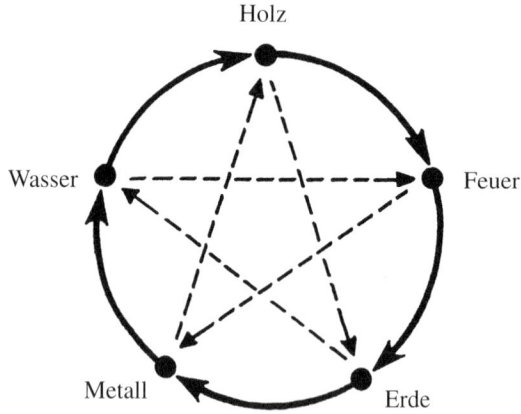

*Abb. 92: Der Kreislauf der Entstehung und die Möglichkeiten der Bezwingung*

Damit ist allerdings das Beziehungsgefüge noch nicht komplett. Jede Wandlungsphase ist zudem in der Lage, eine weitere zu bezwingen, d.h. zu hemmen und zu kontrollieren. Sie selbst wird ihrerseits aber von einer dritten Wandlungsphase bezwungen. Das bedeutet, daß das Metall das Holz schneidet, in unserem Schema dargestellt durch den Pfeil, der vom Metall in Richtung Holz weist. Die Wurzeln des Holzes sprengen das Gestein der Erde, die Erde saugt das Wasser auf, das Wasser löscht das Feuer, das Feuer schmilzt das Metall.

Somit steht jede Wandlungsphase in einer *genau definierten* Beziehung zu allen anderen. Sie entsteht aus einer Wandlungsphase, bringt eine zweite hervor, bezwingt eine dritte und wird von der vierten bezwungen.

Bitte lesen Sie nun weiter auf Seite 200.

---

## STUFE B

### Bedeutung der Wandlungsphasen:

Es ist ein altes Anliegen der Menschen in den verschiedensten Kulturkreisen, die unendliche Vielzahl der Naturerscheinungen auf irgendeine Weise zusammenzufassen und grundlegende Ge-

setze zu finden, die als Wegweiser für eine vernünftige Lebensgestaltung dienen können.

Eine Ordnungsmöglichkeit besteht darin, Disziplinen und Spezialdisziplinen zu schaffen, die alle auftretenden Erscheinungen genauestens beschreiben, katalogisieren und zu erklären versuchen. Aufgrund der immer größer werdenden Datenflut ist das Ergebnis unübersichtlich, Fachidiotentum wird gefördert und ist sogar unverzichtbar.

Sehen wir uns einmal zwei Beispiele für eine übliche Begriffsbildung an. Hören wir Herbst, Sommer, Frühling, Winter und Frühsommer, dann können wir unschwer »Jahreszeiten« als Überbegriff bestimmen. Dasselbe gilt für Zorn, Sorge, Angst, Freude und Trauer, die wir unter »Emotionen« zusammenfassen können. Nun haben wir zwar auf diese Weise Überbegriffe eingeführt und etwas Ordnung in die Vielzahl der Naturerscheinungen gebracht, dennoch ist auch die Zahl der Überbegriffe beinahe unendlich groß und als Orientierungshilfe kaum tauglich. Darüber hinaus läßt dieses System weitestgehend die Frage unbeantwortet, ob und in welcher Art zwischen den Begriffskategorien eine Beziehung besteht, etwa zwischen Zorn und Frühling.

Überbegriffe lassen sich auch auf eine andere Weise, die für uns zunächst ungewohnt ist, herstellen. Werfen wir dafür einen Blick auf die gegenüberliegende Tabelle.

Wir finden in *horizontaler* Anordnung unter anderem die vorhin erwähnten Jahreszeiten und Emotionen wieder. Wir sehen aber auch, daß es eine *vertikale* Anordnung gibt mit insgesamt fünf Überbegriffen, den uns schon bekannten Wandlungsphasen. Dieses chinesische System wird bei uns fälschlicherweise häufig als System der fünf Elemente bezeichnet.

Während wir, bedingt durch unsere Geistestradition, unvermittelt eine Verbindung zwischen Frühling, Sommer, Spätsommer, Herbst und Winter herstellen können, erscheint uns eine

| DIE FÜNF WANDLUNGSPHASEN | | | | | |
|---|---|---|---|---|---|
| | **Holz** | **Feuer** | **Erde** | **Metall** | **Wasser** |
| Funktions-kreis Yin | Leber | Herz | Milz | Lunge | Niere |
| Funktions-kreis Yang | Gallenblase | Dünndarm | Magen | Dickdarm | Blase |
| Sinnesorgan | Augen | Zunge | Mund | Nase | Ohren |
| Gewebe | Sehnen, Muskeln | Blutgefäße | Fleisch | Haut | Knochen |
| Emotion | Zorn | Freude | Sorge, Grübelei | Trauer | Angst |
| Stimmliche Manifestation | Rufen, Schreien | Lachen | Singen | Weinen | Stöhnen |
| Jahreszeit | Frühling | Sommer | Spätsommer | Herbst | Winter |
| Klimatischer Faktor | Wind | Hitze | Feuchtigkeit | Trockenheit | Kälte |
| Himmels-richtung | Osten | Süden | Mitte | Westen | Norden |
| Farbe | Grün, Blaugrün | Rot | Gelb, Braun | Weiß, metal-lisch glänzend | Schwarz, Violett, Blau |
| Geschmack | Sauer | Bitter | Süß | Scharf | Salzig |
| Entwicklungs-stadium | Entstehen | Wachsen | Umwandeln | Reifen | Speichern, Aufbewahren |

Verbindung zwischen Sehnen/Muskeln, Zorn, Wind, Grün und Sauer (erste vertikale Spalte) rein zufälliger Natur. Doch dies ist nicht zutreffend: Es handelt sich um ein Ordnungsprinzip, das, wie bereits erwähnt, durch präzise Naturbeobachtung aus der Praxis heraus abgeleitet wurde. Hier sind Gesetzmäßigkeiten am Werk, die mit Zufall nichts mehr zu tun haben.

Hat ein Mensch etwa als bestimmende Wandlungsphase Holz (die meisten von uns sind übrigens Mischtypen), dann wird er über einen sehnigen und straffen Körperbau verfügen, zu Zornausbrüchen neigen, die schnell wie der Wind kommen, aber auch ebenso schnell wieder verschwinden. Er ist nicht nachtragend und wundert sich daher fürchterlich, daß andere ihm einen Zornesausbruch, den er nach fünf Minuten bereits vergessen hat, noch Wochen später nachtragen. Meistens scheuen Holz-Menschen Zugluft (Wind) und haben häufig Blähungen (Wind). Bei ihrer Kleidung schätzen sie die Farbe Grün, und ein Salat muß, damit er schmeckt, schön sauer sein. Na schön, werden Sie jetzt sagen, das ist ja ganz nett, aber was bringt dies?

Es bringt zunächst einmal Ordnung, da man alle Naturerscheinungen in nur fünf Wandlungsphasen einordnen kann. Die vertikalen Spalten sind nämlich nach unten *beliebig verlängerbar*, unsere Tabelle zeigt nur eine kleine, für unsere Übungen interessante Auswahl.

Selbstverständlich stehen wir vor der Aufgabe der Beurteilung, in welche Kategorie ein Begriff fällt, was aber durch genaue Beobachtung und Erfahrung leicht zu bewerkstelligen ist. Ist dies zufriedenstellend gelungen, erhalten wir ein ganzes Beziehungsgeflecht. Dieses kann mehr, als die Erscheinungen nur zu katalogisieren, es zeigt uns darüber hinaus, wie das Verhältnis verschiedener Dinge zueinander aussieht. Das System macht dadurch Voraussagen möglich, die einem Uneingeweihten wie Zauberei erscheinen können.

Klagt z.B. ein »Lebertyp« (Wandlungsphase Holz) über Kopfschmerzen, weiß der Therapeut sofort und ohne nachzufragen, daß der Schmerz eng umschrieben am Schädeldach sitzt. Er weiß zudem, daß der Schmerz plötzlich auftrat, daß er heftig pulsierend ist, und – am allerwichtigsten – er weiß, auf welche Weise er im Funktionskreis Leber regulierend eingreifen muß, um den Schmerz zum Verschwinden zu bringen.

Es gehört, wie ich glaube, zu den herausragendsten Leistungen menschlichen Geistes, diese Gesetzmäßigkeiten und Zusammenhänge entdeckt, beschrieben und nutzbar gemacht zu haben, da sie uns in der gewaltigen Menge der auf uns einströmenden Eindrücke eine zuverlässige Orientierung bieten. Wohlgemerkt nicht im Sinn von Schubladen, in die man nun alles zwingen kann, sondern im Sinn einer »Fuzzy Logic«, *Tendenzen und Entwicklungsrichtungen* von Vorgängen aufzeigend. Viele Erscheinungen lassen sich selbstverständlich nicht eindeutig zuordnen, so daß Überschneidungen vorkommen können.

Ein weiteres System dieser Art ist das System Yin/Yang – Trigramme – Hexagramme – Yijing (I Ging). Weisheitslehrer in anderen Kulturen haben Systeme (z.B. Astrologie) entwickelt, die auf dieselbe Weise funktionieren und ebenso leistungsfähig sind. Es kann aber nicht verwundern, daß man mit Hilfe der Systeme Yijing und fünf Wandlungsphasen eine chinesische Philosophie wie den Daoismus und von ihr abgeleitete Disziplinen befriedigender darstellen kann.

Ein System wie das der fünf Wandlungsphasen gilt übrigens in allen Kulturkreisen im Mikrowie im Makrokosmos. Dies ist der Grund, wieso wir zwischen unseren inneren Organen und den Jahreszeiten, den Körperschichten und den Himmelsrichtungen, den Sinnesorganen und den Planeten (in unserer Tabelle nicht berücksichtigt) Beziehungen herstellen können.

Bitte lesen Sie nun weiter auf Seite 201.

## Diagnose in der TCM:

Vor einer sinnvollen Behandlung muß eine zutreffende Diagnose erstellt werden.

In der Schulmedizin wird die Ermittlung der Daten, die für eine Diagnose notwendig sind, heute fast ausnahmslos durch Apparate erledigt. Man mißt Hirnströme, sucht auf Röntgenbildern nach sichtbaren Veränderungen der Gewebe, ermittelt die Zahl roter Blutkörperchen, bestimmt das Atemvolumen usw. Die Daten werden im Bereich des Materiellen gesammelt, und es wird äußerste Genauigkeit der Meßdaten gefordert. Kann sich ein Hausarzt oder niedergelassener Spezialist aufgrund des vorliegenden Materials kein klares Bild schaffen, wird der Patient in eine Klinik überwiesen, um neue Daten, diesmal mit noch höherem Aufwand an Zeit und Kosten, zu gewinnen.

Daß dieser apparative Mehraufwand durchaus nicht die gewünschte diagnostische Sicherheit bringen muß, bewies eine Untersuchung an der Universitätsklinik Kiel, wo die Zahl der bei verstorbenen Patienten durch Autopsie festgestellten Fehldiagnosen im Jahr 1959 7% betrug, im Jahr 1989 jedoch 11%. Als mögliche Ursache nannten die Kieler Kliniker die Überbewertung der Befunde technischer Zusatzuntersuchungen sowie die gleichzeitige Geringschätzung von Krankengeschichte und klinischer Untersuchung (*Der Spiegel* 47, 1993:266).

Auch für eine Diagnostik in der TCM werden Daten benötigt. Im Unterschied zur Schulmedizin obliegt ihre Ermittlung jedoch nicht Apparaten, sondern den Sinnesorganen des behandelnden Arztes.

Der Therapeut ist angehalten, zunächst einmal zu *sehen:* Betritt der Patient den Behandlungsraum aufgerichtet oder niedergedrückt, wie ist die Gesichtsfarbe, ist das Haar schütter oder füllig, etc. Eine genaue und ausgefeilte Diagnostik der Zunge rundet dieses Bild ab.

Zweitens muß der Arzt *hören und riechen:* Gibt es Atem- oder Darmgeräusche, wie riecht der Patient.

Drittens wird der Patient *befragt:* Wie und wo arbeitet er, was ißt er gerne oder mag er überhaupt nicht, wie sind die Familienverhältnisse, was ist die Lieblingsfarbe. Außerdem läßt man den Patienten die derzeitige Krankheit schildern, es interessieren auch Krankheiten oder Störungen, die in der Vergangenheit immer wieder aufgetaucht sind, Migräneanfälle, Blähungen, Aufstoßen nach dem Essen, Verstopfung usw.

Der vierte und letzte Punkt der Diagnostik ist das *Fühlen und Tasten.* Der Arzt versucht, die Struktur von Haut, Muskeln und Sehnen zu ermitteln, und er führt die Pulsdiagnostik durch, die ungeheuer wertvolle und genaue Rückschlüsse erlaubt. Der Puls wird dabei am rechten und linken Handgelenk an drei nebeneinanderliegenden Stellen in drei verschiedenen Tiefen (tief, mittel und oberflächlich) gemessen und nach zirka 30 Bewertungskriterien beurteilt. Dies ermöglicht sehr präzise Rückschlüsse auf den Funktionszustand der einzelnen Organfunktionskreise.

Bei den verschiedenen Untersuchungsmethoden helfen die acht Prinzipien (Bagang), das System von Yin/Yang (zum Teil in den acht Prinzipien enthalten) und die fünf Wandlungsphasen bei der systematischen Einordnung der gefundenen Daten. (Die acht Prinzipien umfassen folgende vier Gegensatzpaare: Innen (Li) – Außen (Biao), Kälte (Han) – Hitze (Re), Leere (Xu) – Fülle (Shi), Yin – Yang.)

Dieses theoretische Grundgerüst arbeitet dabei so wirkungsvoll, daß die auch bei einer traditionellen Untersuchung nicht geringe Menge von Daten innerhalb kürzester Zeit zugeordnet werden kann. Dies ist der Grund, weshalb eine präzise und aussagekräftige chinesische Diagnose kaum mehr als eine Stunde in Anspruch nimmt, in seltenen Ausnahmefällen vielleicht einmal zwei Stunden. Mehr ist nicht erforderlich und innerhalb des Systems der TCM auch nicht sinnvoll.

Wie bereits an anderer Stelle erwähnt, geht es sowohl bei der Ermittlung als auch bei der Einordnung der Daten um Tendenzen und Richtungen. Es genügt z.B. die Feststellung, daß das Körpergewebe deutlich straff, eher straff oder überhaupt nicht straff ist. Ermitteln zu wollen, zu wieviel Prozent es straff ist, wäre zeitaufwendig, kostenintensiv und würde das diagnostische Ergebnis nicht verbessern.

Trotzdem wäre es absolut falsch, dieser Art der Diagnostik Präzision absprechen zu wollen, da Präzision hier auf eine andere Weise verstanden und eingesetzt wird als in der Schulmedizin. Die Diagnose soll helfen, die gestörte Gleichgewichtssituation des *gesamten* Organismus zu bestimmen und zu beurteilen. Dies umfaßt sowohl den inneren Bereich als auch Einflüsse jeglicher Art aus der Umwelt!

Für die TCM sind Einflüsse der Tageszeit, der Jahreszeiten, des Standortes, des Wetters, der sozialen Situation in der Familie und am Arbeitsplatz wichtige und beachtenswerte Größen.

Wenn z.B. die drückende Last von Familie und Beruf, wie es besonders bei Frauen häufig vorkommt, die Wirbelsäule schädigt, dann ist eine Therapie an der Wirbelsäule selbstverständlich sinnlos. Ein Arzt der TCM, der die dies aufgrund seiner diagnostischen Befragung ermittelt hat, wird die Gegebenheiten berücksichtigen und der Patientin den Zusammenhang klarzulegen versuchen, da ohne Veränderung dieser Umweltbedingungen eine dauerhafte Besserung des Leidens unmöglich ist.

Betritt ein Patient mit einem Magenleiden den Untersuchungsraum, fällt dem Therapeuten möglicherweise schon dessen schlechte Haltung auf, wobei sich dieser Eindruck eventuell noch verstärkt, wenn der Patient so sitzt, daß alle Baucheingeweide zusammengepreßt werden. Erhär-

ten die folgenden Untersuchungen den Verdacht, daß eine ungünstige Ernährung und die schlechte Haltung neben einer vielleicht konstitutionell bedingten Schwäche verursachend sein könnten, dann gibt es einen Diätplan, eine Pharmakamixtur zur Stärkung der Konstitution und Qigong-Übungen für die Wirbelsäule und zur Verbesserung der Haltung. Ein Herumtherapieren am Magen selbst wäre Zeitverschwendung und verlängert die Leiden des Patienten unnötig.

Die in diesem Buch dargestellten praktischen Übungen sind in der empfohlenen Übungsform übrigens für Wirbelsäulen- und Haltungsprobleme sehr gut geeignet.

Bitte lesen Sie nun weiter auf Seite 205.

## STUFE D

### Anwendung der fünf Wandlungsphasen für unser Qigong:

Ich gehe hier nur kurz auf die Möglichkeiten ein, die uns das System der fünf Wandlungsphasen mit seinem Beziehungsgeflecht und seinen Zuordnungen bietet.

Ich möchte Sie ermuntern, kreativ zu sein und die Tabelle aus der Stufe B zu Rate zu ziehen. Die senkrechten Spalten bieten Ihnen Informationen über die Zusammengehörigkeiten innerhalb einer Wandlungsphase, und das kreisförmige Schema aus der Stufe A ermöglicht Ihnen, die Zusammenhänge der Wandlungsphasen untereinander auf einen Blick zu erfassen.

Wenn Sie also z.B. am Ausrichten der Knochen arbeiten, dann werden Sie bei den Aspekten der Wandlungsphase Wasser aktiv. Dies bedeutet, Sie beeinflussen auch Ihre Nieren, die Blase, Ihre Ohren und vieles andere mehr.

Die Himmelsrichtungen können ebenfalls eine Rolle spielen. Für aktivierende Übungen sind der Osten und der Süden günstig, da die Wandlungsphase Holz das Entstehen beinhaltet und die

Wandlungsphase Feuer das Wachsen. Ausscheidungsübungen kann man dann nach Westen oder nach Norden ausführen.

Einen Überschuß von Leber-Qi, der sich in Form von Zorn oder Wut äußert, könnten wir mit einer Ausscheidungsübung in einen vor uns stehenden Baum (Holz) leiten. Bei Angstzuständen kann das Aufsuchen größerer Gewässer beruhigend wirken.

Selbstverständlich hat auch der Vorgang der Bezwingung seine Anwendungen. Das Holz bezwingt die Erde, und es ist ja bekannt, daß Aktivität (die der Wandlungsphase Holz zugeordnet ist) das beste Gegenmittel gegen übermäßiges Grübeln ist. Denken Sie dabei auch an den Frühling (Holz), in dem die aufbrechende Kraft der Natur Grübeleien kaum zuläßt.

Natürlich muß ich es Ihnen überlassen, ob Sie das soeben Geschilderte glauben wollen; ich möchte Sie dennoch ermutigen, ein wenig in diese Richtung zu experimentieren.

Wie sehr uns eine trockene Begriffsbildung ohne Berücksichtigung von Zusammenhängen von der Natur und den auf uns wirkenden Kräften entfernt, hat Ralph Waldo Emerson (1906:76f.) in der folgenden Passage sehr gut dargestellt:

»Wie paradieren wir mit unserer Wissenschaft, und wie ist sie doch um Armeslänge von ihren Gegenständen entfernt! Unsere Botanik weiß von Namen, aber nicht von Kräften: Dichter und Romanschreiber sprechen von der Schönheit und Heilkraft der Pflanzen, aber was weiß der Botaniker von der Fähigkeit seiner Kräuter! Der Geologe legt die Gesteinsschichten bloß und kann sie alle an den Fingern herzählen; aber was weiß er von der Wirkung, die sie auf den Menschen ausüben, der aus ihnen sein Haus baut? Von ihrer Wirkung auf ein Volk, das auf einer Granitschicht lebt? auf Mergelboden? oder auf Marschland?

Wir würden mit ganz anderen Gefühlen zu den Ornithologen in die Schule gehen, wenn sie uns lehren könnten, was die geselligen Vögel sagen, wenn sie in ihrer Herbstversammlung sitzen und zusammen auf den Bäumen plaudern. Der Mangel an Fähigkeit des Mitfühlens macht aus den Abhandlungen der Gelehrten langweilige Wörterbücher. Das Ergebnis ist ein toter Vogel. Wenn der Schuljunge die Muscheln am Strande oder die Blumen auf der Wiese ansieht, so hat er, obgleich er sie nicht beim Namen nennen kann, richtigere Vorstellungen von ihnen als der Mann der Wissenschaft, der stolz darauf ist, ihre Nomenklatur zu kennen.

Was für eine Art von Menschen schafft die Wissenschaft? Der Junge fühlt sich nicht von diesen Leuten angezogen. Er sagt: Eine solche Art Mensch wie mein Professor möchte ich nicht sein. Der Sammler hat alle Pflanzen in seinem Herbarium getrocknet, aber er hat dabei an Körpergewicht und Humor verloren. Er hat alle Schlangen und Eidechsen in seine Phiolen gebracht, aber die Wissenschaft hat es mit ihm geradeso gemacht und hat ihn in eine Flasche gesteckt.«

Bitte lesen Sie nun weiter auf Seite 207.

# Harmonisierende Übung 3 (Rückwärts)

---
## STUFE A
---

### Ausgangsposition

Wir orientieren uns in unserem Übungsraum und stellen uns mit dem Gesicht zu einer Wand. Unsere Fortbewegungsrichtung wird genau im rechten Winkel von dieser Wand wegführen.

Wir haben unser Körpergewicht zu etwa 90% über dem rechten Fuß, der schräg (zirka 45°) nach rechts und vorne zur Wand zeigt. Das rechte Knie ist stärker gebeugt als das linke.

Der linke Fuß ist vor dem rechten, seine Ferse ist ungefähr eine Fußlänge von der rechten Fußinnenkante entfernt (Parallelposition). Er trägt das restliche Gewicht und zeigt ebenfalls mit zirka 45° nach vorne und rechts.

Die Wirbelsäule ist locker aufgerichtet, der Blick geht geradeaus in die Ferne, ohne zu starren, unser Gesichtsausdruck ist gelöst.

Die Hände halten wir während der gesamten Übung über Dantian, ähnlich wie in unserer wohlvertrauten Abschlußübung.

*Häufige Fehler:*
Wir sollten keine Rückenlage haben.

### Beinbewegung

**Gewichtstransfer – Phase 1:**
Wir verlagern nun aus der Ausgangsposition heraus unser Gewicht, das ungleich auf beiden Füßen ruht, vollständig auf den rechten Fuß. Der linke Fuß bleibt nun völlig unbelastet auf dem Boden.

**Heranholen – Phase 2:**
Nun bringen wir den linken Fuß unbelastet neben das rechte Standbein, ohne den Boden zu berühren. Die linke Fußspitze zeigt dabei nach unten, d.h., wir haben ein entspanntes Fußgelenk.

**Schrittansatz – Phase 3:**
Der linke Fuß wird nun unbelastet schräg nach links hinten geführt. Das Körpergewicht bleibt vollständig über dem rechten Fuß.

*Häufige Fehler:*
Statt den linken Fuß schräg nach außen zu führen, wird er oftmals gerade nach hinten gebracht. Dadurch wird in weiterer Folge, wenn das Körpergewicht verlagert wird, das Balancehalten schwierig, wenn nicht gar unmöglich, weil unsere Schrittposition dann zu schmal ist.

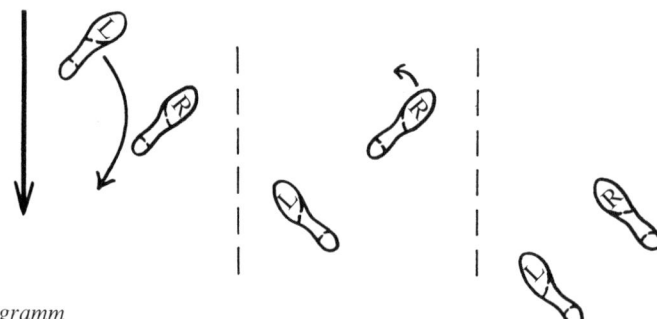

*Abb. 93: Schrittdiagramm*

## Kontaktaufnahme – Phase 4:

Der linke Fuß nimmt jetzt unbelastet Kontakt mit dem Boden auf. Dabei sollte der Fuß am Ende der Kontaktaufnahme schräg nach links (zirka 45°) und vorne zeigen. Das Gewicht bleibt noch immer über dem rechten Fuß.

*Häufige Fehler:*

In dieser Phase darf das Körpergewicht noch nicht auf den linken Fuß verlagert werden.

## Gewichtstransfer und Wiederherstellen der Ausgangsposition – Phase 5:

Erst wenn der linke Fuß flach am Boden ist, kommen wir mit einem allmählichen Gewichtstransfer wieder in die Ausgangsposition zurück. Diesmal ist der rechte Fuß vorne, beide Füße stehen parallel zueinander flach auf dem Boden. Etwa 90% des Körpergewichtes trägt nun das hintere (linke) Bein, das linke Knie ist deutlich gebeugt.

Gegen Ende der Gewichtsverlagerung müssen wir noch den rechten Fuß auf der Ferse etwas einwärts drehen, so daß die Zehenspitzen nach vorne und links zeigen.

In der Ausgangsposition kann man einen Augenblick verweilen, ehe man den nächsten Zyklus beginnt.

*Häufige Fehler:*

Der Oberkörper sollte weder nach vorne noch nach hinten kippen und die Schrittstellung weit genug sein, um sicher stehen zu können.

## Schrittfolge:

Der weitere Ablauf besteht nun aus dem Heranholen und einem Schritt mit dem rechten Fuß sowie der Gewichtsverlagerung. Die gesamte Abfolge ist also, beginnend in der Ausgangsposition: links heranholen, links zurück, Gewichtstransfer, rechts heranholen, rechts zurück, Gewichtstransfer usw.

# Atmung

Wichtige Hinweise zur Atmung finden Sie im Kapitel »Übungsablauf«.

# Kompletter Ablauf

Die Bewegungen erfolgen langsam, wir lassen uns Zeit. Als ungefähre Richtlinie kann dienen, daß man für sechs Zyklen zirka 45 Sekunden benötigt.

Der komplette Ablauf entspricht in allen Teilen dem der harmonisierenden Übung 2 (Vorwärts), Stufe A, auf Seite 145.

Bitte lesen Sie nun weiter auf Seite 209.

---

## STUFE B

---

# Beinbewegung

**Allgemeines:**

Im Prinzip entspricht die Beinbewegung auf dieser Stufe der Beschreibung für die Stufe A.

**Ausgangsposition:**

Die Ausgangsposition und Handposition (Hände über Dantian) ist dieselbe wie in der Stufe A. Wir versuchen allerdings, die Hinweise zur Ausgangsposition aus dem Kapitel »Übungsablauf«, Stufe B, zu integrieren (Entspannung des Gesichts, des Rückens und der Beine, Aufrichtung der Wirbelsäule etc.).

**Gewichtstransfer – Phase 1:**

Um das Gewicht auf den rechten Fuß zu verlagern, müssen wir das rechte Knie etwas stärker beugen. Das rechte Hüft- und Fußgelenk gibt dabei nach. Der linke Fuß ruht noch unbelastet auf dem Boden.

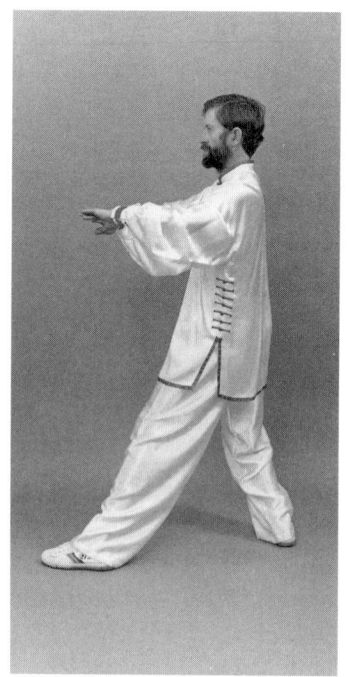

*Abb. 94: Ausgangsposition*

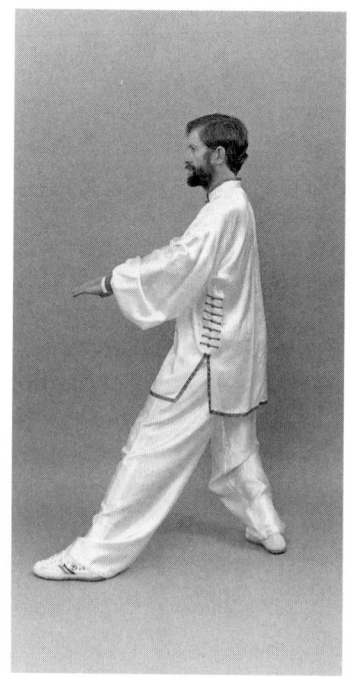

*Abb. 95: Phase 1*

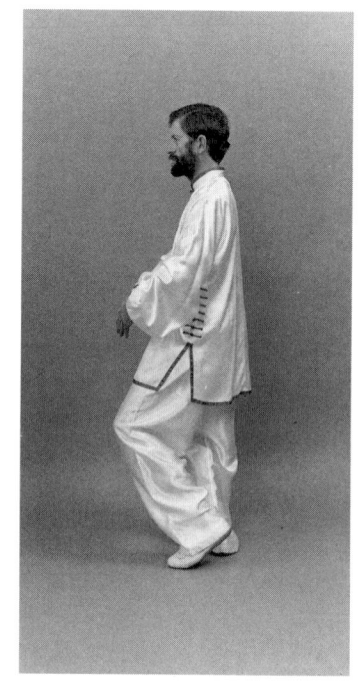

*Abb. 96: Phase 2*

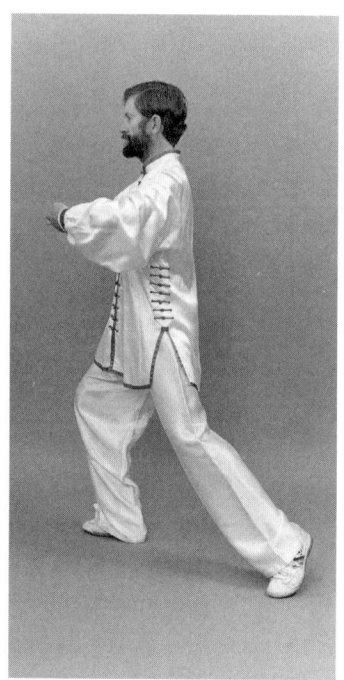

*Abb. 97: Phase 3*

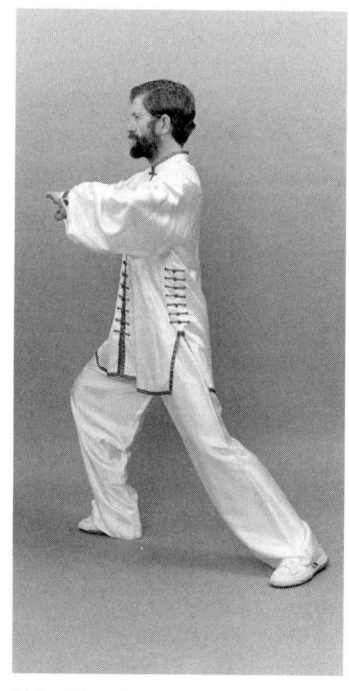

*Abb. 98: Phase 4*

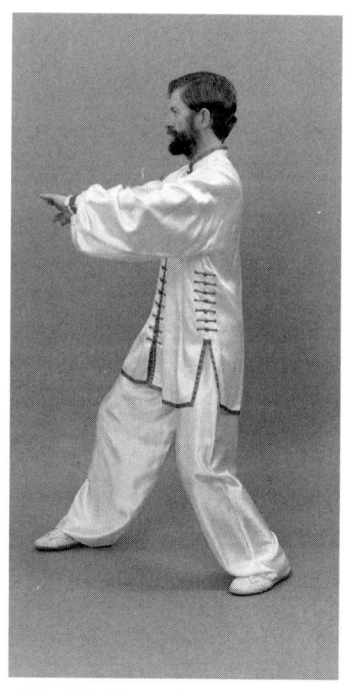

*Abb. 99: Phase 5*

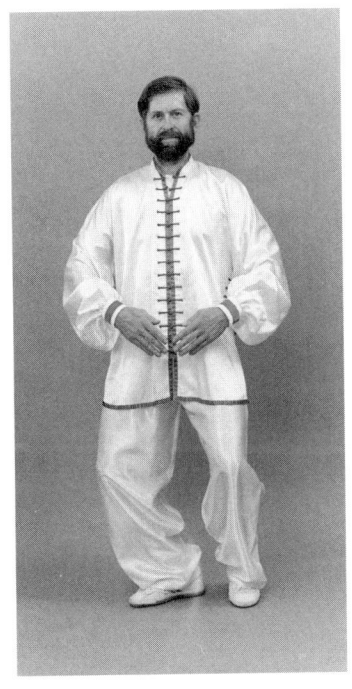 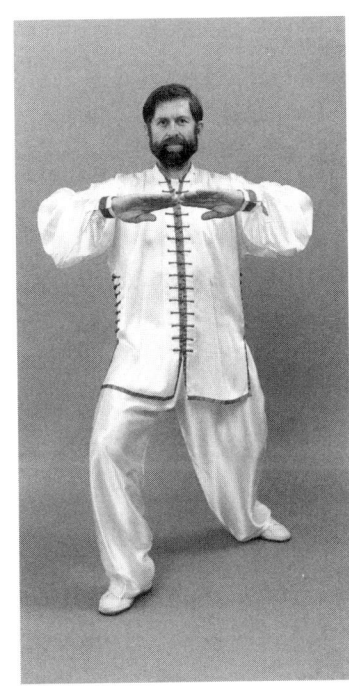

*Abb. 100: Phase 2, frontal*  *Abb. 101: Phase 4, frontal*

*Atmung:*
Wir beginnen mit der Einatmung.

**Heranholen – Phase 2:**
Der linke Fuß löst sich, beginnend bei der Ferse, langsam vom Boden. Dann bringen wir ihn unbelastet mit entspanntem Fußgelenk neben das rechte Standbein.

*Häufige Fehler:*
Wenn Sie beim Anheben des linken Fußes Gleichgewichtsprobleme haben, so deutet das darauf hin, daß noch nicht das gesamte Körpergewicht auf den rechten Fuß verlagert ist.

*Atmung:*
Wir beenden die begonnene Einatmung.

**Schrittansatz – Phase 3:**
Der linke Fuß wird nun, geführt von der großen Zehe, unbelastet schräg nach links hinten gebracht. Dabei müssen wir rechts stärker ins Knie gehen, was durch Nachgeben im rechten Hüft- und Fußgelenk ermöglicht wird. Das Körpergewicht ruht vollständig auf dem rechten Fuß.

*Häufige Fehler:*
Damit die Schrittposition nicht zu schmal wird, darf der linke Fuß nicht gerade nach hinten gebracht werden.

*Atmung:*
Wir atmen aus.

**Kontaktaufnahme – Phase 4:**
Der linke Fuß nimmt jetzt, beginnend mit der großen Zehe und endend mit der Ferse, unbelastet Kontakt mit dem Boden auf. Hier muß natürlich das rechte Knie nachgeben, da es sonst sehr schwierig wird, den linken Fuß unbelastet zu lassen.

Das Körpergewicht darf keinesfalls nach hinten, auf den linken Fuß verlagert werden.

*Atmung:*

Wir atmen ein.

## Gewichtstransfer und Wiederherstellen der Ausgangsposition – Phase 5:

Erst wenn der linke Fuß flach am Boden ist, beginnen wir mit dem allmählichen Gewichtstransfer und kommen damit in die Ausgangsposition zurück.

*Häufige Fehler:*

Die Schrittstellung sollte nicht zu schmal sein, damit ein sicherer Stand möglich ist.

*Wirbelsäule:*

Die Wirbelsäule wird locker und gerade aufgerichtet. Die Beine sollen einen weichen und beweglichen Eindruck machen, der Oberkörper Ruhe, Leichtigkeit und Gelassenheit ausstrahlen.

*Atmung:*

Wir atmen aus.

# Armbewegung

## Ausgangsposition:

Für das Üben der Armposition nehmen wir die im Kapitel »Übungsablauf« beschriebene Ausgangsposition ein. Die Arme stehen etwas unter Schulterhöhe gekurvt. Die Ellbogen zeigen nach außen, die Handflächen weisen vom Körper weg, die Fingerspitzen zeigen zueinander.

*Atmung:*

Wir haben ausgeatmet.

## Senken der Hände – Phase 1:

Aus der Ausgangsposition heraus lassen wir die Arme etwas sinken. Die Handflächen werden zu Boden gedreht, die Ellbogen weisen aber noch immer nach außen, die Fingerspitzen leicht nach schräg vorne.

*Atmung:*

Wir beginnen mit der Einatmung.

## Heranführen der Hände – Phase 2:

Wir lassen die Arme weiter sinken und führen die Hände so, daß die Handflächen zum Unterbauch zeigen. Die Ellbogen haben noch immer eine Tendenz nach außen.

*Atmung:*

Wir beenden die begonnene Einatmung.

## Hände nach oben – Phase 3:

Nun drehen wir die Handflächen nach oben, die Fingerspitzen weisen zueinander. Gleichzeitig heben wir die Hände knapp vor dem Körper langsam bis auf die Höhe der Achselhöhlen. Auch die Ellbogen werden gut angehoben.

*Häufige Fehler:*

Die Schultern sollten in dieser Bewegung nicht zu stark angehoben werden.

*Atmung:*

Wir atmen aus.

## Hände wegdrehen – Phase 4:

Wir drehen die Handflächen so, daß sie vom Körper weg zeigen, die Fingerspitzen weisen zueinander.

*Atmung:*

Wir atmen ein.

**Zurück in die Ausgangsposition – Phase 5:**
Durch ein leichtes Strecken in den Ellbogengelenken (die Schultergelenke müssen nachgeben)
kehren die Hände in die Ausgangsposition zurück.

*Atmung:*
Wir atmen aus.

# Atmung und Vorstellung

Sowohl bei der Bein- als auch bei der Armbewegung gelten die Hinweise im Kapitel
»Übungsablauf«.

# Kompletter Ablauf

Als ungefähre Richtlinie kann wie in der Stufe
A dienen, daß man für sechs Zyklen 45 Sekunden
benötigt.
Der komplette Ablauf entspricht in allen Teilen
dem der harmonisierenden Übung 2 (Vorwärts),
Stufe B, auf den Seiten 150f.

**Zeitbedarf:**
Folgen wir im kompletten Ablauf der Vorgangsweise der harmonisierenden Übung 2 (Vorwärts),
ergibt sich ein Zeitbedarf von zirka zehn Minuten.
Bitte lesen Sie nun weiter auf Seite 209.

---

## STUFE C

## Arm- und Beinbewegung

Arm- und Beinbewegung werden nun miteinander kombiniert.

**Ausgangsposition:**
Aus dem Kapitel »Übungsablauf« bedienen wir
uns der allgemeinen Angaben für die Ausgangsposition. Die Bein- und Armhaltung übernehmen wir von der Stufe B.

**Gewichtstransfer, Senken der Hände – Phase 1:**
Beim Senken der Arme beachten wir, daß die
Ellbogen etwas in die Weite streben sollen, also
nicht so sehr nach unten oder nach hinten. Da
die Schulterblätter frei beweglich bleiben, stehen
sie am Ende der Phase 1 etwas tiefer als zu deren
Beginn.

*Atmung:*
Wir beginnen, leicht und mühelos einzuatmen,
das Zwerchfell allmählich anzuspannen und die
Bauchmuskeln zu lockern, wodurch die Bauchdecke ganz leicht nach vorne kommt.

**Heranholen, Heranführen der Hände – Phase 2:**
Als erstes löst sich die Ferse des linken Fußes
vom Boden, dann allmählich die Fußaußenkante
und schließlich die Zehen, von der kleinen Zehe
beginnend.
Der linke Fuß hängt locker im Fußgelenk und
wird ganz knapp über den Boden geführt, bis er
sich neben dem rechten Standbein befindet.
Wir lassen die Schultern weiter sinken, was nur
möglich ist, wenn beim Heranführen der Hände
die Ellbogen nach außen in die Weite gehen.

*Atmung:*
Wir beenden die Einatmung. Die Bauchdecke
kommt weiter nach vorne, und schließlich hebt
sich noch etwas der Brustkorb.

Denken wir daran, daß es sich um keine maximale Einatmung handeln sollte. Ebensowenig ist es erwünscht, durch ein Anheben unserer Schultern den Brustraum zu erweitern.

### Schrittansatz, Hände nach oben – Phase 3:

Um dem linken Bein ein freies Ausschwingen nach links hinten zu ermöglichen, müssen wir rechts stärker ins Knie gehen. Dabei muß unser Schwerpunkt bei aufgerichteter Wirbelsäule gut über dem rechten Fuß bleiben.
Schließlich kommt mit fortschreitender Streckung im linken Kniegelenk die große Zehe als erstes mit dem Boden in Kontakt.
Da die Schulterblätter frei beweglich bleiben sollen, werden sie am Ende der Phase 3 *etwas* höher stehen als zu deren Beginn. Keinesfalls sollten wir den Fehler begehen, das Heben der Arme durch ein Anheben der Schultern einzuleiten.
Ellbogen und Schultern streben in die Weite.

*Häufige Fehler:*

Durch zu starkes Strecken im linken Kniegelenk kann es zu einer Hohlkreuzbildung kommen.
Bei zu schmalem Schrittansatz (linken Fuß gerade nach hinten statt, wie es richtig wäre, schräg) werden in weiterer Folge Balanceprobleme auftreten, die unsere Zentrierung zunichte machen. Werden die Ellbogen zu weit nach hinten geführt, führt dies zu Verspannungen im Brustbereich.

*Atmung:*

Unsere Ausatmung muß *am Anfang* der Phase 3 durch ein lockeres Sinken des Brustkorbes einsetzen. Erst dann beginnen die Bauchmuskeln zu kontrahieren, was die Bauchdecke nach innen und das Zwerchfell nach oben bewegt.
Wie bei allen Ausatmungen sollten wir auch hier nicht den letzten Rest Luft aus unserer Lunge pressen.

### Kontaktaufnahme, Hände wegdrehen – Phase 4:

Um die allmähliche unbelastete Kontaktaufnahme des linken Fußes mit dem Boden zu ermöglichen, muß das rechte Standbein weich nachgeben. Obwohl der Boden bereits teilweise das Gewicht des linken Beines trägt, ist zu beachten, daß ein überaus häufiger Fehler darin besteht, zu früh das Körpergewicht zum linken Bein hin zu verlagern.
Am Ende steht der linke Fuß so, daß er zirka 45° schräg nach links vorne weist.
Beim Wegdrehen der Hände haben wir das Gefühl von Weite in den Schultern und Ellbogen.

*Häufige Fehler:*

Die Ellbogen sollten nicht zu weit nach hinten geführt werden, um Verspannungen im Brustbereich zu vermeiden.

*Atmung:*

Wir bringen durch ein leichtes Anspannen des Zwerchfells die Bauchdecke nach vorne und heben in weiterer Folge ein wenig den Brustkorb. Die Einatmung sollte nicht maximal sein.

### Gewichtstransfer, Zurück in die Ausgangsposition – Phase 5:

Die Wirbelsäule bleibt locker gestreckt, gegen Ende dieser Phase wollen wir darauf achten, kein Hohlkreuz zu machen.
Unsere Armbewegung erfolgt als Ausgleich zur Gewichtsverlagerung. In dem Maße, wie der Körper zurückgeht, kommen die Hände nach vorne. Dies darf aber nicht übertrieben werden, denn die Arme sollten am Ende dieser Phase zusammen mit dem Körper einen Ring bilden. In diesem Ring haben wir ein Gefühl der Weite, die Ellbogen weisen nach außen.

*Häufige Fehler:*

Durch ein übermäßiges Strecken der Ellbogengelenke verspannen sich Schultern und Brustwirbelsäule.

*Atmung:*

Unsere Ausatmung muß *am Anfang* der Phase 5 durch ein lockeres Sinken des Brustkorbes einsetzen. Erst dann beginnen die Bauchmuskeln zu kontrahieren, was die Bauchdecke nach innen und das Zwerchfell nach oben bewegt.

Wie bei allen Ausatmungen sollten wir auch hier nicht den letzten Rest Luft aus unserer Lunge pressen.

## Atmung, Vorstellung und Qi

Wir beachten die im Kapitel »Übungsablauf« gegebenen Hinweise.

## Kompletter Ablauf

Der komplette Ablauf entspricht dem Ablauf der harmonisierenden Übung 1 (Seitwärts), Stufe C, auf Seite 116.

Bitte lesen Sie nun weiter auf Seite 211.

---

### STUFE D

## Beinbewegung

**Allgemeines:**

Das Knie nach vorne bringen bedeutet in den folgenden Zeilen immer, das Knie in die Richtung zu bringen, wohin die Zehen weisen.

**Phase 1:**

Wir machen auch in dieser Übung Gebrauch vom »Befreien der Wege«. Das bedeutet, daß unser rechtes Knie nach vorne geht, während wir unser Körpergewicht voll auf das rechte Bein verlagern.

Wir beachten, daß die rechte Fußsohle gleich-

mäßig belastet sein muß. Das linke Bein kann sich gut entspannen.

**Phase 2:**

Indem wir uns gut über dem fest verwurzelten rechten Standbein positionieren (Baihui zum Himmel, Huiyin zur Erde), holen wir das entspannte linke Bein heran.

**Phase 3:**

Um nun den Schritt mit dem linken Fuß nach hinten setzen zu können, muß das rechte Knie weiter nach vorne gehen, damit wir den Körper absenken können. Dabei bleibt die Belastung der rechten Fußsohle gleich; das Körpergewicht sollte also keinesfalls auf den rechten Ballen verlagert werden.

Das linke Bein wird möglichst entspannt nach hinten geführt. Die rechte Hüfte muß zu diesem Zweck gut geöffnet werden (Außenrotation des rechten Beines). Dies ist schwierig, denn gleichzeitig wird nämlich das Gewicht des Rumpfes über das rechte Hüftgelenk ins rechte Bein geleitet. Somit haben wir in der Hüfte sowohl die erforderliche Stabilisierung als auch eine Öffnung. Mittlerweile haben sie jedoch ausreichende theoretische und praktische Kenntnisse, um dieses scheinbare Paradoxon aufzulösen.

**Phase 4:**

Hat das linke Bein Kontakt mit dem Boden aufgenommen, kann es sich völlig entspannen.

**Phase 5:**

Beim Verlagern des Körpergewichts nach hinten spüren wir die Spannungszunahme im linken Bein, dessen Knie wieder leicht nach vorne hin nachgibt, und die Spannungsabnahme im rechten Bein.

## Armbewegung

Auch für die Armbewegung legen wir unser Augenmerk auf den ständigen Wechsel von Anspannung und Entspannung.

In den Phasen 1 und 2 kommt es zu einer allmählichen Zunahme der Entspannung. Beachten Sie bitte, daß sich zur gleichen Zeit die Atemmuskeln allmählich anspannen, da wir einatmen.

In der Phase 3 heben wir dann die Arme, und die Entspannung nimmt ab. Gleichzeitig entspannen sich die Atemmuskeln, da wir ausatmen.

Die Phasen 4 und 5 verlagern die Spannungverhältnisse.

## Atmung

Für die Atmung orientieren wir uns am Kapitel »Übungsablauf«.

Ein wichtiger Effekt dieser Übung besteht darin, daß Atmung und Bewegung teilweise konträr sind. Das heißt, wir haben in der Phase 1 und 2 ein Sinken der Arme während der Einatmung und in der Phase 3 ein Heben der Arme während der Ausatmung. Das macht diese Übung anspruchsvoller als die beiden anderen.

## Vorstellung (Yi) und Qi

Harmonisierende Übungen gleichen aus und helfen, Qi zu verteilen.

Wir haben drei Dimensionen (Länge, Breite, Höhe) und in jeder Dimension die polaren Kräfte Yin und Yang. Für die Höhe entspricht dem Yin das Unten (Huiyin, Yongquan) und dem Yang das Oben (Baihui). Für die Länge entspricht dem Yin das Hinten, das wir besonders in dieser Übung zu entwickeln versuchen. Dem Yang entspricht das Vorne, das in der harmonisierende Übung 2 stärker betont wird. Für Yin (rechts) und Yang (links) der Dimension der Breite ist die harmonisierende Übung 1 zuständig.

Da wir versuchen, ausgleichend zu wirken, wollen wir die Übung 3 (Rückwärts) von Dantian aus steuern und die Übung 2 (Vorwärts) von Mingmen. In der Übung 1 (Seitwärts) wird der Schrittansatz von Dantian gesteuert und das Nachholen des Beines von Mingmen.

Wie schon in der harmonisierenden Übung 2 (Vorwärts) versuchen wir auch jetzt, vorstellungsmäßig Gegengewichte zur Bewegung herzustellen. So finden wir in der Phase 5 eine deutliche Rückwärtsbewegung des Körpers, die durch ein Vorwärts in unserer Vorstellung ausgeglichen werden soll. Die Ausgleiche für das Senken der Arme in den Phasen 1 und 2 sowie für das Heben der Arme in der Phase 3 erfolgen weitestgehend durch die Atmung.

## Kompletter Ablauf

Der komplette Ablauf entspricht dem Ablauf in der harmonisierenden Übung 1 (Seitwärts), Stufe D, auf Seite 118.

Bitte lesen Sie nun weiter auf Seite 217.

# Die Wirbelsäule und ihre Aufrichtung

## STUFE A

Getreu unserem Prinzip, aus der Praxis heraus die Theorie zu erarbeiten, wollen wir derzeit nur unter Berücksichtigung der jeweiligen Übungshinweise auf unsere gewohnte Weise versuchen, die Wirbelsäule aufzurichten. Beobachten wir, was sich dabei in unserem System abspielt.

Wichtig ist derzeit das Sammeln von Erfahrungen, es muß jetzt noch nicht alles absolut richtig sein!

Bitte lesen Sie nun weiter auf Seite 221.

## STUFE B

**Allgemeines:**

Wir wollen jetzt, wo wir mit den Übungen schon vertrauter sind, intensiver beobachten, wie sich unsere Wirbelsäule aufrichtet. Wir fragen uns, welche Strategien wir einsetzen, was wir vielleicht besser machen könnten.

Außerdem beginnen wir, den Einsatz der Wirbelsäule auch bei Verrichtungen des täglichen Lebens zu beobachten: Wie gehen wir, wie stehen wir an der Bushaltestelle, wie sitzen wir beim Kaffeetrinken, wie sitzen wir im Auto, wie liegen wir im Bett beim Einschlafen und beim Aufwachen, wie setzen wir uns hin und stehen wieder auf, wie beugen wir uns nach einem fallengelassenen Gegenstand usw.?

## Übungsanweisungen

**Allgemeines:**

Da wir nun alle praktischen Übungen auf der Stufe B hinter uns haben, wollen wir uns ein wenig mit Maßnahmen zur Aufrichtung der Wirbelsäule befassen.

**Energiezentren:**

Wir massieren Dantian, Mingmen, Baihui und Huiyin.

**Ausgangsposition:**

Die Ausgangsposition ist dieselbe wie in fast allen unseren Übungen, d.h., die Füße stehen etwa schulterbreit auseinander, die Fußinnenkanten sind parallel. Die Knie sind ganz leicht gebeugt. Der Blick geht entspannt in die Ferne, und wir lassen die Arme locker hängen.

**Vorübung für die Lendenwirbelsäule:**

Wir nehmen die Ausgangsposition ein, gehen allerdings etwas tiefer in die Knie.

Nun versuchen wir, ein deutliches Hohlkreuz zu machen (siehe Abb. 102 auf der folgenden Seite). Dazu lassen wir unser Becken nach vorne kippen. Das wird uns besonders gut gelingen, wenn wir die Rückenmuskeln stark anspannen und die Bauchmuskeln erschlaffen lassen.

Anschließend bewegen wir uns in die Gegenrichtung. Wir spannen die Bauchmuskeln an und lockern die Rückenmuskeln. Dadurch kippt das Becken nach hinten, und wir erhalten im Bereich der Lendenwirbelsäule einen leichten Buckel (siehe Abb. 103).

Diesen Ablauf (Hohlkreuz-Buckel, Hohlkreuz-

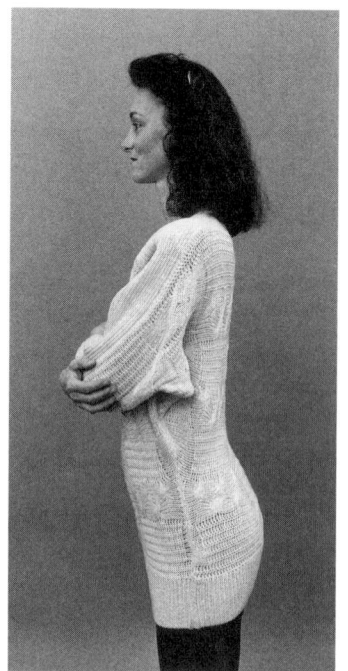
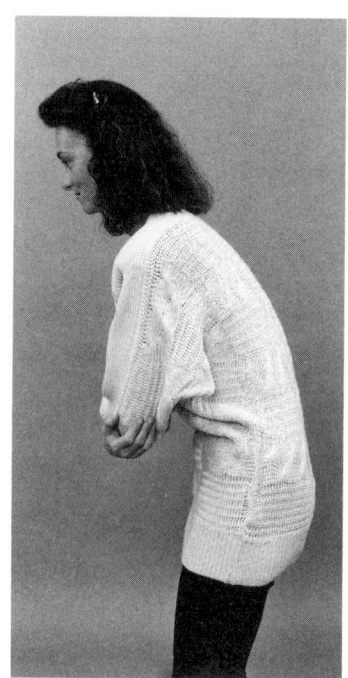
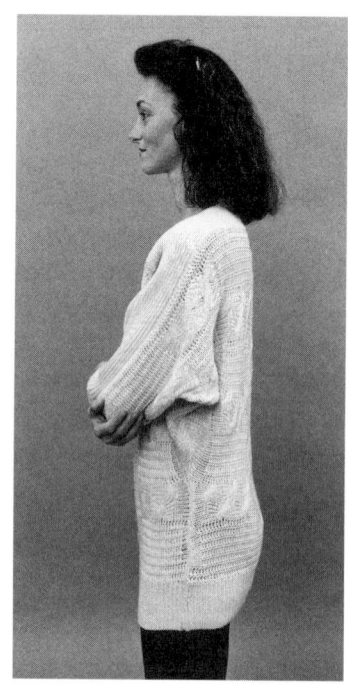

*Abb. 102: Hohlkreuz*

*Abb. 103: Buckel*

*Abb. 104: Gut aufgerichtete Lendenwirbelsäule*

Buckel) wiederholen wir einige Male, um uns Klarheit darüber zu verschaffen, auf welche Weise wir Bauch- und Rückenmuskeln einsetzen müssen, um die Lendenwirbelsäule zu bewegen.

Die richtige Position der Lendenwirbelsäule erreichen wir dadurch, daß wir sowohl die Rückenmuskeln als auch die Bauchmuskeln leicht aktivieren. Die am unteren Rücken spürbaren Wirbeldornen der Lendenwirbelsäule stehen dadurch fast genau senkrecht übereinander (siehe Abb. 105). Bei den meisten Menschen finden wir hier, bedingt durch das eingenommene Hohlkreuz, eine mehr oder minder starke Krümmung nach vorne. Diese Krümmung ausgleichen zu lernen, war das Ziel dieser Vorübung.

Durch einen *Kontrollgriff* können wir den Erfolg unserer Maßnahmen überprüfen. Wir legen eine Handfläche auf den Nabel und streifen mit dem Handrücken der anderen Hand die Lendenwirbelsäule auf und ab. Auf diese Weise können wir unerwünschte Krümmungen sofort erkennen und ausgleichen.

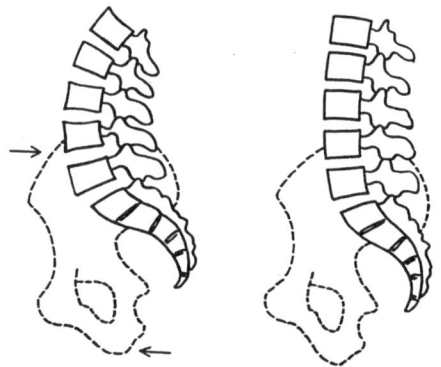

*Abb. 105: Das Kippen des Beckens, Unterseite nach vorne, Oberseite nach hinten, bringt die Lendenwirbelsäule aus dem Hohlkreuz (links) in eine aufgerichtete Lage (rechts).*

210

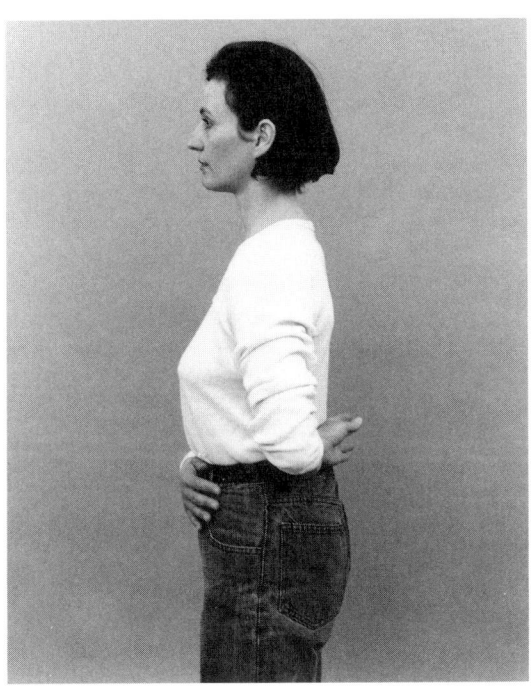

*Abb. 106: Kontrollgriff*

*Häufige Fehler:*
Versuchen Sie, die eben genannten Bewegungen hauptsächlich im Bereich der Lendenwirbelsäule zu spüren und auch herzustellen. Oft wird nämlich versucht, die Lendenwirbelsäule ruhig zu halten und die Bewegungen mit der Brustwirbelsäule zu erzeugen.

**Erste Versuche zur Aufrichtung:**
Ohne Ihnen derzeit theoretische Grundlagen zu bieten, die ich erst auf Stufe C behandle, möchte ich Sie ermuntern, einige Versuche zur Verbesserung der Aufrichtung Ihrer Wirbelsäule zu unternehmen.
Wir nehmen die Ausgangsposition ein und lockern und entspannen unsere Halsmuskeln durch ganz leichtes Hin- und Herbewegen des Kopfes. Dann führen wir Baihui in Richtung Himmel und lassen Huiyin und unsere Yongquans zur Erde sinken. Velleicht können wir

spüren, daß sich dadurch die Rückenmuskeln entspannen.
Nun versuchen wir, mehrmals eine erschlaffte Haltung einzunehmen und uns mit Hilfe der eben geschilderten Maßnahmen wieder aufzurichten.

*Häufige Fehler:*
Das Kinn sollte nicht zu hoch oben und nach vorne gestreckt sein.

# Anwendung

Wir versuchen in den kommenden Übungen, die soeben gemachten Erfahrungen anzuwenden.
Bitte lesen Sie nun weiter auf Seite 222.

---

## STUFE C

---

# Theorie

**Drei Grundannahmen:**
Man könnte Bibliotheken mit Büchern über die Wirbelsäule füllen. Nahezu alle Autoren sind sich darüber einig, daß sie in unserem Organismus eine zentrale Stellung innehat. Kommen die Autoren aus dem Bereich der Medizin, versäumen sie nicht, darauf hinzuweisen, daß Wirbelsäulenprobleme und -erkrankungen zu einem großen Thema in der Medizin geworden sind. Die Einmütigkeit endet jedoch in dem Moment, wo man fragt, was dagegen unternommen werden sollte; an Lösungsvorschlägen mangelt es wahrlich nicht.
Dabei kann man, wie ich glaube, mit nur drei Grundannahmen eine effiziente Arbeitsbasis herstellen.
Die erste Annahme holen wir uns aus einem der Klassiker über Taijiquan, verfaßt von Wang Zongyue: *»Eine körperlose Energie führt den Kopf nach oben.«*

211

Die zweite stammt aus einem weiteren Klassiker über Taijiquan, verfaßt von Zhang Sanfeng: *»Wenn es ein Oben gibt, gibt es ein Unten; wenn es ein Vorne gibt, gibt es ein Hinten; wenn es ein Links gibt, gibt es ein Rechts.«*
Die dritte schließlich bedeutet das Schlachten einer heiligen Kuh: *Die sogenannten »natürlichen« Krümmungen der Wirbelsäule sind übertrieben und unnatürlich.*

### Die dritte Grundannahme:

Wollen wir uns zuerst die dritte Grundannahme näher betrachten.

Wenn wir einen Blick in ein modernes Lehrbuch der Anatomie werfen, so finden wir die Wirbelsäule in der Seitansicht immer mit Krümmungen dargestellt, wie wir sie in der Abb. 107 (links) sehen können.

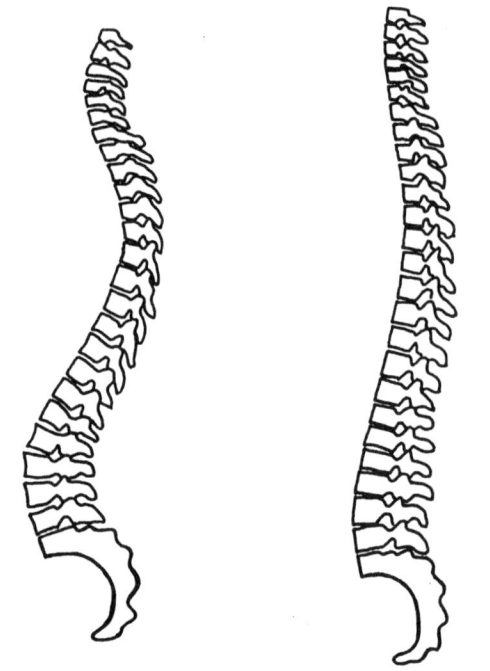

*Abb. 107: Links eine »normale« (gestauchte) Wirbelsäule, rechts eine locker aufgerichtete*

Diese Krümmungen existieren bei den meisten Menschen unseres Kulturkreises tatsächlich. Macht man eine Reihenuntersuchung mit »gesunden« (beschwerdefreien) Menschen, kommt man nicht umhin, die Krümmungen als gegeben anzusehen. Der Denkfehler liegt darin, daß »beschwerdefrei« noch lange nicht »optimal gelöst« bedeutet.

Betrachtet man eine Wirbelsäule in einem hundert Jahre alten Anatomiebuch, fällt einem sofort auf, daß die dargestellten Krümmungen wesentlich geringer sind. Offenbar verfügten die Menschen vor hundert Jahren über eine aufrechtere Wirbelsäule, die, das kann ich mit Überzeugung behaupten, dem Konstruktionsprinzip dieses Organs besser entspricht. Die stärkeren Krümmungen, die wir heute sehen, sind nämlich Ausdruck *übergroßer Verspannungen* im körperlichen wie im seelischen Bereich sowie Ergebnis einer *falschen Benutzung* der Wirbelsäule.

Auch die Skelettdarstellungen aus den Anatomiebüchern des Bernard Siegfried Albinus (1747 und 1753) vermitteln einen Eindruck davon, wie schön eine aufgerichtete Wirbelsäule sein kann. F.M. Alexander, Ida Rolf und Moshé Feldenkrais holten sich wichtige Inspirationen aus diesem epochalen Werk. (Siehe Literaturliste: Hale, R.B./Coyle, T.: *Albinus on Anatomy*)

### Die erste Grundannahme:

Hilft uns die erste Grundannahme, um die übermäßigen Krümmungen aus unserer Wirbelsäule zu entfernen? »Eine körperlose Energie führt den Kopf nach oben.« Was bedeutet das, wie ist dies zu bewerkstelligen?

Meistens versuchen wir, die Wirbelsäule aufzurichten, indem wir die Rückenmuskeln stärker anspannen und somit von unten nach oben eine Aufrichtung erreichen. Bald jedoch ermüden die angespannten Muskeln, und wir sacken wieder in die ursprüngliche krumme Lage zurück.

Die Lösung besteht nun darin, den Kopf nach

212

oben zu bringen. Dieser nach oben gehende Kopf streckt auf natürliche Weise die nachfolgende Wirbelsäule. Wir haben es hier also mit einer Aufrichtung *von oben nach unten* zu tun.

Jonathan Drake (1991:27) vergleicht die Methode von unten nach oben mit einem *Stapelsystem*, bei dem jedes höhergelegene Teil auf dem tieferen lastet, die Methode von oben nach unten mit einem *Aufhängesystem*, bei dem die Teile gegeneinander leicht verschiebbar hängen.

Tatsache ist, daß sich die Rückenmuskeln bei einer Aufrichtung von oben nach unten entspannen, was für viele eine Überraschung darstellt, hatten sie doch vorher Aufrichtung mit einem Mehr an Anspannung gleichgesetzt.

Es liegt an dieser Stelle nahe, Grundsätze der Alexander-Technik darzustellen. Diese Technik wurde von F.M. Alexander Ende des vergangenen Jahrhunderts entwickelt und hat sich seither über die gesamte Welt verbreitet. Für mich stellt sie einen der effizientesten westlichen Ansätze zum Problemkreis der aufrechten Haltung dar. Die Übereinstimmungen mit dem, was asiatische Meister wollen, aber oft nicht erklären können, sind frappierend.

Alexander fand heraus, daß die gelenkige Verbindung zwischen Kopf und Hals, das sogenannte Atlantooccipitalgelenk (oberes Kopfgelenk), schlechthin »Das Zentrum« für Haltung und Bewegung ist. Bei uns ist dieses Gelenk durch Mißbrauch und falsche Benutzung häufig blockiert, und so lautet der erste Grundsatz der sogenannten **»Primärkontrolle«** Alexanders, daß man *Hals und Nacken lockern* sollte. Dieses Lockern ermöglicht zweitens, daß der *Kopf nach vorne oben* geführt werden kann. Dies wiederum macht drittens den *Rücken lang und weit*.

Die »normalen« Versuche einer Aufrichtung bestehen fast immer in einem starken Anspannen der Rückenmuskulatur in Verbindung mit einem Hohlkreuz. Dies verkürzt den Rücken. Werden dann noch die Schultern deutlich nach hinten genommen und der Brustkorb vorgewölbt, wird der Rücken eng.

In der militärischen Haltung finden wir die eben genannten Punkte in Reinkultur: Die Beine sind bis zum Gesäß verspannt und die Knie durchgestreckt. Desweiteren entdecken wir ein Hohlkreuz (hergestellt durch starke Spannungen), eine weit vorgewölbte Brust und zurückgezogene Schultern, die jetzt auch noch den oberen Rücken verspannen. Die Anspannung der Nackenmuskulatur hilft, den Kopf in den Nacken zu werfen und das Kinn unnatürlich anzuheben. Man könnte beinahe meinen, hier wird eine Foltermethode geschildert! Es wird Ihnen vermutlich aufgefallen sein, daß diese Aufzählung einen Verlauf von unten nach oben genommen hat.

Alexander beginnt fast ganz oben, lockert den Hals, bringt dann den Kopf nach oben, wodurch sich die Wirbelsäule in die Länge dehnt, die Rückenmuskeln sich entspannen können und somit dem Rücken die Möglichkeit geben, lang zu werden und sich in die Weite auszudehnen.

In einer »aufgerichteten« Haltung haben die meisten Menschen einen nach hinten in den Nacken geworfenen Kopf und dadurch ein deutlich angehobenes Kinn (siehe nachfolgende Abb. 108). Die Anweisung F.M. Alexanders, den Kopf nach vorne und oben zu bringen, ist von dieser Ausgangshaltung her zu verstehen. Man führt, während man die Halswirbelsäule deutlich streckt, das Kinn etwas nach unten. Dadurch wird der Scheitelpunkt Baihui, der vorher zu weit hinten lag, tatsächlich der höchste Punkt unseres Systems (siehe Abb. 109). Nun kann die zuvor erwähnte körperlose Energie nach oben wirksam werden.

### Die zweite Grundannahme:

Die zweite Grundannahme: »Wenn es ein Oben gibt, gibt es ein Unten« besagt, daß in unserem System das Verhältnis der Kräfte immer ausgeglichen sein soll. Haben wir nun eine Kraft, die den Kopf nach oben führt, benötigen wir eine

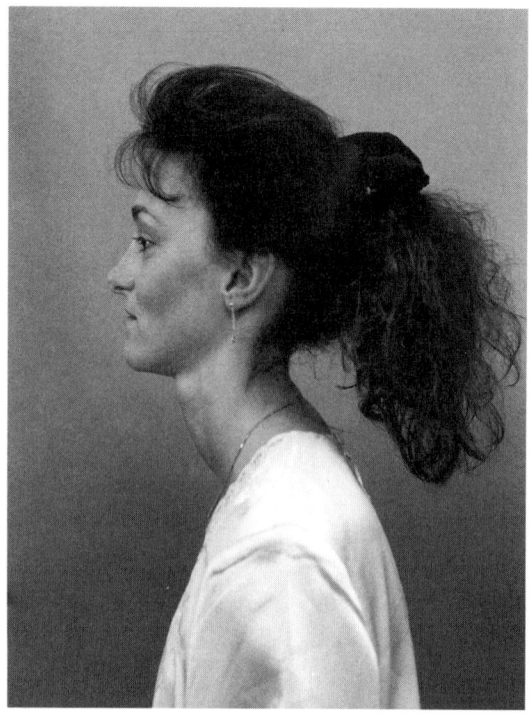

Abb. 108: »Normale« Kopfhaltung

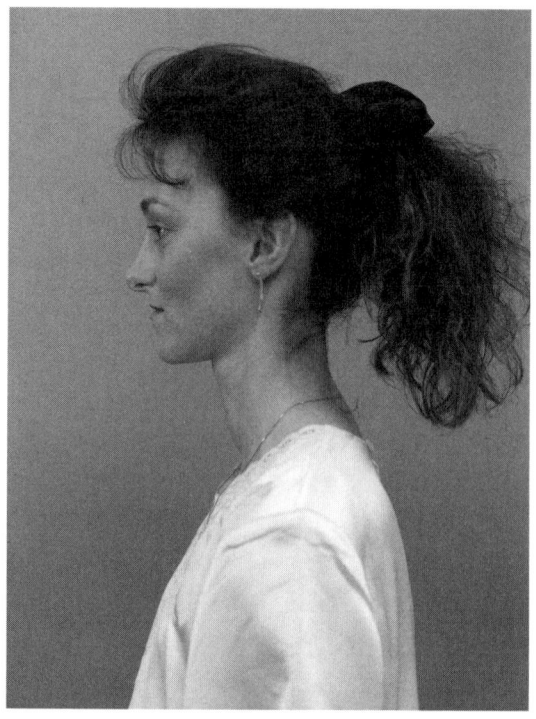

Abb. 109: Kopf nach vorne und oben geführt

weitere Kraft, die an den unteren Teilen des Rumpfes und der Beine nach unten wirkt und auf diese Weise die Wirbelsäule auseinanderzieht. Freundlicherweise erledigt die Schwerkraft diese Arbeit für uns, zumindest wenn wir stehen oder sitzen.

Statt also einen ewigen Kampf gegen die Schwerkraft zu führen, besteht unsere Aufgabe darin, ihr die Arbeit zu erleichtern, was durch gutes Entspannen erreicht werden kann. Vor allem versuchen wir, ihre Wirkung in den Zentren Huiyin und Yongquan zu spüren.

Nunmehr wird klar, weshalb eine monokausale Vorgangsweise bei der Aufrichtung nie zum gewünschten Ziel führen kann. Entweder wird mit übergroßer Anspannung *alles* nach oben geschoben oder durch eine Entspannung, die ich als Erschlaffung bezeichnen möchte, *alles* fallengelassen.

Wir haben in der Stufe B eine Vorübung für die Lendenwirbelsäule kennengelernt, die es uns ermöglicht, Baihui und Huiyin senkrecht übereinander auszurichten; diese Ausrichtung erweist sich für eine optimale Position in den zwischen Himmel und Erde wirksamen Energiefeldern als erforderlich.

Unsere Aufgabe besteht darin, uns im Zusammenwirken mit den umgebenden Kräften aufzurichten. Kämpfen wir gegen die übermächtige Schwerkraft, vernichtet sie uns, arbeiten wir mit ihr, wird sie zu unserem Helfer bei der Aufrichtung. Handeln wir auf diese Art und Weise, verwirklichen wir das daoistische Prinzip von Wuwei in unserem täglichen Leben.

Ein Teil der zweiten Grundannahme fehlt uns noch: »Wenn es ein Vorne gibt, gibt es ein Hinten; wenn es ein Links gibt, gibt es ein Rechts.«

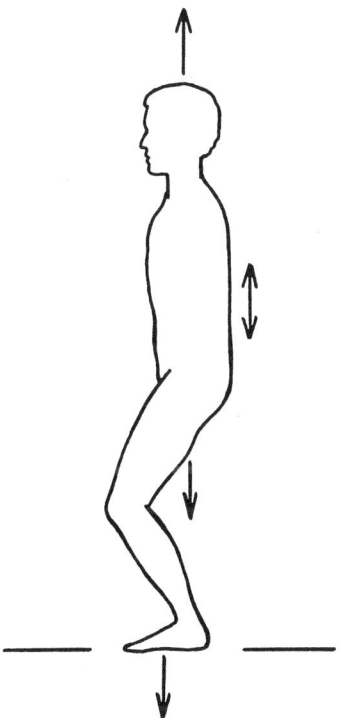

*Abb. 110: Die körperlose Energie wirkt im Baihui nach oben, und die Schwerkraft wirkt in Huiyin und Yongquan nach unten. Die Wirbelsäule wird locker gestreckt.*

Niemand würde auf die Schnapsidee kommen, für das Ausbalancieren der Wirbelsäule nach rechts und links zu postulieren, daß es genüge, die Rückenmuskeln nur auf der, sagen wir, rechten Seite anzuspannen und dafür auf der linken Seite komplett loszulassen. Doch es ist eine häufig vertretene Meinung, für das Ausbalancieren zwischen vorne und hinten müsse man nur die Rückenmuskeln einsetzen und könne die Bauchmuskeln total entspannen (d.h. erschlaffen lassen). Ein starkes Hohlkreuz und ein herabhängender Bauch sind die Folgen. Auch Schwangere unterliegen gerne der Verlockung, ihren Bauch hängenzulassen.

Die weitaus bessere Lösung besteht darin, die Bauchmuskeln an der Aufrichtung und Ausbalancierung zu beteiligen, indem sie leicht von oben nach unten angespannt werden. Diese Maßnahme ermöglicht uns eine bessere Aufrichtung und ein *Nachlassen der Spannung* in den Rückenmuskeln.

Hören wir zu diesem Thema Ida Rolf (1977:65): »Für den Begriff Rückgrat gibt es in unserem Sprachgebrauch die irreführende Bezeichnung Wirbel›säule‹. Nach allgemeiner Auffassung hat eine Säule Gewicht zu tragen. Das ist aber nicht die Aufgabe des Rückgrats, da es so konstruiert ist, daß es kein Gewicht tragen bzw. abstützen soll. Die primäre Aufgabe eines normal funktionierenden Rückgrats besteht darin, Gewebeschichten und Körperabschnitte zu unterteilen. Das Rückgrat bildet ein Gitterwerk, mit dem Myofaszien verbunden sind. Das Wesentliche läßt sich am Beispiel eines Zelts verdeutlichen. Auf die Frage, was ein Zelt aufrecht hält, wird der Stadtmensch antworten: ›Die Zeltstange‹. Ein Holzfäller sieht das anders, er weiß, daß in einem gut gespannten Zelt der nach unten gerichtete Zug der linken Zeltschnüre die rechte Seite spannt und umgekehrt. Aufgabe der Zeltstange ist es, auf beiden Seiten für räumlich ausgewogene Verhältnisse zu sorgen.«

Ein kleiner Hinweis aus der Praxis, bevor wir zu den Übungsanweisungen kommen: Beim Heben von schweren Lasten muß man ebenfalls die Bauchmuskeln anspannen, in diesem Fall sogar sehr stark. Dadurch wird das auf der Wirbelsäule ruhende Gewicht besser auf Becken und Beine verteilt und die Wirbelsäule beträchtlich entlastet.

## Übungsanweisungen

**Allgemeines:**
Wir lernen mit Hilfe der folgenden Maßnahmen, unsere Wirbelsäule besser aufzurichten.

**Energiezentren:**
Wir massieren Dantian, Mingmen, Baihui und Huiyin.

**Ausgangsposition:**
Die Ausgangsposition ist dieselbe wie in der Stufe B.

*Häufige Fehler:*
Werden die Knie durchgestreckt, entsteht fast immer ein Hohlkreuz, das eine Aufrichtung unmöglich macht!

**Ablauf der Aufrichtung:**
Wir nehmen die Ausgangsposition ein und versuchen, durch ganz leichtes Hin- und Herbewegen des Kopfes unsere Halsmuskeln zu lockern und zu entspannen.
Dann führen wir Baihui in Richtung Himmel und lassen den Huiyin und unsere Yongquans

zur Erde sinken. Wir werden spüren, daß sich dadurch die Rückenmuskeln entspannen können. Wenn wir gleichzeitig noch den oberen Teil der Bauchmuskeln leicht aktivieren, kann das Becken etwas nach hinten kippen, ein eventuell vorhandenes Hohlkreuz sich ausgleichen und die Wirbelsäule sich angenehm dehnen. Wir erreichen damit den vorhin erwähnten »langen Rücken« und daß Baihui und Huiyin senkrecht übereinanderstehen. Die auf Stufe B gemachten Erfahrungen mit der »Vorübung für die Lendenwirbelsäule« werden uns auch jetzt helfen.
Lassen wir die Schultern und die Arme locker hängen, und widerstehen wir der Versuchung, die Schultern nach hinten zu nehmen, dann erzielen wir damit den ebenfalls geforderten »weiten Rücken«.
Wir nehmen nun mehrmals eine erschlaffte Haltung ein und richten uns mit Hilfe der eben geschilderten Maßnahmen wieder auf. Dasselbe

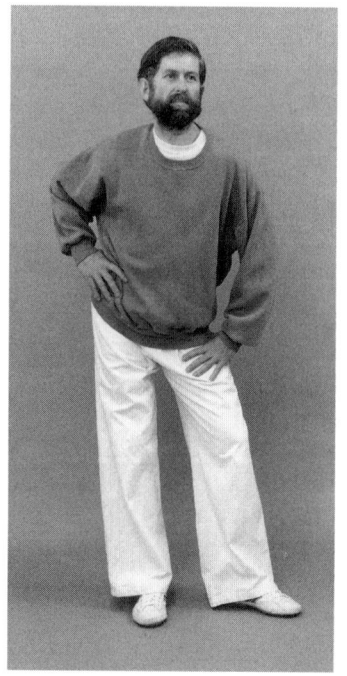 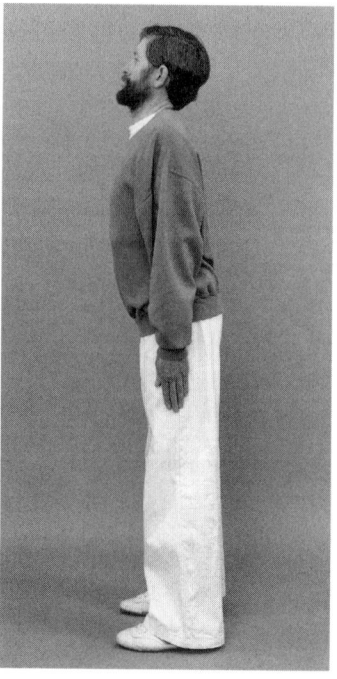 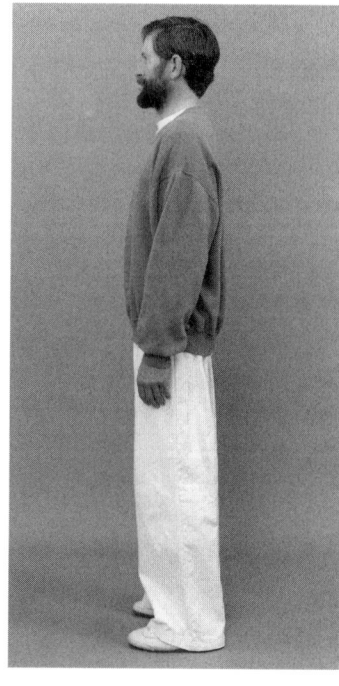

*Abb. 111: Erschlaffte Haltung*     *Abb. 112: Militärische Haltung*     *Abb. 113: Gut aufgerichtete Haltung*

versuchen wir dann aus einer verspannten Haltung. Sie werden sehen, daß Sie größer werden, obwohl Sie deutlich weniger Kraft anwenden!

## Anwendung

Die in dieser Übung mit der Wirbelsäule gemachten Erfahrungen wollen wir jetzt in allen kommenden Übungen und auch im täglichen Leben anzuwenden versuchen.

Wir sollten dazu unvermutet in unseren Tätigkeiten oder Übungen innehalten und die Stellung unserer Wirbelsäule überprüfen und fallweise korrigieren, bevor wir weitermachen.

Bitte lesen Sie nun weiter auf Seite 222.

---

### STUFE D

---

## Theorie

**Bewegliche Wirbelsäule:**

Wir glauben zumeist, daß das Aufrichten der Wirbelsäule diese steif und starr macht, doch gerade das Gegenteil ist der Fall: Die aufrichtende Entlastung von oben entspannt die Muskulatur, und die Wirbelsäule gewinnt wieder an Beweglichkeit, für die sie ja ausgelegt ist.

Das »lässige«, zusammengesackte Stehen entspannt zwar auch manche Muskelpartien, aber um den Preis einer Stauchung der Wirbelsäule und vieler Gelenke, was selbstverständlich den Qi-Fluß vermindert und die Beweglichkeit in alle Richtungen unmöglich macht.

**Wirbelsäule, Atmung und daoistische Meditation:**

Unsere Atmung und die Wirbelsäule unterstützen sich gegenseitig. Das Aufrichten der Wirbelsäule bei der Einatmung hebt die Rippen (Kapitel »Atmung«, Stufe D) bzw., wie wir noch sehen werden, kann auch das Heben der Rippen die Wirbelsäule aufrichten und helfen, den Rücken zu weiten (Kapitel »Atmung«, Stufe E).

Eine gute Bauchatmung trainiert außerdem die Bauchmuskeln und deren optimalen Einsatz. Da, wie wir bereits wissen, die Bauchmuskeln wichtige Gegenspieler der Rückenmuskeln sind, leistet die Atmung auch in dieser Hinsicht einen wichtigen Beitrag zur Aufrichtung.

Das Sinkenlassen und Aufrichten der Wirbelsäule im Rhythmus der Atmung geschieht nicht geradlinig, sondern entlang von gekurvten Bahnen, wie wir sie in der daoistischen Meditation (Stufe D) im Windkreislauf und im Feuerkreislauf kennenlernen werden.

Ein gutes Aufrichten der Wirbelsäule macht nicht nur alle am Rumpf befindlichen Meridiane, sondern auch die Gefäße durchlässiger. So kann dann auch während der Meditation das Qi im Lenkergefäß (Dumai) und Dienergefäß (Renmai) ungehindert aufsteigen und wieder sinken. Engstellen wie die Gegend um Mingmen oder Yuzhen (am Übergang vom Nacken zum Kopf) lassen sich dadurch leichter überwinden.

**Wirbelsäule und Sitzen:**

Da die Menschen der modernen Industriegesellschaft die meiste Zeit im Sitzen zubringen, möchte ich dazu einige Bemerkungen machen.

Im Prinzip gilt alles, was für die Aufrichtung der Wirbelsäule gesagt wurde unverändert auch für das Sitzen. Man muß nur darauf achten, das Gewicht des Körpers genau über die Sitzhöcker zu plazieren, wobei uns die Vorübung für die Lendenwirbelsäule aus der Stufe B hilft, die richtige Stellung zu finden.

Der Stuhl, auf dem wir sitzen, kann ganz einfach sein: vier Beine, gut zusammengeleimt und fest, die Sitzfläche gerade oder *leicht* nach vorne geneigt. Die Oberschenkel sollten über ihre ganze Länge leicht aufliegen können, und die Beine des Stuhles müssen so lang sein, daß die Unter-

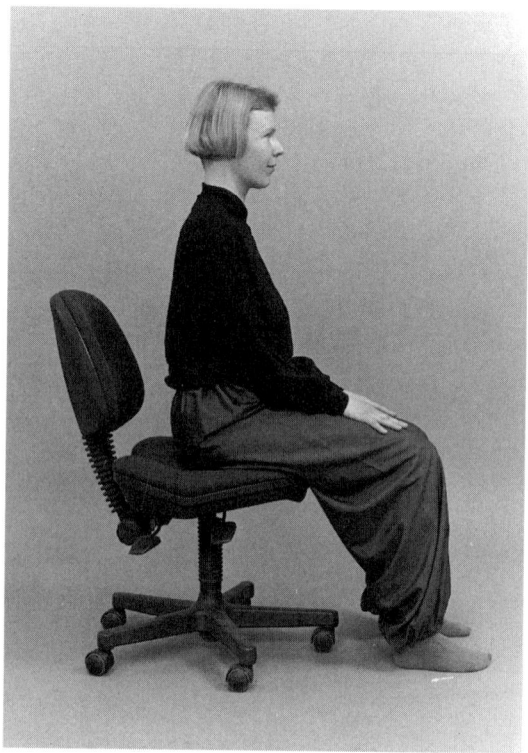

*Abb. 114: Richtiges Sitzen auf einem Stuhl*

schenkel senkrecht stehen können und die Füße guten Kontakt zum Boden haben. Ist der Stuhl zu niedrig, verwenden wir ein festes Kissen, ist er zu hoch, werden die Beine (des Stuhles!) abgeschnitten. Der Stuhl sollte eine Lehne haben, die es uns ermöglicht, uns ab und zu etwas zurückzulehnen und auszuruhen.

Spezialkonstruktionen kosten meist eine Menge Geld, sind selten in der Lage, die eben genannten primitiven Grundvoraussetzungen zu erfüllen und können uns die Arbeit und das Vergnügen, uns selbst aufzurichten, nicht abnehmen.

Selbst wenn Sie gelernt haben, mit gut aufgerichteter Wirbelsäule zu sitzen, sollten Sie trotzdem immer wieder Pausen einlegen, in denen Sie aufstehen, sich lockern und dehnen und vielleicht die eine oder andere Qigong-Übung machen.

**Ausklang:**

Zum Abschluß möchte ich noch die markigen Worte von Felix Riemkasten (1967:13) auf Sie wirken lassen. Ich habe noch kein Buch in der Hand gehalten, das die Vorteile der Aufrichtung so prägnant auf den Punkt bringt:

»Wenn wir genau aufrecht stehen, trägt sich der Kopf mühelos von selbst, er ruht ausbalanciert im Gleichgewicht auf dem obersten Halswirbel, die Arme hängen mühelos von den Schultern abwärts, auch die Hände und Finger brauchen nicht gehalten zu werden, sondern hängen von selbst. Die Kehle ist frei, die Schilddrüse kann ungehindert arbeiten, sie wird nicht gereizt. (Von der Schilddrüse werden lebenswichtige Hormone hergestellt und in den Körper entsandt.) Herz und Lunge haben bei aufrechter Haltung freien Raum in der Brust, sie können unbeschwert arbeiten, auch die Organe im Unterleib nehmen die von der Natur vorgesehene Lage ein und arbeiten frei. Welche Organe? Nun, Leber, Magen, Milz, Gallenblase, Bauchspeicheldrüse und Därme, dazu die Nieren, kurz gesagt, es ist die Werkstätte des Lebens. Dorthinein wirkt die rechte oder unrechte Körperhaltung anregend und fördernd oder hindernd.

Ferner: bei genau aufrechter Körperhaltung bleibt der Rücken gerade. Aus dem Rückgrat treten die Nerven hervor, von denen die Arbeit im Körper abhängt. Bei aufrechtem Rücken treten die Nerven frei und ungehindert hervor, bei gebogenem Rücken werden die Nerven abgeklemmt und beeinträchtigt.

Bei aufrechter Haltung ruht die Last des Körpers auf den dafür geschaffenen und entsprechend starken Hüftknochen und ganz unten, dort, wo die Last ›ankommt‹, auf der hohlen Brücke des Fußes, die eigens zum Tragen geschaffen ist. Plattfuß, Senkfuß und Spreizfuß können nicht entstehen, wenn der Fuß kräftig und gesund ist. Der Gang wird ein müheloses Schweben, eine Freude für den ganzen Menschen körperlich und

218

geistig-seelisch. Fußleiden nötigen durch Schmerz zum Ausweichen, und das Ausweichen führt zur Verlagerung und zur Schädigung der Organe. Leben wir ohne diese Schädigung, so nimmt die Selbstsicherheit zu, Minderwertigkeitsgefühle und Angstzustände schwinden hin, die Lebensfreude und die Tatkraft werden gehoben. Dies alles wird allein von der bloßen Haltung beeinflußt.«

## Weitere Möglichkeiten

**Oben leicht, unten schwer:**
Eine wichtige und immer wieder gehörte Übungsanweisung lautet: Oben leicht, unten schwer.
Laozi (Lao-tzu, 1980:97) sagt im 26. Spruch des Daodejing: »Das Schwere ist des Leichten Wurzel [...]«. Damit ist in unserem Fall gemeint, daß wir versuchen sollten, die oberen Partien unseres Organismus, also Kopf, Hals, Schultern, Brust, oberer Rücken und die Arme, möglichst

leicht zu machen und auch als leicht zu empfinden. Der Geist wird klar, und unsere Sinnesorgane können frei und ungehindert arbeiten.
Den Ausdruck »unten schwer« sollten wir als »unten stabil« interpretieren. Damit meine ich einerseits eine beruhigende und kraftvolle Zentrierung in Dantian und andererseits eine stabile Verbindung unseres Zentrums zur Erde, ein »Mit-beiden-Füßen-auf-der-Erde-Stehen«.
Das Erdbeben, das Anfang 1995 die japanische Stadt Kobe verwüstete, zeigte die Nachteile kopflastiger Konstruktionen. Die auf (erdbebensicheren!) Stelzen stehende Stadtautobahn kippte auf einer Länge von 500 Metern einfach zur Seite. Mit ihrer breiten Basis haben die ägyptischen Pyramiden hingegen die letzten 4500 Jahre klaglos überstanden.
Die stabile Verbindung zur Erde darf man keinesfalls im westlichen Sinn als steif, starr und unbeweglich interpretieren! »Stabil« heißt in diesem Zusammenhang vielmehr, flexibel und adäquat auf alle Anforderungen zu reagieren. Im Kapitel »Arme und Beine« haben Sie noch ei-

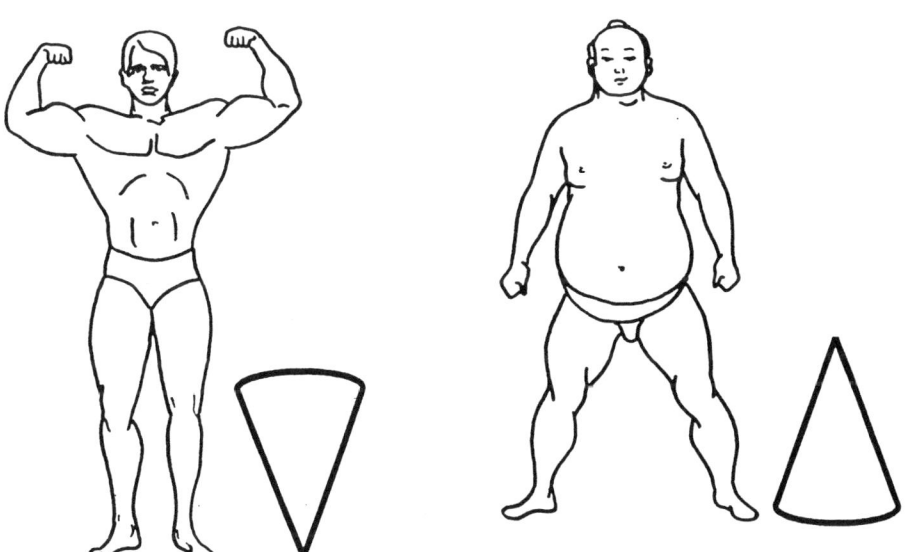

*Abb. 115: Westliche und östliche Symbole für Kraft: Bodybuilder und japanischer Sumoringer*

niges andere mehr über die Verwurzelung und die Beweglichkeit, die wir in den Beinen brauchen, erfahren.

Sie werden es sicher schon selbst erlebt und unzählige Male gesehen haben, wie uns ein Problem niederdrückt: Der Kopf wird schwer, die Wirbelsäule sackt zusammen. Meist geht dies einher mit dem Gefühl, daß einen die Beine nicht tragen, ja sogar, daß wir den Boden unter den Füßen verlieren. Auch bei alten Menschen finden wir oft die Schwere oben mit drückenden Gedanken, Schwindel und hohem Blutdruck. Die Beine dagegen sind leicht, versehen kaum ihren Dienst und werden nur unsicher und stolpernd bewegt. Haben wir gelernt, uns zu zentrieren und aufzurichten, mit beiden Beinen fest verwurzelt zu stehen, dann werden uns Probleme sicher nicht mehr so schnell umwerfen.

Bitte lesen Sie nun weiter auf Seite 224.

# Bewußtsein und Geist

## STUFE A

### Konzentration und Spannung:

Was geschieht, wenn wir uns konzentrieren? Wir legen die Stirn in Falten, vielleicht beugen wir uns vor und ziehen die Schultern hoch. Kurz: In der Hoffnung auf ein gutes Ergebnis setzen wir viel Energie ein. Die Anspannung läßt aber das Qi nicht frei fließen, unsere Vorgangsweise ist unökonomisch, und wir ermüden rasch.

Denken wir an die Schule. Schüler, die sich verkrampfen und mit Schweißperlen auf der Stirn arbeiten, werden häufig gelobt, weil sie sich sichtlich bemühen. Ein Schüler, der entspannt eine gute Leistung bringt, bekommt häufig zu hören: »Du bist ja talentiert, es ist ein Jammer, daß du dich nicht mehr anstrengst.«

Die Annahme, daß Konzentration und Anspannung Hand in Hand gehen müßten, ist keineswegs richtig. Wenn wir uns gut entspannen, kann das Qi viel freier fließen. Haben wir gelernt, uns gut zu sammeln und das Qi zu lenken, können wir ein größeres Arbeitspensum mit wesentlich weniger Aufwand bewältigen. Am Ende eines Arbeitstages werden wir müde, aber kaum erschöpft sein. Wir wollen uns also für unsere Übungen merken, daß eine gute Konzentration und Muskelanspannung *nicht* zusammengehören müssen.

Unser Gesicht ist neben den Laogong- und Yongquan-Zentren ein wichtiges Areal für Qi-Austausch mit der Umgebung. Versuchen Sie deshalb, Ihre Gesichtsmuskeln zu entspannen und freundlich zu schauen. Es wird die Entspannung Ihres gesamten Systems unterstützen. Forschungen von Paul Ekman und Richard J. Davidson (Psychological-Science 4, 1993:342ff.) weisen darauf hin, daß ein absichtlich hergestelltes Lächeln dieselben positiven psychischen und körperlichen Veränderungen erzeugt wie ein unwillkürliches Lächeln.

In meinen Kursen und Seminaren ermuntere ich meine Schüler immer wieder zum »freundlichen Gesicht«, da besonders Anfänger aufgrund ihrer gesammelten Konzentration ein grimmiges Gesicht machen wie Schwerverbrecher auf dem Fahndungsfoto.

Im Abschnitt »Primäres Qi und Ökonomie der Lebensvorgänge« (Kapitel »Qi«, Stufe C) weise ich auf die Wichtigkeit des sparsamen Einsatzes von Qi hin.

### Vorstellung, Bewußtsein, Verstand (Xin, Yi):

Einer der wichtigsten Bereiche im Qigong ist die Regulation von Bewußtsein und Vorstellung (Tiaoxin im modernen Qigong).

Eigentlich bedeutet »Xin« Herz, aber in dem für uns interessanten Zusammenhang bedeutet es soviel wie Bewußtsein, das durch Emotionen entsteht und von ihnen beeinflußt wird.

Es gibt nun einen weiteren Begriff, der für unsere Zwecke fast noch wichtiger ist, nämlich »Yi«. Damit ist jene Art von Bewußtsein gemeint, die mit Vernunft, Urteils-, Willens- und Vorstellungskraft zu tun hat. Da dieses Yi für die Lenkung unseres Qi von größter Bedeutung ist, muß es zunächst beruhigt werden, damit wir später daraus gezielt Nutzen ziehen können. Wir versuchen daher am Anfang unserer Übungen, uns zu sammeln und entspannt zu konzentrieren, wobei uns eine ruhige Atmung hilft.

In der Stufe B werden wir in den Übungen unsere

Vorstellungskraft ein wenig einzusetzen versuchen, indem wir uns z.B. vorstellen, daß wir Qi ausscheiden oder aufnehmen.

Bitte lesen Sie nun weiter auf Seite 226.

## STUFE B

**Vorstellung, Bewußtsein, Verstand (Xin, Yi):**
Auf der Stufe A haben wir die beiden Begriffe Xin und Yi bereits kennengelernt. Man sagt in daoistischen Kreisen, daß Xin passiv ist und sich von den Emotionen bewegen läßt. Yi hingegen ist aktiv und in der Lage zu handeln.

Bei den meisten Menschen, die keine spezielle Schulung haben, ist Xin, unser emotionelles Bewußtsein, deutlich stärker als Yi, unser Verstand: Man geht lieber ins Kino, obwohl man arbeiten sollte, ißt spät am Abend, obwohl man weiß, daß man dann schlecht schlafen wird... Wenn wir allerdings lernen, Yi vermehrt einzusetzen, dann mindert sich die Kraft von Xin etwas. Ich möchte ausdrücklich darauf hinweisen, daß es nicht darum geht, Xin zu unterdrücken und zu verdrängen, denn das hätte vorwiegend negative Folgen. Xin und Yi müssen im Gegenteil lernen zusammenzuarbeiten, wobei Yi mit der Zeit eine Führungsrolle erhalten sollte.

Yi unterstützt darüber hinaus unsere Wahrnehmung: Wir können unsere Vorstellung in alle Bereiche unseres Systems lenken und Rückmeldungen einholen. Wenn Sie z.B. die Vorstellung zu Ihren Schultern lenken und die Rückmeldung erhalten, daß diese verspannt sind, dann ist dies die Grundlage für weitere Maßnahmen.

**Die Vorstellung lenkt:**
Sie werden später noch im Kapitel »Qi« (Stufe D) mehr über das Lenken von Qi erfahren. Ich möchte aber schon hier erwähnen, daß die Vorstellung dem Qi immer vorauseilen soll und das Qi leiten muß. Treffen die Vorstellung und das Qi an einem Ort zusammen, dann stagniert das Qi, was keinesfalls wünschenswert ist.

In den Übungen der Stufe C vervollkommnen wir den Einsatz unserer Vorstellung. Wir können zielgerichteter und mit klarer Vorstellung Aktionen wie etwa das Harmonisieren in Gang setzen.

**Wahrnehmen der Wirkung:**
Eine weitere Steigerung in unseren Übungen bringt das Wahrnehmen der Wirkung, d.h., wir versuchen, zunächst nur ganz leicht, zu spüren, daß unsere Bemühungen Erfolg haben und sich die Dinge nach Wunsch entwickeln. Man darf die Wahrnehmung jedoch keinesfalls drängen oder verstärken wollen! Zu starke Affirmationen lassen das Qi stocken und sind daher kontraproduktiv.

Ich möchte an dieser Stelle noch einmal daran erinnern, daß unsere Muskulatur sich anzuspannen beginnt, sobald wir unsere Aufmerksamkeit steigern wollen, und natürlich auch, sobald diverse Emotionen auftreten. Das gilt auch für die Atmung, die sich in Richtung Hochatmung und Überbetonung der Einatmung verändert. Hat man hingegen gelernt, ruhig auszuatmen, den Körper zu entspannen, die Emotionen zu harmonisieren und den Verstand zu klären, kann man die in der Stufe A geschilderte unheilvolle Verbindung von Konzentration und Anspannung zuverlässig entkoppeln.

Bitte lesen Sie nun weiter auf Seite 226.

## STUFE C

**Xin und Yi:**
Mittlerweile können wir bereits wesentlich erfolgreicher unsere Vorstellungskraft und unseren Willen einsetzen. Wir sind in der Lage, mehr Informationen einzuholen, wir haben mehr Klarheit darüber, was wir erreichen wollen, und sind besser fähig, dies auch durchzusetzen.

Das Arbeiten mit der Vorstellung birgt ein großes Energiepotential, und man sollte nicht zu früh damit beginnen, sie massiv einzusetzen, weil möglicherweise andere Teile unseres Systems noch nicht ausreichend vorbereitet sind. Deshalb müssen wir auch geduldig sein und dürfen nicht zielfixiert und zu rasch vorgehen wollen.

Einen direkten Zusammenhang sieht man zwischen Xin und dem aus der Nahrung aufgenommenen sekundären Qi, das als »Feuer-Qi« bezeichnet wird. Was wir essen beeinflußt also unsere Emotionen. Die Hitze muß übrigens nicht unbedingt aus der Nahrung kommen, sie kann auch klimatisch bedingt sein. Ich nehme an, es wird niemand bestreiten wollen, daß Bewohner südlicher Länder impulsiver und emotionaler sind als Menschen, die im hohen Norden wohnen. Yi dagegen wird vom primären Qi oder »Wasser-Qi«, das wir von unseren Eltern erhalten haben, genährt. Mit diesem Konzept können wir erklären, weshalb Menschen, die regelmäßig Qigong-Übungen zur Stärkung des primären Qi praktizieren, über eine starke Willenskraft und großes Durchsetzungsvermögen verfügen.

In den meditativen Schulen des Daoismus ist es üblich, das Feuer- Qi zu schwächen, um die Emotionen besser kontrollieren zu können. Dazu bedient man sich unter anderem einer speziellen vegetarischen, getreidelosen Diät und fastet zu bestimmten Zeiten.

### Yi hilft harmonisieren:

Versuchen wir, uns ausschließlich und zielfixiert auf Dantian zu konzentrieren, fallen wir in uns zusammen. Zentrieren bedeutet nämlich nicht, daß alle Teile unseres Systems vom »Schwarzen Loch« Dantian aufgesogen werden.

Yi hilft uns nun, die in unserem System wirkenden Kräfte auszugleichen. Die Schwerkraft gleichen wir durch Baihui aus, das zum Himmel geführt wird. Jedes Vorwärts muß durch ein Rückwärts ausgeglichen werden.

Einige Anregungen für das Ausgleichen können Sie in den harmonisierenden Übungen auf der Stufe D finden. Die harmonisierenden Übungen trainieren das Yi übrigens am besten.

### Shen:

Yang Jwing Ming, ein bekannter Autor, Taiji- und Qigong-Lehrer, verwendet Begriffe aus dem militärischen Leben, um die Rolle der fünf Faktoren Körper, Atem, Qi, Bewußtsein und Geist zu beschreiben.

Yang setzt den Körper einem Schlachtfeld gleich und Yi einem General, der die Schlachtpläne entwirft und die Befehlsgewalt innehat. Die Atmung ist seine Strategie, das Qi entspricht den Soldaten. Der General (Yi) muß das Schlachtfeld (Körper) kennen, er muß wissen, wo Soldaten (Qi) fehlen und wo die Reservetruppen liegen. Ist seine Strategie (Atmung) gut, wird er Erfolg haben, wenn seine Truppen über das Wichtigste verfügen: den Kampfgeist (Shen).

Shen heißt auf chinesisch Gott, Seele oder Geist und ist der »göttliche« Teil des Menschen. Shen bestimmt unsere Gemütsverfassung, gibt Klarheit und Konzentration, stärkt unseren Willen und erhöht unsere Ausdauer und Durchhaltekraft. Der Sitz von Shen liegt im oberen Dantian (zwischen den Augenbrauen, siehe »Unsere Mitte …«, Stufe C).

Wenn Shen stark ist, arbeiten unsere Sinne besser, wir sind kreativer, denken flink und haben eine klare Urteilskraft. Ist man krank oder emotional erregt, dann wandert Shen umher; wenn wir sterben, verläßt uns Shen. Da Shen ein kosmisches Prinzip ist und sich sozusagen überall zu Hause fühlt, ist es unsere Aufgabe, Shen zum Bleiben zu bewegen.

Dazu müssen wir Shen ernähren, was durch Qi geschehen kann. Verwenden wir dazu Feuer-Qi, das aus der Luft, der Nahrung und den Getränken kommt, wird Shen zwar gestärkt, da das Feuer-Qi aber auch Xin, unser emotionelles Bewußtsein, kräftigt, wird Shen unruhig und wandert. Sie kennen das sicherlich: Sie erhalten eine gute Nachricht und freuen sich sehr darüber. In Ihrer ersten Freude handeln Sie aber möglicherweise unüberlegt, weil Ihre klare Urteilskraft (Shen) getrübt ist. Yi, das vom Wasser-Qi genährt wird, kann Shen beruhigen und ebenfalls stärken. Doch dies ist schwieriger zu bewerkstelligen und erfordert mehr Geduld. Auf lange Sicht ist es aber die erfolgreichere Methode.

Wie bereits erwähnt, hat Shen eine Tendenz zu wandern. Somit ist eine weitere Aufgabe des Qigong neben der Ernährung von Shen mit Qi, daß man Shen an seinen Wohnort im oberen Dantian gewöhnt. Man muß mit Hilfe von Yi Shen beaufsichtigen und bewachen. Das wird nur gelingen, wenn wir geduldig sind und unsere Emotionen zügeln. Harmonisierende Übungen helfen hier sehr gut, da sie ausgleichend wirken und Yi schulen.

Der nächste Schritt besteht darin, Shen zu verdichten und zu festigen. Dies ist nur möglich, wenn die Emotionen bereits wirkungsvoll kontrolliert werden können, was ein jahrelanger und mühseliger Prozeß ist.

Desweiteren muß man Shen stabilisieren und beruhigen. Dies ermöglicht ihm, von seinem Wohnsitz im oberen Dantian aus zu wirken. In diesem Stadium können emotionelle Einflüsse Shen kaum mehr irritieren.

Gelingt es jetzt noch, Shen zu veredeln, zu sammeln und zu konzentrieren, kann er seine Wirkung voll entfalten und zunächst die Steuerung der Atmung und damit der Energieaufnahme übernehmen. Hatte in den Anfangszeiten die Atmung Shen beeinflußt und geführt, so ist es jetzt umgekehrt.

In der letzten Stufe kann Shen schließlich noch die Steuerung des Fließens von Qi übernehmen. »Shenqi xianghe« sagen die Qigong-Meister und meinen damit, daß es gelungen ist, Shen und Qi zu vereinigen. In diesem Stadium ist das »Wu-wei«, das absichtslose Handeln, das Tun im Nichtstun erreicht.

Bitte lesen Sie nun weiter auf Seite 226.

---

## STUFE D

**Jing, Qi, Shen – drei Schätze (Sanbao):**
Jing (sprich: dsching) bedeutet (Quint-)Essenz, etwas, das einen hohen Reinheitsgrad aufweist. Wie im Kapitel »Qi«, Stufe B, kurz erwähnt, ist es das primäre Jing (Yuanjing), das wir von den Eltern erhalten haben und das seinen Sitz im Funktionskreis der Nieren hat. Aus diesem primären Jing wird das primäre Qi (Yuanqi) gewonnen. Dasselbe gilt auch für die Atemluft und die Ernährung: Wir nehmen zunächst deren Jing auf und erzeugen dann daraus das sekundäre Qi.

Jing ist eine Art freier Energie und repräsentiert den verfeinerten und essentiellen Teil jeder Sache und jedes Lebewesens. Es steht in enger Wechselwirkung mit Qi.

Das primäre Jing bestimmt unsere Grundkonstitution und wie wir uns entwickeln und altern. Es verbraucht sich im Laufe des Lebens, und wir sterben, wenn es verbraucht ist. Arbeitsüberlastung, Krankheiten, Schlafmangel, Drogen und viele andere schädigenden Einwirkungen schwächen das Jing und damit unsere Konstitution und lassen uns früher altern. Es ist ein Wechselwirkungsprozeß: Krankheiten schwächen unser Jing, ist Jing schwach, etwa weil wir von unseren Eltern wenig erhalten haben, dann erkranken wir leichter.

Das Ziel eines Daoisten besteht nun darin, das Jing möglichst gut zu bewahren, was ihm Gesundheit und ein langes Leben sichert. Gute Lebensgewohnheiten erhalten Jing. Viel Ruhe, die Vermeidung der obengenannten negativen Einflüsse und ein ausgeglichenes Sexualleben helfen, Jing zu bewahren.

Da Jing auch männlichen Samen und Menstruationsblut bedeuten kann, gibt es daoistische Techniken, die bei der Frau das Aufhören der Menstruation bewirken, und sexuelle Praktiken, bei denen der Mann die Ejakulation vermeidet. Diese Arten der sexuellen Vereinigung zielen darauf ab, Yin und Yang zu vermischen und durch Vermeiden einer Ejakulation das Jing zu verwenden, um das Gehirn zu stärken (Huanjing bunao).

Qi, unsere Lebensenergie, habe ich in diesem Buch schon ausführlich behandelt. Sie haben erfahren, daß Qi aus der Essenz Jing destilliert wird, um unsere Lebensvorgänge zu ermöglichen.

Qi ist eine bewegende Kraft, eine zirkulierende Energie, die Atmung, Kreislauf und Muskulatur in Gang hält und das Funktionieren unserer inneren Organe und natürlich auch des Gehirns sicherstellt. Wie schon im Kapitel über die TCM (Stufe B) erwähnt, hat Qi einen funktionellen Charakter.

Da Qi aus Jing entsteht, schwächen alle oben erwähnten negativen Einflüsse auch das Qi. Die TCM befaßt sich in ihren Überlegungen vorwiegend mit dem Qi und seiner Regulation. Um das Qi zu pflegen, sollten wir eine gesunde Lebensführung anstreben und können selbstverständlich Qigong üben, wodurch wir Kontrolle über das Qi erlangen und lernen, es gezielt einzusetzen.

Qi kann in weiterer Folge Shen ernähren, doch darauf habe ich bereits hingewiesen.

Unser Körper ist die Wohnstätte von Jing, Qi und Shen und darf natürlich nicht von diesen Energien losgelöst betrachtet werden. »Rein körperlich« oder »rein geistig« sind Ausdrücke, die einem Daoisten nur ein Kopfschütteln entlocken können.

In den traditionellen Schulen des religiösen Qigong versucht man, Shen gezielt zu stärken, um das Nirwana oder die Unsterblichkeit zu erlangen. Das geschieht durch einen Transformationsprozeß, beginnend bei Jing, das man zu Qi verwandeln lernt (Lianjing huaqi; Jing stärken, um es zu Qi zu verwandeln). In weiterer Folge wird Qi zu Shen transformiert (Lianqi huashen). Die höchste Stufe besteht darin, das Shen zu stärken, um die menschliche Natur zu beenden (Lianshen liaoxing).

Man spricht in diesem Zusammenhang von der »Arbeit von hundert Tagen« für die erste Stufe, die zweite Stufe soll, wie eine Schwangerschaft, neun Monate dauern, für die dritte Stufe benötigen Adepten neun Jahre. Diese Zeitangaben sind natürlich metaphorisch zu verstehen. So sollen die neun Jahre an die Zeit erinnern, die der erste Patriarch des Zen-Buddhismus, Bodhidharma, meditierend vor einer Felswand verbrachte.

Bitte lesen Sie nun weiter auf Seite 227.

# *Großes Kombinationsprogramm*

## STUFE A

Sie haben nun erste Bekanntschaft mit sämtlichen Übungen dieses Buches gemacht, und ich möchte Ihnen nun einige Hinweise geben, wie Sie die Übungen kombinieren könnten.

Wie bereits im ersten Kombinationsprogramm erwähnt, genügt es durchaus, Dantian nur vor der ersten Übung zu aktivieren.

Zwischen den Übungen sollten Sie ausreichend Pausen einlegen und sich lockern. Seien Sie nicht zu ehrgeizig, und lassen Sie sich viel Zeit.

Es ist nicht notwendig, immer alle neun Übungen in einem Block zu machen; Sie können Ihr Programm in kleinere Teilstücke zerlegen. Ein Drei-Tages-Programm könnte dann so aussehen, daß Sie immer eine Ausscheidungsübung, eine aktivierende und eine harmonisierende Übung zu einem Übungsblock zusammenfassen.

Fühlen Sie sich belastet, beginnen Sie mit der Ausscheidungsübung, sind Sie müde, beginnen Sie mit der aktivierenden Übung, sind Sie aufgeregt, ist eine harmonisierende Übung als Auftakt zu empfehlen.

Versuchen Sie, Qigong als Mittel der Entspannung und Erholung zu empfinden und nicht als lästige Aufgabe. Denken Sie auch daran, den Übungsblock korrekt abzuschließen.

Bitte lesen Sie nun weiter auf Seite 14, Stufe B.

## STUFE B

In der Stufe B konnten Sie nun schon zielgerichteter mit Ihrer Vorstellung arbeiten, und ich hoffe, daß das Einteilen der Bewegungen in Phasen mehr Klarheit gebracht hat.

Es wird Ihnen vermutlich auch schon leichter gefallen sein, Ihre Atmung mit den Bewegungen in Einklang zu bringen.

Energiezentren müssen nur einmal aktiviert werden, doch können Sie dies über einen Übungsblock verteilen. Es ist nicht notwendig, alle Aktivierungen vor der ersten Übung zu machen.

Um die Wirkung von Übungen gezielt zu verstärken, können Sie nun versuchen, z.B. alle drei aktivierenden Übungen hintereinander zu machen. Damit können Sie Ihr Qi-Niveau deutlich heben. Vergessen Sie aber nicht, nach einer derartigen »Energiespritze« zumindest eine harmonisierende Übung zu machen.

Sollten Sie alle drei Ausscheidungsübungen zu einer »Großreinigung« kombinieren, müssen Sie vorsichtig vorgehen. Arbeiten Sie zunächst nur mit je drei Zyklen und maximal zwei Minuten in der Schüttelübung. Warten Sie einige Minuten ab, um festzustellen, ob Sie verbrauchtes Qi in ausreichender Menge ausgeschieden haben; erfahrungsgemäß dauert es nämlich einige Zeit, bis man die volle Wirkung einer Ausscheidungsübung spürt. Die Wartezeit können Sie z.B. mit einer harmonisierenden Übung überbrücken.

Bitte lesen Sie nun weiter auf Seite 229.

## STUFE C

**Herausgreifen einzelner Übungsaspekte:**
Die Anforderungen sind in der Stufe C gestiegen; ich möchte Ihnen daher empfehlen, Ihre Aufmerksamkeit abwechselnd auf verschiedene

Aspekte zu lenken: einmal mehr auf die Wirbelsäule und ihre Aufrichtung, einmal mehr auf die Bauchatmung, die leichte Beinbewegung, die Vorstellung und das Wahrnehmen der Wirkung, das Fließen des Qi oder auch auf die Bewegung der Schultern.

## Ganzheitlich ist ebenso wichtig:
Versuchen Sie, nachdem Sie Schwerpunkte gesetzt haben, auch wieder ganzheitlich zu üben und sich nicht durch Details verunsichern zu lassen.

## Weniger kann mehr sein:
Nützen Sie auch kurze Arbeitspausen zum Üben! Schon eine fünfminütige Büropause kann man sinnvoll mit einigen Übungszyklen gestalten. Es ist in einem solchen Fall nicht notwendig, genaue Wiederholungszahlen oder Übungsabläufe einzuhalten. Versuchen Sie jedoch, mit entspannter, aber wacher und gezielter Aufmerksamkeit zu üben. So können schon wenige gut ausgeführte Zyklen eine bessere Wirkung erzielen als eine Stunde lustlosen Übens.

## Rasche Regeneration:
Wenn Sie nach Anstrengungen nicht völlig erschöpft sind, sondern durchaus noch Energien in sich spüren, die aber eine Auffrischung bräuchten, können Sie mit folgendem Programm sehr rasch wieder zu Kräften kommen.
Beginnen Sie mit ein oder zwei Ausscheidungsübungen, die Sie nach Bedarf auswählen. Das ausgeschiedene Qi schafft Raum für frisches Qi. Sie können sich diesen Vorgang wie das Ausdrücken eines Badeschwammes vorstellen, der, sich ausdehnend, das Wasser begierig aufsaugt. Aus diesem Grunde lassen wir zumindest zwei aktivierende Übungen folgen. Auch an dieser Stelle ist eventuell ein Abschluß durch eine harmonisierende Übung angezeigt.
Selbstverständlich beenden wir dieses Programm

wie immer mit Laogong über Dantian. Diese Abschlußübung ist in fast allen Fällen ein absolutes Muß.

Bitte lesen Sie nun weiter auf Seite 229.

---

## STUFE D

### Nachgeben oder Widerstand leisten:
Wang Zongyue, der einen der Klassiker über Taijiquan verfaßte, stellte fest: »Wenn der Gegner sich schnell bewegt, bewege ich mich schnell; wenn der Gegner sich langsam bewegt, dann folge ich langsam. Obwohl die Variationen unendlich sind, bleibt das Prinzip dasselbe.«
Was können wir für unser Qigong aus dieser Feststellung lernen? Sie hatten einen harten und anstrengenden Arbeitstag und sind unruhig und gereizt. Sie wollen sich nun zur Entspannung einige Qigong-Übungen gönnen und wissen, daß man sich dafür gut entspannen sollte. Entspannen, schön – aber wie?
Zwingen Sie sich nun die Entspannung auf, erreichen Sie natürlich genau das Gegenteil, ärgern sich und werden immer verspannter. Die beste Lösung ist nun, die Übungen auf eine verspannte, erregte und hektische Weise zu beginnen. Im Laufe der Zeit und ohne Ihr wissentliches Zutun wird die Erregung abnehmen, und Sie werden langsam in die Lage versetzt, die Steuerung der Vorgänge zu übernehmen. Auf diese Weise können Sie gespannte Unruhe in gesammelte Kraft verwandeln, und dies ganz ohne Zwang und Druck. Es sei hier auch auf das Kapitel »Qi«, Stufe D, verwiesen, wo auf das Nutzen von Kräften, die in Spannungszuständen herrschen, eingegangen wird.
Dasselbe Prinzip können Sie natürlich auch bei Müdigkeit anwenden. Es bringt überhaupt nichts, sich unter Mißachtung energetischer Prinzipien durch Qigong aufputschen zu wollen. Wir müssen also bei Müdigkeit und Erschöpfung ganz

langsam und träge beginnen – die Ausführungsqualität interessiert uns vorerst nicht – bis wir einen leichten Energieschub zu spüren beginnen. Dies ist die erste winzige Basis für unser weiteres Vorgehen: Ganz langsam und allmählich erhöhen wir die Ausführungsqualität und damit die Wirkung der Übungen. Handeln Sie auf diese Weise, können Sie sich aus beinahe jedem Tief herausziehen lassen.

Aus Laozi's »Daodejing« (Lao Tzu [1980:211]):

*Auf der Welt ist nichts nachgiebiger*
*und weicher als das Wasser –*
*Und dennoch greift es das Feste und Starke an,*
*und nichts ist imstande, es zu bezwingen,*
*weil es nichts gibt, wodurch es gewandelt wird.*

*Das Schwache, das bezwingt das Starke,*
*das Nachgiebige, das bezwingt das Unnachgiebige:*
*Auf der Welt ist niemand, der das nicht weiß,*
*und doch ist niemand fähig,*
*danach zu handeln.*

## Freiheit und Eigenverantwortung:

Sie haben im Durcharbeiten aller Stufen viele verschiedene Möglichkeiten kennengelernt, so daß ich Sie jetzt guten Gewissens ermutigen kann, sich Ihren jeweiligen Bedürfnissen entsprechend eigene Programme zusammenzustellen.

Auch in der Gestaltung der Übungen selbst hindert Sie jetzt nichts mehr an eigenen Forschungen. Durch entsprechende Modifizierung in der Ausführung und Vorstellung kann man z.B. aus einer harmonisierenden Übung eine ausscheidende oder aktivierende Übung machen.

Ein kleines »Abschiedsgeschenk«: Sie können in den harmonisierenden Übungen bei der Einatmung das Qi von den Fingerspitzen über die Außenseite der Arme bis zum Kopf lenken sowie von der Innenseite der Füße über die Innenseite der Beine bis zum Brustbereich. In der Ausatmung soll das Qi dann von der Brust über die Innenseite der Arme bis zu den Fingerspitzen und vom Kopf über die Schädeldecke, den Nacken, den Rücken, die Hinterseite der Beine, die Fußrücken bis zu den äußeren vier Zehen gelenkt werden. Dies entspricht der normalen Flußrichtung in unseren Meridianen.

Bitte lesen Sie nun weiter auf Seite 230.

# Daoistische Meditation
# (Kleiner himmlischer Kreislauf)

## STUFE B

### Allgemeines:

Die Meditation in ihren verschiedenen Ausprägungen hat das Ziel, das Bewußtsein des Übenden so zu verändern, daß es zu einer unmittelbaren Seinserfahrung kommt. Man bezeichnet dies meist als »Erleuchtung« oder »Erwachen«. Die Daoisten im alten China strebten nach Erleuchtung, Verlängerung des Lebens und Unsterblichkeit. Mittel dazu war neben Diätetik, Alchemie, sexuellen Praktiken, Körper- und Atemübungen auch die Meditation.

Bitte lesen Sie nun weiter auf Seite 15, Stufe C.

## STUFE C

### Beruhigung des Geistes:

In der Meditation wird versucht, den Geist zu sammeln und zu beruhigen.

Normalerweise wandert der Geist unruhig und ziellos hin und her. Durch meditative Maßnahmen versucht man nun, die »Stille des Geistes« zu bewirken, wie wenn man die Wellen eines Teiches glättet, so daß man auf einmal statt der unruhigen Oberfläche durch das sich klärende Wasser bis zum Grund sehen kann.

Die Methoden um diese Stille des Geistes zu erlangen sind vielfältig und reichen von der Konzentration auf die Atmung, über Mantras (z.B. Om), Mandalas (Schaubilder) bis zu den Koans (paradoxe Formulierungen, deren Auflösung nur intuitiv erfolgen kann) des Zen-Buddhismus. Wie wir noch in der Stufe D sehen werden, kann man sich auch auf das Kreisenlassen des Qi konzentrieren. Ziel dieser Methoden ist zumeist die »Ich-Auflösung« und die Erfahrung des »Aufgehens im Absoluten«.

### Meditation nur im Sitzen?

Das gebräuchliche chinesische Wort für Meditation ist Jingzuo, was soviel wie »stillsitzen« (mit friedvollem Geist) bedeutet. Meditation ist aber keineswegs nur auf das Sitzen beschränkt. Es ist durchaus möglich im Liegen, im Stehen, aber auch in Bewegung zu meditieren. Man macht einen Spaziergang in freier Natur und versucht, ohne abschweifende Gedanken und störende Wünsche, ganz Teil der Umgebung zu werden. Denken Sie auch an das Taijiquan, das man gerne als »Meditation in Bewegung« bezeichnet.

Für uns soll jedenfalls Meditation oder eine meditative Haltung in den Übungen die persönliche Entwicklung begünstigen und unsere Beziehung zu allen Aspekten des Lebens verbessern helfen. Meditation kann damit nicht als Flucht aus dem Alltag, sondern eher als optimale Bewältigung desselben gesehen werden.

### Zungenspitze an den Gaumen:

Normalerweise ließen wir bisher in unseren Übungen die Zunge entspannt im Unterkiefer liegen.

Um nun das Dienergefäß, das im Unterkiefer endet und das Lenkergefäß, dessen Endpunkt im Oberkiefer liegt, miteinander zu verbinden, legen wir unsere Zungenspitze ganz leicht und entspannt an den Gaumen. Damit ist sichergestellt, daß das Qi zwischen den beiden wichtigen Gefäßen frei fließen kann. Dies ist für die daoistische Meditation wichtig, aber auch für unsere Übungen und in weiterer Folge für unser tägliches Leben.

### Schlucken des Speichels (Tuntuo):

Durch die eben beschriebene Art der Zungenstellung, aber auch insgesamt durch unsere Übungen, kann es zu einem vermehrten Speichelfluß kommen. Diese »Jadeflüssigkeit«, wie sie von den Daoisten genannt wurde, sollten Sie schlucken und dabei in Ihrer Vorstellung zu Dantian leiten.

Das »Schlucken des Speichels« ist ein wichtiger Bestandteil daoistischer Gesundheitsübungen, kann aber im Rahmen dieses Buches nicht eingehend besprochen werden.

Bitte lesen Sie nun weiter auf Seite 15, Stufe D.

---

## STUFE D

---

### Allgemeines:

Da daoistische Meditation ein riesiger und ungeheuer komplexer Bereich ist, dessen halbwegs erschöpfende Behandlung Bände füllen würde, werde ich hier nur eine Meditationsgrundtechnik kurz beschreiben.

Nicht selten versteht man unter Meditation lediglich eine Schulung des Geistes. Für die daoistische Meditation gilt das jedenfalls nicht, da, wie ich in diesem Buch schon mehrfach darauf hingewiesen habe, der Daoismus nur eine Einheit von Körper, Atmung, Qi, Bewußtsein und Geist kennt. Das ist der Grund, weshalb daoistische Techniken so gesundheitsbetont sind, denn wie sollte in einem zusammenhängenden System eine geistige Entwicklung ohne eine körperliche möglich sein? In diesem Ansatz finden wir auch die Erklärung, weshalb daoistische Übungen für Menschen, denen ihre Gesundheit am Herzen liegt, so gut geeignet sind.

### Der kleine himmlische Kreislauf (Xiaozhoutian):

Die Grundtechnik, die ich im folgenden kurz darstellen werde, weil sie das Verständnis für einige Kapitel dieses Buches vertiefen kann, ist der sogenannte kleine himmlische Kreislauf.

Seine ansatzweise Beherrschung wird uns eine der vielen Möglichkeiten aufzeigen, wir wie über die Stufe D hinaus weiter an uns arbeiten können. Außerdem wird seine theoretische Kenntnis uns helfen, einige Details der vorgeburtlichen Atmung (siehe Kapitel »Atmung«, Stufe E) besser zu verstehen.

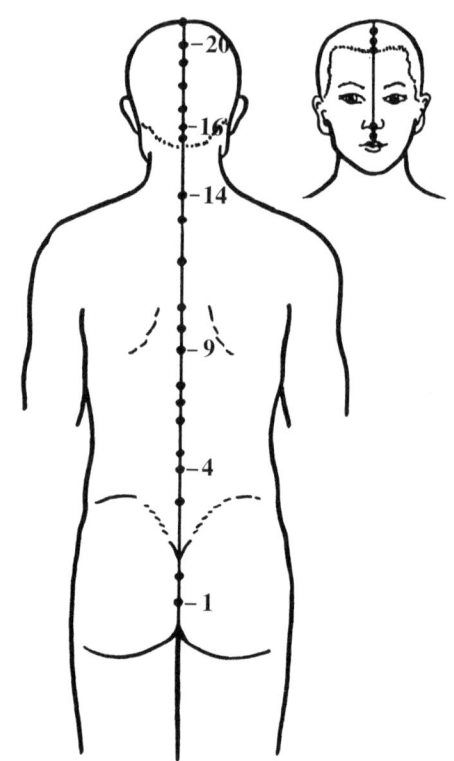

*Abb. 116: Das Lenkergefäß*

Im kleinen himmlischen Kreislauf kreist das Qi mit Hilfe der Vorstellung entlang von Lenker- und Dienergefäß, den zwei wichtigsten Speicher- und Leitbahnen für Qi. Über Gefäße (Mai) und ihre Funktion als Qi-Vorratsbehälter finden Sie einige Informationen im Kapitel »Meridiane ...« auf Stufe B.

Das Lenkergefäß (Dumai) hat seinen ersten Punkt etwas unterhalb der Steißbeinspitze und verläuft dann genau in der Mittellinie über Rücken und Nacken, Schädeldecke und Stirn bis in den Oberkiefer. Der uns bereits vertraute Punkt Baihui liegt als zwanzigster Punkt am Lenkergefäß.

Das Dienergefäß (Renmai) hat den uns schon bekannten Huiyin als seinen ersten Punkt und verläuft dann ebenfalls in der Mittellinie, aber an der Vorderseite des Rumpfes über Unterbauch und Nabel, Oberbauch, Brustbein und Hals, um schließlich im Unterkiefer zu enden.

Das Lenkergefäß hat eine Verbindung zu allen Yang-Meridianen, zum Funktionskreis der Nieren und damit zum primären (vorgeburtlichen) Qi sowie zum Gehirn. Das Dienergefäß hat eine Verbindung zu allen Yin-Meridianen, zur Verdauung und Atmung und somit zum sekundären (nachgeburtlichen) Qi.

Das Zusammenbringen von primärem und sekundärem Qi im kleinen himmlischen Kreislauf erfolgt einerseits, um die Steuerfunktion des primären Qi zu nutzen, und andererseits, um die nährende Funktion des sekundären Qi einzusetzen.

Der kleine himmlische Kreislauf besteht nun darin, das Qi in Dantian zu sammeln und von dort entlang der beiden Gefäße zu schicken, so daß ein Kreislauf entsteht.

Es gibt auch einen großen himmlischen Kreislauf (Dazhoutian), wo nicht nur Rumpf und Kopf, sondern auch Arme und Beine in den Kreislauf einbezogen werden. Diese Technik ist wesentlich schwieriger zu erlernen als der kleine himmlische Kreislauf.

**Windkreislauf und Feuerkreislauf:**

Je nachdem, ob das Qi von Dantian zuerst nach oben oder nach unten geschickt wird, ergeben sich zwei verschiedene Umlaufrichtungen: der Windkreislauf und der Feuerkreislauf.

Übt man als Anfänger zu ehrgeizig und damit unvorsichtig, kann es unangenehme und gefährliche Nebenwirkungen geben – ein Grund, weshalb ich diese Technik erst auf Stufe D vorstelle. Auch als Fortgeschrittener muß man an diese Methode vorsichtig herangehen und sie bei starken psychischen oder körperlichen Problemen *unbedingt meiden!*

An dieser Stelle möchte ich auf das Kapitel »Probleme ...«, und zwar vor allem auf den

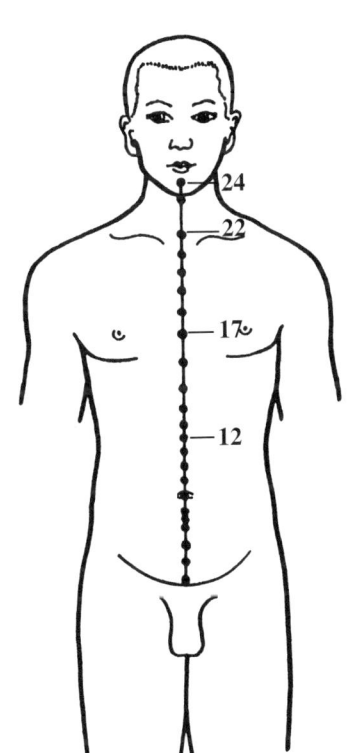

*Abb. 117: Das Dienergefäß*

Abschnitt »Qi-Stauungen im oberen Bereich« hinweisen.

Im *Feuerkreislauf* schickt man das Qi mit Hilfe der Vorstellung von Dantian über das Dienergefäß (DG) nach unten zu Huiyin (DG 1), weiter über das Lenkergefäß (LG) zu Changqiang (LG 1), von dort zu Mingmen (LG 4), Zhiyang (LG 9), Dazhui (LG 14), Fengfu (LG 16), Baihui (LG 20) bis Yinjiao (LG 28) innen im Oberkiefer (daher auf der Zeichnung nicht zu sehen). Dann geht das Qi von Chenjiang (DG 24) im Unterkiefer zu Tiantu (DG 22), Tanzhong (DG 17), Zhongwan (DG 12), um schließlich wieder zu Dantian zurückzukehren und dort einen erneuten Umlauf zu beginnen.

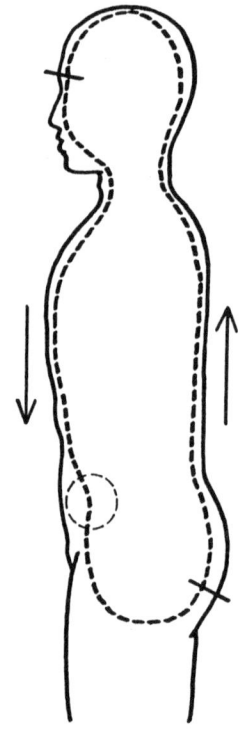

*Abb. 118: Der Feuerkreislauf: Das Qi steigt, von Dantian ausgehend, am Rücken auf und wird über die Körpervorderseite nach unten gelenkt. Die beiden Querstriche geben den Übergang von Ein- und Ausatmung an.*

Diesen Kreislauf versucht man zunächst meist in sitzender Meditation zu entwickeln. Das kann auch auf einem Sessel sitzend geschehen, man braucht dazu am Anfang den Lotossitz nicht zu beherrschen.

Den Lotossitz findet man häufig bei Buddha-Statuen vor: Die Beine sind verschränkt, die Fußrücken liegen auf den Oberschenkeln und die Fußsohlen zeigen nach oben. Tausendjährige Erfahrungen haben gezeigt, daß der Lotossitz eine der besten Meditationshaltungen ist, aber wohl nur dann, wenn man ihn schmerzfrei und unverkrampft einnehmen kann. Ein Vorteil dieser Sitzhaltung ist aus daoistischer Sicht außerdem, daß die wichtigen Energiezentren Yongquan und Laogong in die Nähe von Dantian rücken.

Es gibt im Feuerkreislauf einige *Engstellen*, deren Überwindung schwierig ist. Schon der Anfang, Qi von Dantian zu Huiyin zu senden, macht Probleme, nicht zuletzt natürlich, weil einem die Methode, Qi mit Hilfe der Vorstellung zu lenken, noch nicht vertraut ist.

Die beste und sicherste Art des Vorgehens besteht nun darin, das Qi von Dantian zu Huiyin zu schicken und dann wieder zu Dantian zurückzuführen, d.h., man versucht den Weg in beide Richtungen freizumachen. Wie man Qi leiten soll, haben Sie ja schon im Kapitel »Qi«, Stufe D, erfahren.

Leider sind viele Praktizierende ehrgeizig und ungeduldig. Sie kennen nur ein Vorwärts und bedenken nicht, daß dem Vorwärts auch ein Rückwärts folgen sollte. Sie versuchen nicht, das Qi von Huiyin zurück zu Dantian zu führen, sondern pressen es weiter zu Changqiang und Mingmen. Doch Qi läßt sich nicht ungestraft in eine Richtung pressen, früher oder später gibt es gesundheitliche Probleme! Daher Vorsicht!

Gelingt es einem halbwegs zuverlässig, das Qi von Dantian zu Huiyin und wieder zurück zu führen, so ist die nächste große Hürde auf dem Weg zu Changqiang das Überqueren von Vagina und Anus, was durch eine Kontraktion der Beckenbodenmuskeln erleichtert wird. Sind die Körperöffnungen überbrückt und ist das Qi bei Changqiang angelangt, schickt man es in der bereits bekannten Weise zu Dantian zurück.

Von Changqiang geht es dann weiter zu Mingmen, und, wie bei allen anderen Teiletappen, wieder zu Dantian zurück. Auch dieser Schritt ist im allgemeinen schwierig zu bewältigen.

Im Bereich des mittleren oder oberen Rückens werden wir mit hoher Wahrscheinlichkeit eine weitere Engstelle vorfinden. Die letzte große Hürde ist der Übergang vom Nacken zum Kopf, den die alten Daoisten Jadekissen (Yuzhen) nannten. (Es gibt Akupunkturpunkte gleichen Namens, die aber nicht genau an dieser Stelle liegen.) Gelingt es, auch diese Problemstelle zu überwinden, ist der Rest meist nicht mehr so schwierig.

Selbstverständlich kann es auf dem Weg des Qi nach unten noch Engstellen geben. Mit Hilfe der bisherigen Erfahrungen sind sie meist schnell überwunden. Der Weg zu Dantian ist frei!

Wie wir schon am Beispiel von Vagina und Anus wissen, behindern größere Körperöffnungen den Fluß des Qi. Das gilt auch für die Mundhöhle. Indem wir unsere Zungenspitze an den Gaumen hinter die oberen Schneidezähne legen, können wir Ober- und Unterkiefer und somit die Endstellen von Lenkergefäß und Dienergefäß verbinden.

Der Feuerkreislauf hat eine *stark energetisierende Wirkung*, heizt jedoch unser System auch stark auf. Dies kann bei falscher Anwendung Organfunktionskreise schädigen. Wir erinnern uns bei dieser Gelegenheit daran, daß die Methode schwierig ist und gefährlich sein kann.

Der *Windkreislauf*, der genau in der entgegengesetzten Richtung verläuft, hat eine *kühlende Wirkung*. Aus diesem Grunde gibt es daoistische Schulen, die Anfänger einige Jahre lang nur den Windkreislauf üben lassen, weil dieser weniger gefährlich ist. Erst dann wird der Feuerkreislauf unterrichtet. Wie auch immer: Es ist eine gute Idee, wenn man den Feuerkreislauf länger geübt hat, ein paar Durchgänge des Windkreislaufes zu machen, um das System wieder etwas abzukühlen und auszubalancieren.

Ich habe noch nicht erwähnt, daß die Atmung für die Entwicklung dieser Kreisläufe immens hilfreich sein kann. Die nachgeburtliche Bauch-Flanken-Brustatmung (Kapitel »Atmung«, Stufe D) eignet sich hervorragend für den Windkreislauf und die vorgeburtliche Atmung (Stufe E) ausgezeichnet für den Feuerkreislauf. Dabei schickt man das Qi einatmend von Changqiang (LG 1) bis zu Yintang (Punkt zwischen den Augenbrauen) und ausatmend dann wieder nach unten bis zu Changqiang. Dantian ist selbstverständlich immer die große Steuerzentrale für diese Vorgänge.

Verwendet man die eben genannten Atemtechniken, dann öffnet und schließt sich die Körpervorder- und -rückseite abwechselnd. Atmet man im richtigen Rhythmus, dann findet das Qi immer geöffnete Bahnen.

Auch an dieser Stelle sei an die Wichtigkeit der Wirbelsäulenaufrichtung und an die Beteiligung der Wirbelsäule an der Atmung erinnert. Die diversen Engstellen, die das Qi im himmlischen Kreislauf passieren muß, sind bei aufgerichteter Wirbelsäule im allgemeinen viel leichter zu überwinden.

**Weitere Hinweise:**

Ob man nun das Qi nur mit der Vorstellung im Kreislauf bewegt oder dies mit Vorstellung und Atmung tut, man benötigt auf jeden Fall einen gewissen Rhythmus, mit dessen Hilfe man den Umlauf des Qi fördern kann.

Es muß sich eine Resonanz herausbilden, d.h., man setzt einen Impuls, wartet auf sein abgeschwächtes Echo, und setzt genau im richtigen Moment einen erneuten, fein dosierten Impuls und erreicht damit ein Aufschaukeln und Verstärken des Qi-Kreislaufes.

Eine genaue Darstellung dieser Abläufe ist im Rahmen dieses Buches leider nicht möglich.

Bitte lesen Sie nun weiter auf Seite 55, Stufe E.

# Dank

Ein Buch wie dieses erfordert die Zusammenarbeit und die Hilfe vieler Personen, und so ist es mir ein Bedürfnis, ein herzliches Dankeschön an folgende Freunde und Schüler zu richten:

Rudi Schlatte, dessen flinke Finger einen Großteil des Textes auf Diskette bannten und der überaus wertvolle sprachliche und gestalterische Hinweise beisteuerte; Dr. Margot Ernst, die vor allem in der so wichtigen Startphase und in der Endphase des Buches schreibend half, wo immer sie konnte, und außerdem durch überragende Kochkunst das notwendige sekundäre Qi lieferte; Mag. Roswitha Flucher, die das Kapitel »Qigong für Frauen« schrieb und zu jeder Tages- und Nachtzeit für dringende grammatikalische Fragen verfügbar war; Dagmar Kuschetz für die Fotos und die Zeichnungen, die sie, aus ihrer reichen praktischen Erfahrung mit Qigong und Taijiquan schöpfend, hervorragend gestaltet hat; Peter Schwarz für das Umschlagfoto sowie die wichtigen und unverzichtbaren Vorstudien zu den Fotos; Johann Schönauer für die Computergrafiken und eine Schulter zum Ausweinen bei Drucker- und Computerproblemen; Doz. Dr. Peter Grzybek für seine Hilfe bei der Literatursuche und beim Korrekturlesen; Dr. Hans Thomas Hakl, der mir in seiner umfangreichen Bibliothek Einblick in mehrere daoistische Alchemieklassiker gewährte; Dr. Harald Bogner und seiner Frau Margret für praktische Hinweise und wichtige Literaturtips zum Thema Singen; Dr. Ronald Dennis für seine aufschlußreiche Interpretation der Atemtechnik aus der Sicht eines Experten für Alexandertechnik; Dr. Ma Xuejing-Hongying für einige knifflige Übersetzungen; Dietmar Kieslinger, dem Verbündeten von Margot Ernst (zumindest, was dieses Buch betraf); Barbara Bogner für einige hochinteressante Informationen zum Gebrauch des Zwerchfells beim Singen; meiner Schwester Inge Elleberger für 1001 Variationen in Nudelgerichten und viel Zuspruch. Außerdem möchte ich mich bei all meinen Schülern bedanken, aus deren Erfolgen und Mißerfolgen ich ungeheuer viel lernen konnte.

Es freut mich, daß der Kösel-Verlag unter der Leitung von Dr. Christoph Wild und dem Lektorat von Frau Ulrike Reverey bereit war, ein so ungewöhnliches Buch zu verlegen, und schließlich geht ein herzliches Dankeschön an Frau Beate Herbinger, die mich dort persönlich betreute.

Auf den Fotos sehen Sie: Dr. Margot Ernst, Oswald Elleberger, Mag. Roswitha Flucher, Dagmar Kuschetz, Mag. Veronika Mikula, Frank Ranz, Dr. Isabella Raupenstrauch, Rudi Schlatte, Herbert Zechner, Ursula Zwicknagl.

# Der Autor

Oswald Elleberger, 1946 in Graz geboren, befaßte sich zunächst intensiv mit Turniertanz, Zen-Buddhismus, japanischem Karate und Kontaktkarate. Er erlangte hohe Graduierungen, einen Staatsmeistertitel und ist staatlich geprüfter Trainer.

Seit 1979 beschäftigt er sich intensiv mit Taijiquan (sowohl als Kampfkunst, als auch als Gesundheitsübung), Qigong, Qigong-Therapie, Akupunktur, Tuina und daoistischer Meditation und verbringt jährlich drei Monate in China, das zu seiner zweiten Heimat geworden ist. Dort studiert er bei alten, noch in der Tradition stehenden Meistern und versucht dann, dieses Wissen in einer für westliche Menschen faßlichen Form weiterzugeben.

Seit Ende der 70er Jahre widmet Oswald Elleberger seine Tätigkeit ausschließlich der Vermittlung daoistischer Disziplinen (Qigong, Taiji, daoistische Meditation). Unter anderem unterrichtet er seit 1983 an der Universität in Graz Taijiquan, später auch Qigong.

Für seine Verdienste um die Vermittlung chinesischen Kulturgutes im Westen wurde Oswald Elleberger zum Ehrenvorsitzenden der »China Yongnian International Taijiquan Association« mit dem Sitz in Beijing ernannt. Er ist Autor eines Taijiquan-Lehrvideos, das im Kösel-Verlag, München, erschienen ist.

Sollten Sie Fragen oder Probleme, Wünsche oder Anregungen haben, können Sie sich gerne mit dem Autor in Verbindung setzen. Bitte schicken Sie für die Antwort eine Audio- oder eine Diktiergerät-Microkassette und einen ausreichend frankierten und adressierten Rückumschlag an:

Oswald Elleberger
Ruckerlberggasse 47
A-8010 Graz
Tel.: 0043/316/32 23 36
Fax: 0043/316/322 33 64

# Literatur

*Akupressur, chinesische Massage:*

Li, Y.P. (1988): *Keep-Fit Self-Massage*. Hong Kong.
Meng, A.C. (1981): *Die traditionelle chinesische Massage*. Heidelberg.
Sun, C. (1990): *Chinese Massage Therapy*. Jinan.
Wang, C. (1992): *Chinese Family Acupoint Massage*. Beijing.

*Alexandertechnik, Feldenkrais, Rolfing:*

Barlow, W. (1979): *Die Alexander-Technik*. München, 1993.
Drake, J. (1991): *Alexander-Technik im Alltag*. München, 1993.
Feldenkrais, M. (1968): *Bewußtheit durch Bewegung*. Frankfurt, 1978.
Hanna, T. (1988): *Beweglich sein – ein Leben lang*. München, 1990.
Riemkasten, F. (1967): *Die Alexander-Methode*. Heidelberg, 1990.
Rolf, I.P. (1977): *Rolfing*. München, 1989.

*Anatomie, Manuelle Medizin, Osteopathie,*

*Physiologie:*

Braus, H./Elze, C. (1929): *Anatomie des Menschen*. Bd. 1, *Bewegungsapparat*. Berlin, 1954.
Braus, H./Elze, C. (1956): *Anatomie des Menschen*. Bd. 2, *Eingeweide*. Berlin.
Chaitow, L. (1988): *Soft-Tissue Manipulation*. Wellingborough.
Hale, R.B./Coyle, T. (1979): *Albinus on Anatomy*. New York, 1988.
Hafferl, A. (1969): *Lehrbuch der topographischen Anatomie*. Berlin.
Hartman, L.S. (1983): *Handbook of Osteopathic Technique*. London, 1990.
Kapandji, I.A. (1980, 1985, 1982): *Funktionelle Anatomie der Gelenke*. Bd. 1-3, Stuttgart, 1984, 1985.

Lewit, K./Sachse, J./Janda, V. (1987): *Manuelle Medizin*. München.
Silbernagl, S./Despopoulos, A. (1979): *dtv-Atlas der Physiologie*. Stuttgart, 1991.
Waldeyer, A./Mayet, A. (1975, 1979): *Anatomie des Menschen*. Teil 1 und 2, Berlin, 1976, 1979.

*Atmung (siehe auch Yoga und Pranayama):*

Bruns, P. (1929): *Minimalluft und Stütze*. Berlin.
Hanish, O.Z.A. (1919): *Masdasnan Atem-Lehre*. Herrliberg.
Kia, R.A. (1991): *Stimme – Spiegel meines Selbst*. Braunschweig, 1992.
Kofler, L. (1952): *Die Kunst des Atmens*. Kassel, 1986.
Meng C.-L./Zeitler, H. (1980): *Chinesische Atem- und Konzentrationsübungen*. Heidelberg.
Middendorf, I. (1984): *Der Erfahrbare Atem*. Paderborn, 1991.
Pálos, S. (1968): *Atem und Meditation*. Bern, 1980.

*Chinesische Sprache und Kultur:*

Bodmer, F. (1955): *Die Sprachen der Welt*. Herrsching, 1989.
Eberhard, W. (1983): *Lexikon chinesischer Symbole*. Köln, 1987.
Lindqvist, C. (1989): *Eine Welt aus Zeichen*. München, 1990.
Lü, S.X./Xu, Y.Z. (Hg.) (1988): *Gems of Classical Chinese Poetry in Various English Translations*. Hong Kong.
Ramsey, R. (1990): *The Languages of China*. Princeton.
Walters, D.(1992): *Chinese Mythology*. London.
Williams, C.A.S. (1941): *Outlines of Chinese Symbolism and Art Motives*. Rutland, 1974.

## Chinesische Medizin, Akupunktur:

Bischko, J. (1981): *Einführung in die Akupunktur.* Bd. 1, erw. Aufl., Heidelberg, [1]1970.

Cheng, J. et al. (1988): *Anatomical Atlas of Chinese Acupuncture Points.* Jinan.

Cheng, X. (Hg.) (1987): *Chinese Acupuncture and Moxibustion.* Beijing.

Connelly, D.M. (1975): *Traditionelle Akupunktur: Das Gesetz Der Fünf Elemente.* Heidelberg, 1987.

Eisenberg, D./Wright, T.L. (1985): *Chinesische Medizin.* München, 1990.

Geng, J. et al. (1991): *Herbal Formulas.* Beijing.

Geng, J. et al. (1991): *Medicinal Herbs.* Beijing.

König, G./Wancura, I. (1989): *Praxis und Theorie der Neuen Chinesischen Akupunktur.* Bd. 1 und 2, Wien.

Lu, H.C. (1991): *Legendary Chinese Healing Herbs.* New York.

Porkert, M. (1986): *Die chinesische Medizin.* Düsseldorf.

Porkert, M. (1983): *Lehrbuch der chinesischen Diagnostik.* Erw. Aufl., Zürich, [1]1976.

Pálos, S. (1984): *Chinesische Heilkunst.* Bern.

Ross, J. (1984): *Zang Fu.* Uelzen, 1992.

Veith, I. (1949): *The Yellow Emperor's Classic of Internal Medicine.* Berkeley, 1972.

Yin, H. et al. (1992): *Fundamentals of Traditional Chinese Medicine.* Beijing.

## Daoismus, chinesische Philosophie:

Blofeld, J. (1979): *Der Taoismus.* München, 1988.

Chang, C.-Y. (1963): *Tao, Zen und schöpferische Kraft.* München, 1983.

Chuang, C. (1969): *Das wahre Buch vom südlichen Blütenland.* Köln, 1984.

Cleary, T. (Hg.) (1991): *Vitality Energy Spirit.* Boston.

Cleary, T. (Hg.) (1986): *Das Tao des I Ging.* München, 1989.

Diederichs, U. (IIg.) (1984): *Erfahrungen mit dem I Ging.* Köln.

Govinda, A. (1983): *Die Innere Struktur des I Ging.* Freiburg.

Granet, M. (1963): *Das chinesische Denken.* Frankfurt, 1985.

Granet, M. (1976): *Die chinesische Zivilisation.* Frankfurt, 1985.

Kaltenmark, M. (1965): *Lao-tzu und der Taoismus.* Frankfurt, 1981.

Lao Tse (1985): *Tao-Te-King.* Zürich, 1990.

Lao-tzu (1980): *Dau-dö-djing.* Frankfurt.

Laozi (1978): *Tao-te-king.* München, 1993.

Liä Dsi (1967): *Das wahre Buch vom quellenden Urgrund.* Stuttgart, 1980.

Lin, Y. (1936): *Weisheit des lächelnden Lebens.* Reinbek, 1982.

Needham, J. (1977): *Wissenschaftlicher Universalismus.* Frankfurt, 1993.

Needham, J. (1984): *Wissenschaft und Zivilisation in China.* Bd. 1, Frankfurt, 1988.

Rawson, P./Legeza, L. (1973): *Tao.* London.

Saso, M. (1978): *The Teachings of Taoist Master Chuang.* New Haven.

Sivin, N. (1968): *Chinese Alchemy: Preliminary Studies.* Cambridge.

Weber, M. (1920): *Gesammelte Aufsätze zur Religionssoziologie I.* Tübingen, 1988.

Wilhelm, R. (1956): *I Ging.* München, 1988.

## Ernährung:

Flaws, B./Wolfe, H. (1983): *Prince Wen Hui's Cook.* Brookline.

Heinen, M.P. (1994): *Kochen und leben mit den Fünf Elementen.* Aitrang.

Lu, H.C. (1986): *Chinese System of Food Cures.* New York.

Temelie, B. (1992): *Ernährung nach den Fünf Elementen.* Sulzberg, 1994.

Yeoh, A. (1989): *Longevity.* Singapore.

## Meditation (siehe auch Daoismus):

Chang, C.-C. (1959): *Die Praxis des Zen.* Braunschweig, 1993.

Chang, P.-T. (1986): *The Inner Teachings of Taoism.* Boston.

Cleary, T. (1991): *The Secret of the Golden Flower.* San Francisco.

Huang-Po (1983): *Der Geist des Zen.* Bern.

Kapleau, P. (1965): *Die drei Pfeiler des Zen.* Weilheim, 1979.

Liu, H.-Y. (1987): *Das Große Werk.* Bern.

Lu, K.Y. (Luk, C.) (1969): *The Secrets of Chinese Meditation*. London, 1984.

Sekida, K. (1975): *Zen Training*. New York, 1983.

Wilhelm, R./Jung, C.G. (1987): *Geheimnis der Goldenen Blüte*. Köln.

## Qigong:

Bian, Z. (1987): *Daoist Health Preservation Exercises*. Beijing.

Bölts, J. (1994): *Qigong – Heilung mit Energie*. Freiburg.

Chang, W. (1990): *Die 14 Übungsreihen zur Sehnentransformation*. Beijing.

Chia, M. (1983): *Awaken Healing Energy through the Tao*. New York.

Chia, M. (1988): *Bone Marrow Nei Kung*. Huntington.

Engelhardt, U. (1987): *Die klassische Tradition der Qi-Übungen (Qigong)*. Stuttgart.

Jiao, G. (1988): *Qigong Yangsheng*. Uelzen.

Li, D. (1988): *Meridian Qigong*. Beijing.

Li, D./Sutomo, B. (1988): *Taiji Qigong Twenty-Eight Steps*. Beijing.

Lie, F.T. (1993): *Wissenswertes vom Qi-Gong*. Norderstedt.

Liu, D. (1974): *Taoist Health Exercise Book*. New York, 1983.

Liu, H.W. (1989): *Chan Mi Gong*. Monterey.

Olson, S.A. (Hg.) (1992): *Cultivating the Chi*. St. Paul.

Olvedi, U. (1994): *Das Stille Qi Gong*. Bern.

Reid, D. (1989): *The Tao of Health, Sex and Longevity*. London.

Schillings, A./Hinterthür, P. (1989): *Qi Gong. Der Fliegende Kranich*. Durach.

Stiefvater, E.W./Stiefvater, I.R. (1962): *Chinesische Atemlehre und Gymnastik*. Heidelberg, 1980.

Takahashi, M./Brown, S. (1993): *Gesundheit durch Qigong*. Basel.

Yang, J.-M. (1989): *Muscle/Tendon Changing and Marrow/Brain Washing Chi Kung*. Jamaica Plain.

Yang, J.-M. (1989): *The Root of Chinese Chi Kung*. Jamaica Plain.

Yang, M. (1991): *Wild Goose Qigong*. Beijing.

Zhang, M./Sun, X. (Hg.) (1985): *Chinese Qigong Therapy*. Jinan.

Zöller, J. (1984): *Das Tao der Selbstheilung*. Bern.

## Taijiquan:

Anders, F. (Hg.) (1985): *Taichi. Chinas lebendige Weisheit*. Köln.

Cheng, M.C./Smith, R.W. (1966): *T'ai Chi*. Rutland, 1981.

Elleberger, O. (1994): *Das Tai-Ji-Quan-Lehrvideo*. München.

Gortais, J. (1981): *Tai-Ji Quan*. Paris, 1990.

Yang, J.M. (1986): *Advanced Yang Style Tai Chi Chuan*, Vol. 1 and 2, Boston.

## Yoga und Pranayama:

Iyengar, B.K.S. (1981): *Light on Pranayama*. London, 1983.

Leadbeater, C.W. (1986): *Die Chakras*. Freiburg.

Lysebeth, A. v. (1969): *Durch Yoga zum eigenen Selbst*. Bern, 1983.

Lysebeth, A. v. (1979): *Pranayama*. London, 1983.

Oki, M. (1977): *Healing Yourself Through Okido Yoga*. Tokyo.

Singh, S. (1990): *Das Kundalini Yoga Handbuch*. München.

## Diverses:

Emerson, R.W. (1906): *Von der Schönheit des Guten*. Zürich, 1992.

Jonath, U. (Hg.) (1986): *Lexikon Trainingslehre*. Reinbek.

# Entspannung pur ...

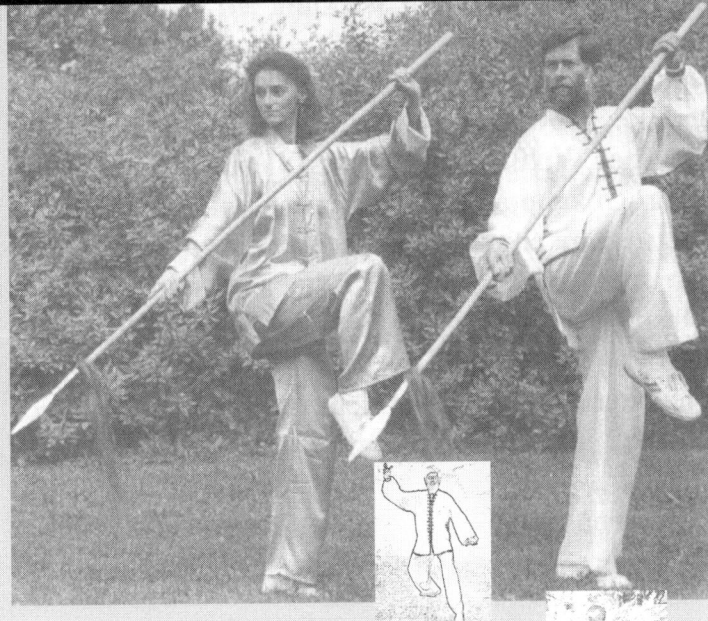

## DAS Tai-Ji-Quan
### LEHRVIDEO
### PEKINGFORM

präsentiert von Oswald Elleberger

Kösel

**Video** (82 Min.)
mit 40-seitigem Begleitheft
(zahlreiche Fotos) 3-466-34304-6

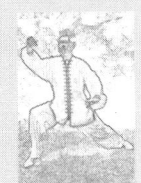

In diesem Lehrvideo demonstriert und erläutert Oswald Elleberger die 24 Bewegungen der Pekingform des Tai-Ji-Quan. Das Video wurde ganz auf ein »praktisches Erlernen der Bewegungsabläufe« hin konzipiert, so daß das problemlose Üben zu Hause unter fachkundiger Anleitung möglich ist. Darüber hinaus werden zahlreiche Informationen über Herkunft, Wirkung, verschiedene Variationen des Tai-Ji-Quan und vieles mehr gegeben. Das reich illustrierte Begleitheft unterstützt ein erfolgreiches Arbeiten mit dem Video.

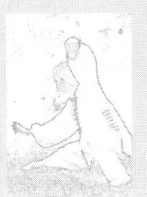
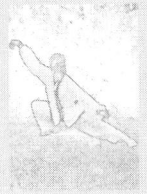
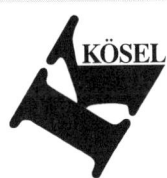
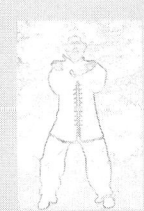

KÖSEL

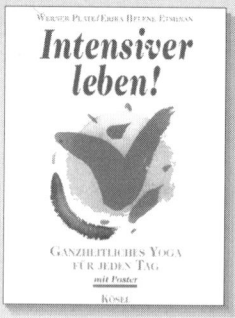
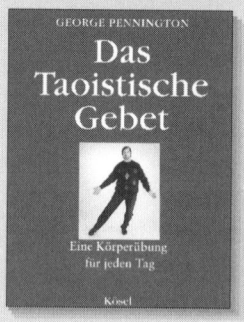
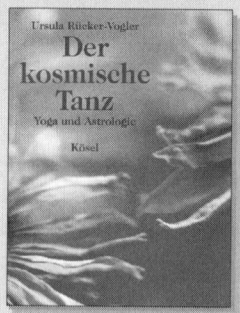
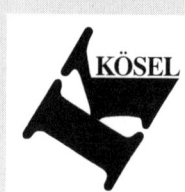